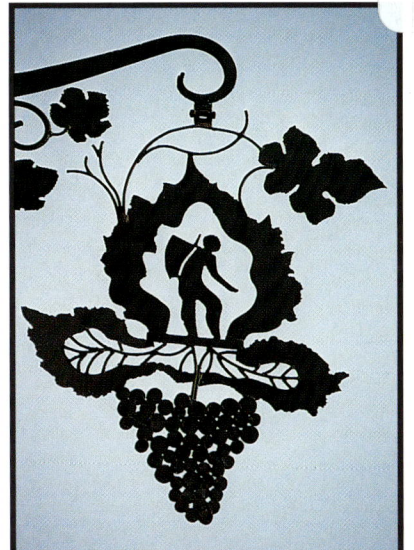

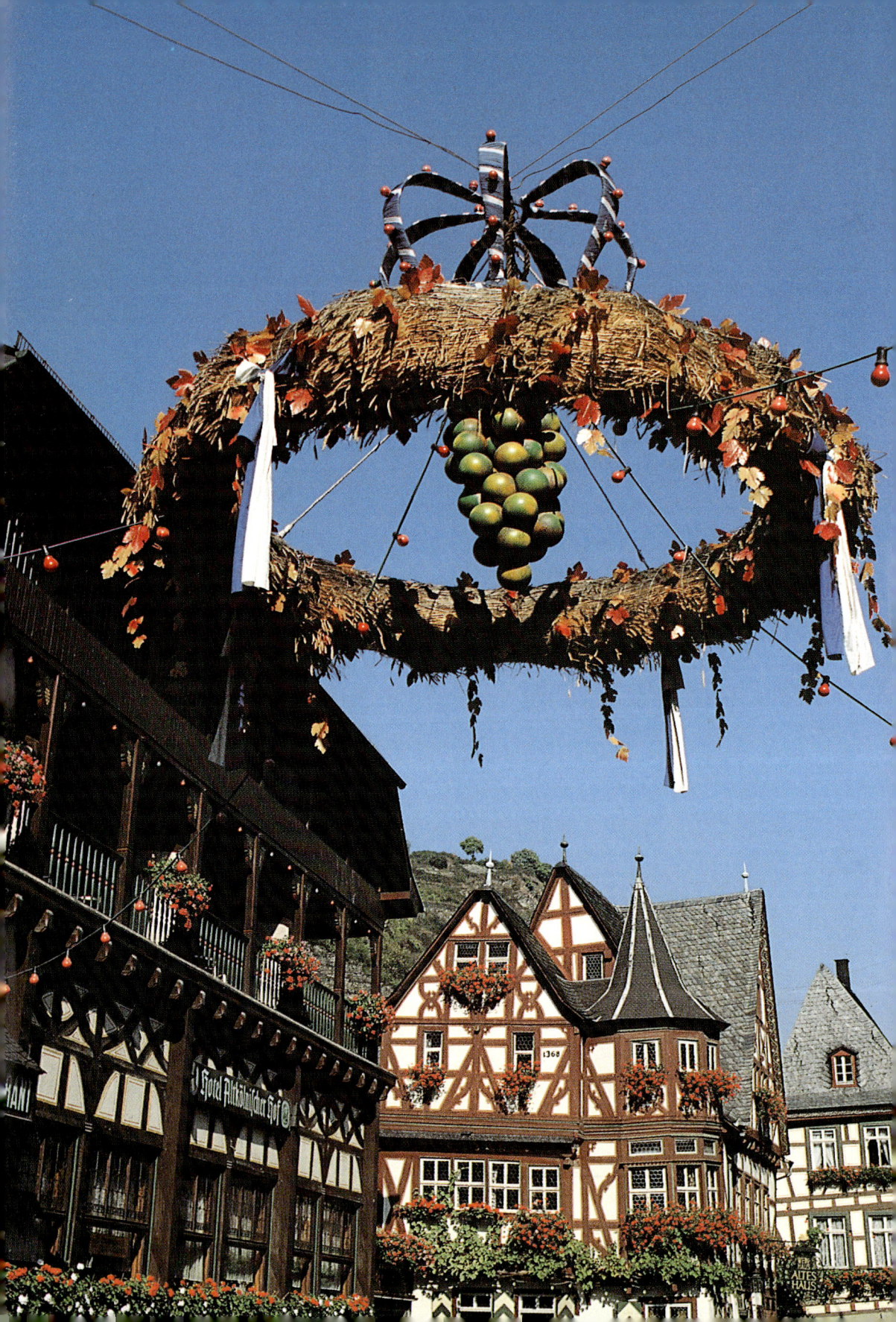

NICOLAI WORM

TÄGLICH WEIN

GESÜNDER LEBEN
MIT WEIN
UND
MEDITERRANER ERNÄHRUNG

HALLWAG VERLAG
BERN UND STUTTGART

Bildnachweis

Thomas Cugini, Zürich: Umschlagbild; Armin Faber, Düsseldorf: Seiten 2, 14, 92, 108, 142
Diaarchiv Kurt Seeger, Kirchheim/Teck: Seiten 8, 20, 190; HP. Siffert, Zürich: Seiten 1, 4, 38,
46, 60, 76, 86, 100, 124, 134, 154, 166, 196, 200

Seite 2: Das mit Fachwerkhäusern reich geschmückte Städtchen Bacharach zieht sich wie viele
Weinorte des Mittelrheins als schmales Band am flachen Uferstreifen entlang.

Unten: Galionsfigur auf einem Vergnügungsschiff im Hafen von Bordeaux,
wohl in Gestalt von Bacchus, dem römischen Gott des Weinbaus.

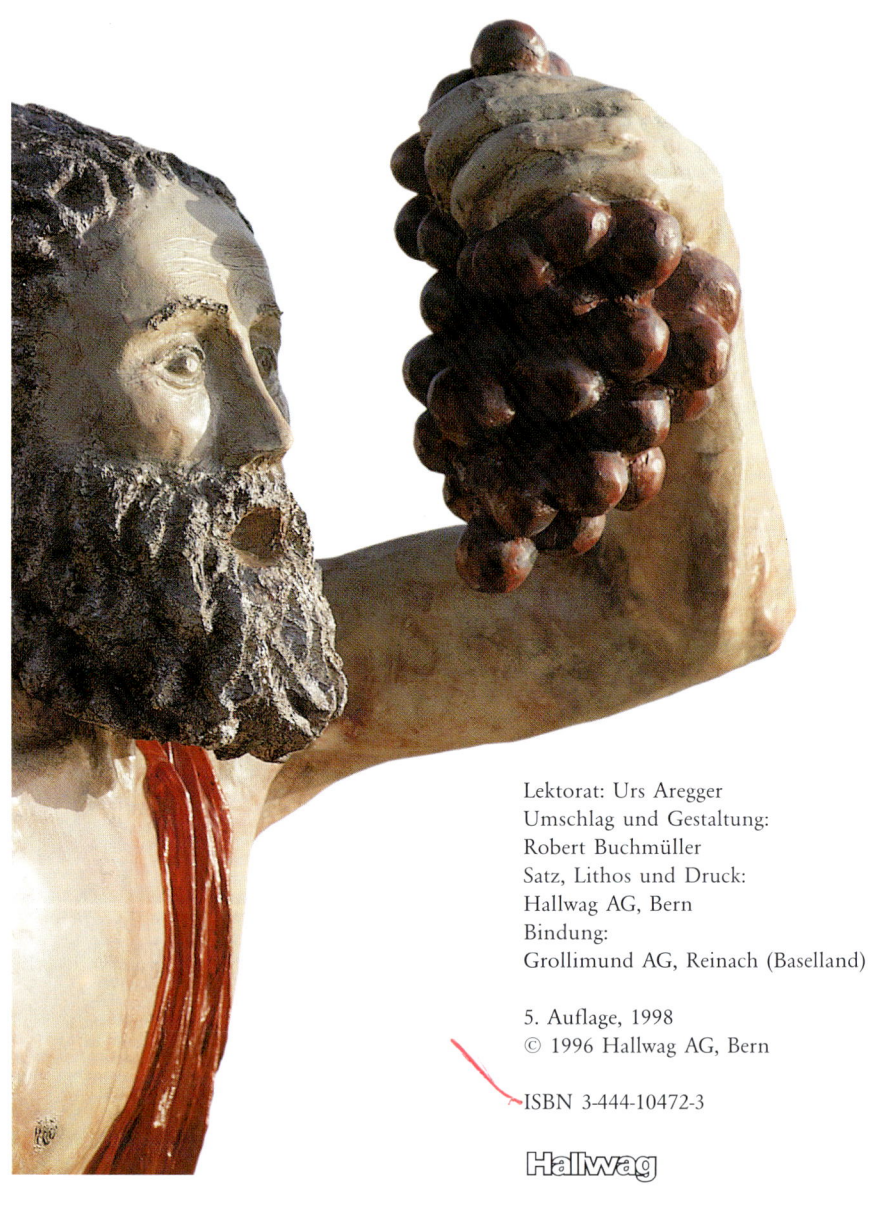

Lektorat: Urs Aregger
Umschlag und Gestaltung:
Robert Buchmüller
Satz, Lithos und Druck:
Hallwag AG, Bern
Bindung:
Grollimund AG, Reinach (Baselland)

5. Auflage, 1998
© 1996 Hallwag AG, Bern

ISBN 3-444-10472-3

Hallwag

INHALT

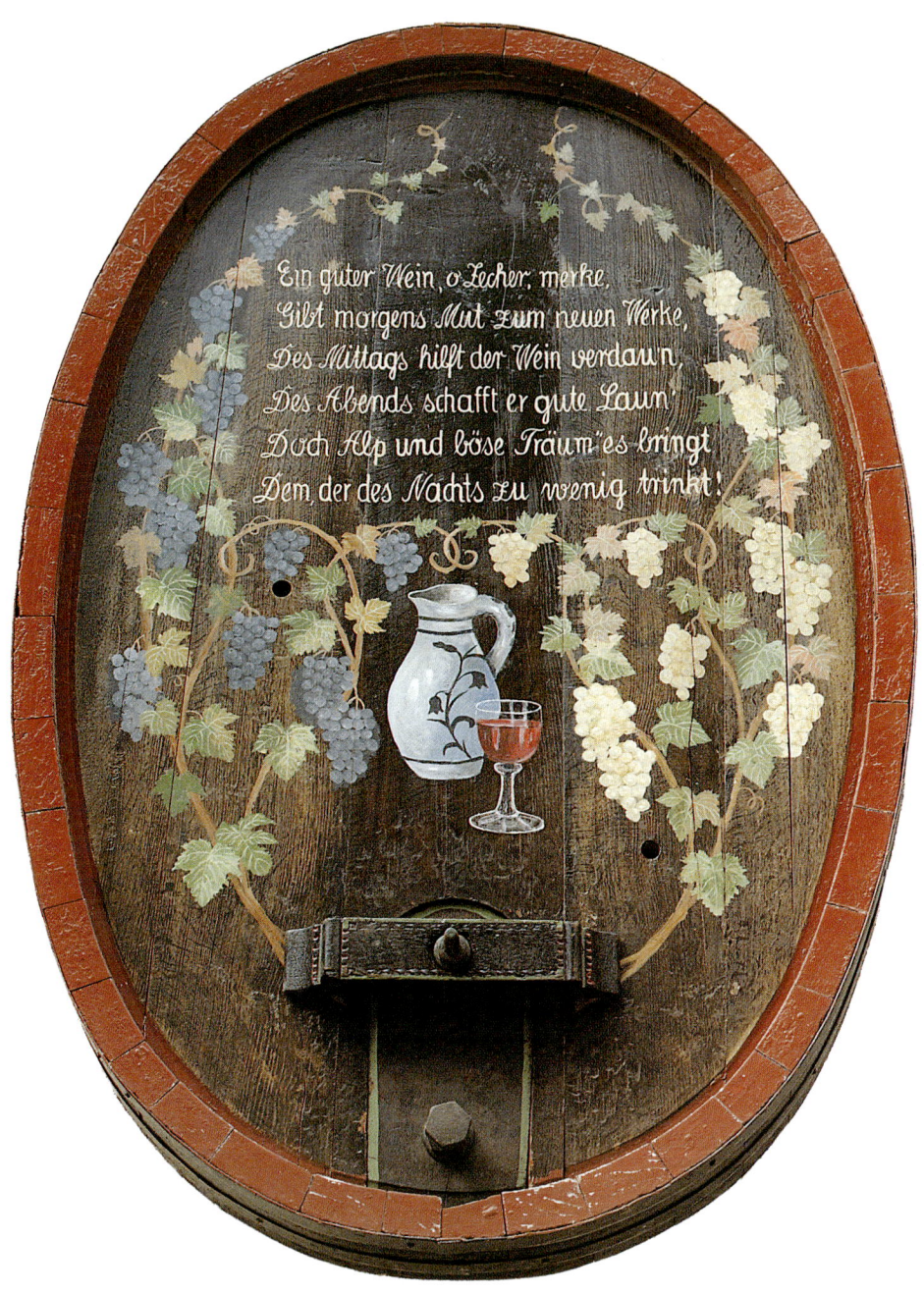

Ein guter Wein, o Zecher, merke,
Gibt morgens Mut zum neuen Werke,
Des Mittags hilft der Wein verdau'n,
Des Abends schafft er gute Laun'
Doch Alp und böse Träum' es bringt
Dem der des Nachts zu wenig trinkt!

Trinkspruch auf
einem reichverzierten Weinfaß
(Achkarren/Kaiserstuhl)

Vorwort

Alkohol als effektives Mittel in der Präventivmedizin – was bisher moralisch undenkbar, medizinisch gewagt und «politisch unkorrekt» erschien, daran muß man sich in Zukunft gewöhnen. Kein anderer Bestandteil unserer täglichen Nahrung hat so eindeutige Einflüsse auf die Gesundheit des Menschen, eine Reihe schlechter, aber auch sehr viel gute. Tatsächlich sind es sehr viel mehr gute, als man die längste Zeit ahnte. Diese inzwischen gut gesicherte, wissenschaftliche Erkenntnis sollte nun eigentlich genauso nüchtern und abwägend betrachtet werden wie die vielen anderen revolutionären medizinischen Fortschritte der letzten Jahrzehnte. Doch ist dem nicht so.

Das Thema ist von Emotionen überladen. Etwas Positives über Alkohol zu berichten bewirkt eine seltsame Polarisierung. Die gesundheitsförderlichen Wirkungen des Alkohols zu beleuchten ist nicht unproblematisch. Ein Buch mit dem Titel «Täglich Wein» zu schreiben wird Folgen haben. Einerseits versammeln sich dankbare Anhänger, anderseits formieren sich erbitterte Feinde. Wie immer führen festgefahrene Ideologien dazu, daß deren Anhänger es vorziehen, nicht beide Seiten der Medaille zu betrachten. Man wird mir mit großer Sicherheit die Verharmlosung des Alkoholproblems vorwerfen und mich der Schürung von Alkoholmißbrauch bezichtigen. Allzuweit verbreitet ist die Auffassung immer noch, daß Alkohol in jeder Dosis und für jeden Menschen ein Gesundheitsrisiko darstelle und jeden, der nicht widersteht, in die Sucht und Abhängigkeit treibe. «Weniger ist besser» lautet die Lösung, die auch in Deutschland von verschiedener Seite hochgehalten wird, unbenommen aller gegenteiligen Erkenntnisse aus der Wissenschaft. Ein Fehlurteil wird jedoch dadurch nicht richtiger, indem man es immer wieder von neuem verbreitet. Stets finden sich Kreuzritter, die nur allzu gerne ihren Glauben verteidigen, statt offen mit Diskussion, Information und Differenzierung auf den Fortschritt zu reagieren.

Mir ist durchaus bewußt, welche Verantwortung ich als Autor bei diesem brisanten Thema trage. Die Gewißheit, nur die seriösen und aktuellsten wissenschaftlichen Quellen zu verwenden, ist dabei die wichtigste Stütze. Doch gerade darin besteht auch die Gefahr, daß man mit Informationen und Positionen aufwartet, die selbst kompetente Leser in dieser Form vielleicht noch nie vernommen haben und deshalb für wenig glaubwürdig halten. Es kann lange dauern, bis sich neue Erkenntnisse durchsetzen, vor allem wenn sie auf festgefahrene Dogmen prallen. Was das Thema Alkohol betrifft, so beschäftigen sich inzwischen nicht nur die Randgebiete der Wissenschaft damit. Die positiven Erkenntnisse über Alkohol werden zur Zeit regelmäßig in allen führenden medizinischen Fachzeitschriften der Welt veröffentlicht und diskutiert. Über die große Bedeutung für die Präventivmedizin gibt es entsprechend in Fachkreisen keinen Zweifel mehr.

Trotzdem sieht man beim Verfassen eines Buches mit dem Titel «Täglich Wein» mit einem gewissen Bangen, ob des blinden Donners, der auf einen herunterprasseln mag, dem Tag der Veröffentlichung entgegen. In solchen Situationen erscheinen manche Ereignisse wie direkt vom Himmel geschickt. Am 2. Januar 1996 war es wieder einmal soweit. Mitten im Schreiben an diesen Kapiteln überraschte mich nächtens eine Nachricht auf CNN, dem Newssender mit Präferenz für Kriegsberichterstattung. Sie berichtete von einer amerikanischen Revolution. Das Gesundheits- und Landwirtschaftsministerium der Vereinigten Staaten von Amerika hatte die neuesten offiziellen Ernährungsrichtlinien (US Dietary Guidelines) gerade veröffentlicht, die eine stark modifizierte Position zum Alkohol enthielt: «Der Genuß von ein oder zwei alkoholischen Getränken pro Tag kann für die Gesundheit förderlich sein», hieß es ganz offiziell aus Washington. Diese für amerikanische Verhältnisse unglaubliche Sensation eroberte natürlich sofort die Schlagzeilen. Das amerikanische Gesundheitswesen mit seiner traditionell prohibitionistischen Tendenz war wohl in seinen Grundmauern erschüttert. Es war die erste Pro-Alkohol-

Botschaft, die die Bundesregierung der USA jemals in ihrer Geschichte verlauten ließ. Damit reagierte sie mutig und konsequent auf die fortgeschrittenen wissenschaftlichen Erkenntnisse. Wenn ernährungsmedizinisches Wissen aus Amerika eintrifft, so kommt das oft einer Absolution gleich. Man kann gespannt sein, wie lange es wohl dauern wird, bis die festgefahrenen Vorurteile gegen Alkohol auch bei uns aufgebrochen sind und nüchternen Erkenntnissen Platz machen – auch in der Ernährungsberatung.

Die Frage, welche Nahrungsmittel oder Nahrungsbestandteile einen Einfluß auf die Entstehung von Herz-Kreislauf-Krankheiten haben, wird von der Ernährungsmedizin schon seit den fünfziger Jahren untersucht. Inzwischen weiß man, daß das auf keinen anderen Nahrungsbestandteil so eindeutig zutrifft wie auf Alkohol.

Als ich am Anfang meiner Berufslaufbahn stand, war das noch ganz anders. Da erlebte die sogenannte «Fetthypothese der Koronaren Herzkrankheit» ihren großen Aufschwung. Butter und andere tierische Fette wurden als Beelzebuben angeprangert, als Teufelszeug, das für Herzinfarkt verantwortlich sein sollte. Diese Hypothese geistert nach wie vor unbewiesen durch die Literatur, viele andere kamen und gingen wieder.

Im Jahre 1979 deckte die erste wissenschaftliche Arbeit eine wesentlich engere statistische Beziehung zwischen dem Konsum von Wein und niedrigen Herzinfarktraten als zwischen Fett und hohen Herzinfarktraten in verschiedenen Ländern auf. Doch die «Wein-Hypothese» verschwand bald und über lange Jahre in der Versenkung. Ich muß eingestehen, es fiel mir damals auch etwas schwer, diese Hypothese ernst zu nehmen. Zumindest blieb sie nachhaltig in meinem Gedächtnis. Eines Tages fiel es einigen Forschern auf, daß es einen gewissen Widerspruch in der «Fett-Hypothese» zu klären galt. Gewisse europäische Länder des Mittelmeerraums zeigten nämlich trotz reichlichem Verzehr von tierischen Fetten auffallend niedrige Herzinfarktraten, allen voran Frankreich. Das «Französische Paradox» war geboren. Da fügte sich die alte Hypothese von der möglichen Schutzwirkung des Weins auf Herzinfarkt passend in das Schema: Die Franzosen müssen wegen ihres Weinkonsums so wenig Probleme mit Herzinfarkt haben!

Mitte der achziger Jahre erschienen dann weitere Studien, die für Alkohol Positives andeuteten. Wieder war es der Wein, für den sich die stärksten Vorteile andeuteten. Inzwischen sind Hunderte von Studien abgeschlossen, die den Einfluß des moderaten Alkohol- und Weinkonsums auf die Gesundheit untersucht haben. Fast täglich werden neue Erkenntnisse zu diesem Thema in den führenden Fachzeitschriften veröffentlicht. Seit einigen Jahren halte ich Vorträge über «Wein und Gesundheit» für Ärzte und Ernährungswissenschaftler. Das Interesse, das bei aller Skepsis für das Thema besteht, ist enorm, wie auch das offensichtliche Wissensdefizit, das es zu schließen gilt.

In diesem Sinn ist das vorliegende Buch geschrieben. Ich möchte einen kleinen Beitrag zur Aufklärung über verantwortlichen Alkohol- bzw. Weinkonsum leisten, einen Konsum, wie er für die Gesundheit förderlich ist. Ich habe versucht, das Buch einfach genug für ein breites Publikum, aber trotzdem wissenschaftlich korrekt zu schreiben und alle aktuellen Erkenntnisse über die gesundheitlichen Effekte des moderaten Weinkonsums zusammenzufassen. Dabei spielten natürlich auch das «Französische Paradox» und die Frage, warum die Franzosen und die Bewohner anderer Mittelmeerländer so wenig Herzinfarkte haben, eine zentrale Rolle. Entsprechend beleuchte ich in diesem Buch deshalb auch andere Aspekte der Ernährung und des Lebensstils der Mittelmeeranwohner, sofern sie als wesentlich für die Klärung dieser Frage erscheinen.

Und schließlich will ich mit diesem Buch dazu beitragen, daß die eher südeuropäische Tradition eines mäßigen, aber regelmäßigen Genusses von Wein, harmonisch kombiniert mit den täglichen Speisen, als ein gesundheitsfördernder und vor allem auch als genußsteigernder Faktor in die Ernährungsgewohnheiten unserer Breiten- und Längengrade Einzug hält. Wir verfügen auch in Mitteleuropa über genügend hervorragenden Wein, um ihn als täglichen Begleiter in unsere regionale, traditionelle Küche aufzunehmen.

Zum Schluß meines Vorworts möchte ich noch meinen besonderen Dank an Prof. Dr. Horst Kreiskott aussprechen für die Durchsicht meines Manuskriptes.

München, im Sommer 1996 Dr. Nicolai Worm

KAPITEL 1

In vino sanitas oder Die andere Hälfte der Wahrheit

Alkäus, ein griechischer Lyriker aus der gebirgigen Insel Lesbos vor der Küste Kleinasiens, schrieb uns im Jahre 600 v. Chr. für alle Ewigkeit ins schlechte Gewissen: «In vino veritas». Gemeint hat er wohl damit die bekannte Erfahrung, daß «ein Betrunkener das sagt, was ein Nüchterner denkt», wie ein schwedisches Sprichwort in typisch nüchterner Weise konstatiert.

Offenbar ist Rausch, hinter Hunger, Durst und Libido, der vierte Trieb des Menschen. Das Konsumieren von berauschenden Substanzen zieht sich durch praktisch alle Kulturen und alle Epochen bis in die Neuzeit. Die Kunst, durch Fermentierung alkoholhaltige Getränke mit psychoaktiver Wirkung zu produzieren, hat eine lange Tradition. Schon in der Schöpfungsgeschichte wird «Wein» beschrieben, und zwar als etwas Besonderes. Bereits vor der Sintflut muß Noah das Wissen gehabt haben, wie man Wein anbaut. Nach der Sintflut jedenfalls stieg Noah von der Arche, und als erstes pflanzte er Wein an – und er baute ihn auch aus. Als erster Winzer erfüllte er die Prophezeiung seines Vaters: «Der wird uns trösten in unserer Mühe und Arbeit auf Erden, die der Herr verflucht hat.» Aus diesen Worten schlossen gelehrte Köpfe, daß die Kunst der Weinbereitung von Gott selbst befohlen ist, offenbar, um die Härte des Daseins für die Menschen auf der in Sünde gefallenen Welt zu mildern. Das erklärt natürlich einiges und sollte möglicherweise in der Drogenpolitik der politischen Parteien mit dem hohen «C» stärker berücksichtigt werden. Seit Noahs Zeiten jedenfalls suchen die Menschen jeder Couleur im Konsum von berauschenden Mitteln Vergnügung, Erregung, Freude, Ekstase, Euphorie, Wohligkeit, Glück, Flucht oder auch nur Beruhigung.

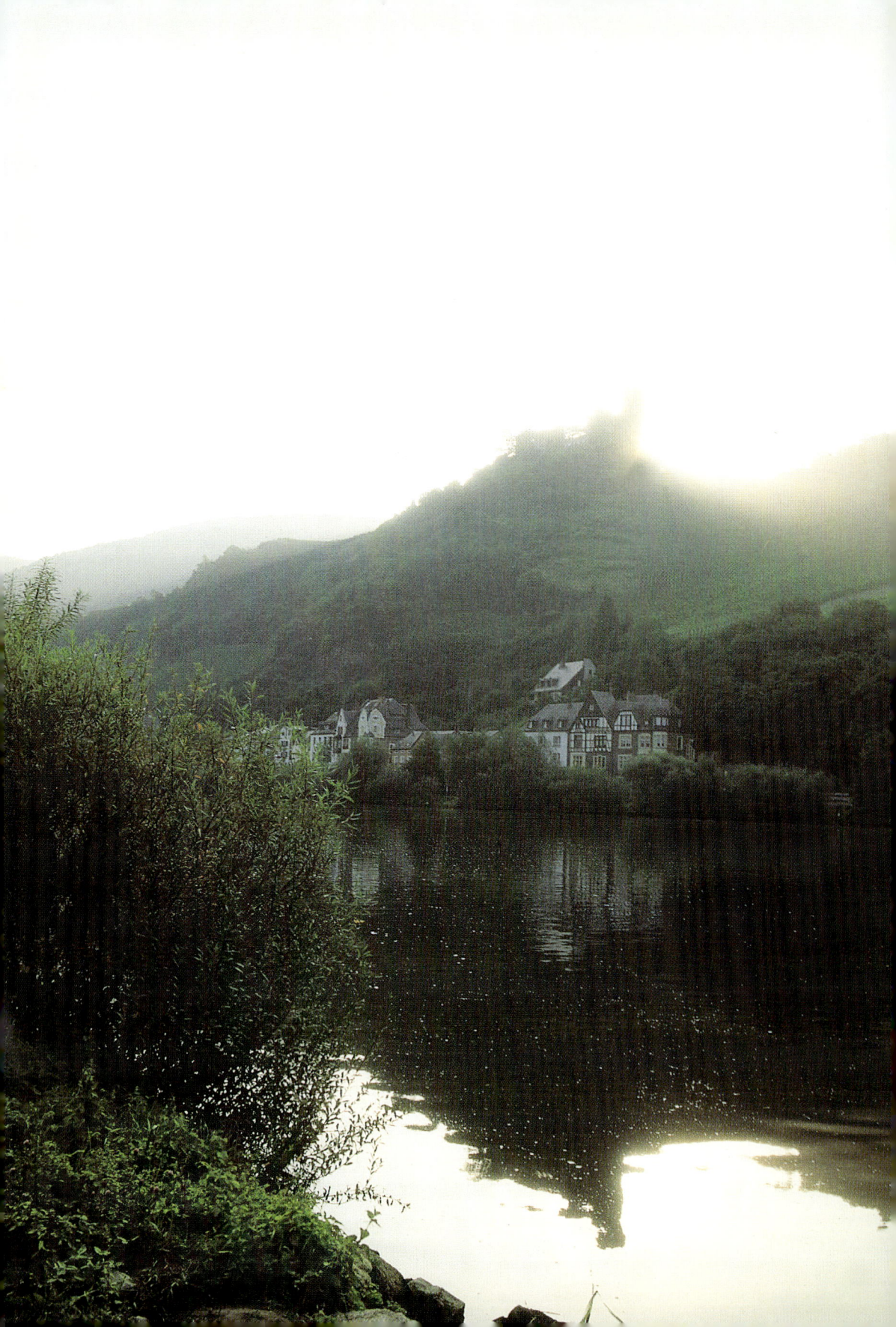

Selbst die Bibel ist nicht gerade eine Anleitung zur Abstinenz. An mehreren Stellen wird der Wein gelobt, und wann immer im Alten Testament die Propheten mit Verhängnis und Vernichtung drohten, sprachen sie davon, daß der Herr den Kindern Israel die Früchte der Weinlese vorenthalten würde. Welch enorme Bedeutung der Wein gehabt haben muß, läßt sich daran ersehen, daß Jesus sein erstes Wunder mit und um Wein inszenierte. Als auf der Hochzeit in Kana peinlicherweise der Wein ausgegangen war, wandelte er flugs das Wasser zu Wein – offenbar nicht den schlechtesten dazu. Der Speisemeister, der nicht wußte, woher dieser Wein kam, meinte mit Erstaunen zum Gastgeber: «Jedermann gibt zuerst den guten Wein, und wenn sie trunken geworden sind, alsdann den geringeren; du hast den guten bisher behalten.»

Weltbekannt geworden ist auch der Satz, den Paulus an Timotheus schrieb: «Trinke nicht mehr Wasser, sondern brauche ein wenig Wein, um deines Magens willen und weil du oft krank bist.» Womit wir beim Thema dieses Buches wären: Im *vino* liegt eben nicht nur *veritas*, sondern auch ganz schön viel *sanitas*. Die Belege, daß Wein seit der Frühzeit schon zu medizinischen Zwecken eingesetzt wurde, sind überwältigend. Allerdings wurde die Wirkung des Weines zunächst oft durch einzelne Arznei- bzw. Heilpflanzen verstärkt. Die pharmakologisch wirksamen Stoffe wurden durch den Wein stabilisiert und konserviert und für den Körper des Menschen besser aufschließbar gemacht. Gut vorstellbar ist zudem, daß ein köstlicher Wein auch manchen gar abscheulichen Geschmack der «Medizin» erträglich gemacht hat.

Bereits aus dem alten China, ebenfalls um rund 600 v. Chr., wird berichtet, daß dort vor Operationen ein besonders zuverlässiges Betäubungsmittel verabreicht wurde: Haschisch, in Wein gelöst. Ich bezweifle keinesfalls, daß die Wirkung «bombensicher» war. Diese Rezeptur fände wahrscheinlich heute auch ihre Anhänger, und bei manchen Therapeuten und Patienten wäre die Akzeptanz vielleicht sogar außergewöhnlich hoch.

Mitten im Weinbaugebiet Mosel-Saar-Ruwer, wo Rieslinge von besonderer Tiefe, Komplexität und Eleganz entstehen, liegt das malerische Städtchen Bernkastel.

Aus dem alten Ägypten sind Hunderte von Rezepten überliefert, in denen Wein die pharmakologische Grundlage darstellt, in die verschiedene Pflanzenextrakte zugegeben wurden. Als Salbe wurde häufig Weinhefe verarbeitet. Bei Schmerzen, Verstopfung, Darm- und Lebererkrankungen sowie äußerlich gegen Rheuma, Schwellungen und zur Wundbehandlung wurde Wein als hauptsächliche Wirksubstanz unter Beifügung einiger anderer Ingredienzen verschrieben. Pur wurde er von Heilkundigen zur Behandlung von seelischen Krisen empfohlen.

Auch die alten Griechen verwendeten Wein zunächst mit Zusätzen verschiedener anderer pflanzlicher psychoaktiver Substanzen, wie etwa Tollkirsche, Mandragorawurzel oder Mohn, als Rausch- und Heilmittel. Den Wein in seiner reinen Form führte Hippokrates um 400 v. Chr. in ihre Heilkunst ein. Er nutzte Wein als Kräftigungsmittel für Genesende, als Beruhigungs- und Schlafmittel, bei Kopfweh und Verstimmungszuständen, als narkotisches Analgetikum, bei Ischiasschmerzen in sehr hoher Dosis, bei Herz-Kreislauf-Störungen und sogar bei Augenkrankheiten. Außerdem verschrieb er Wein bei Völlegefühl, bei bakteriellen und toxisch bedingten Darmerkrankungen und als harntreibendes Mittel. Wein wurde oberflächlich bei Wundbehandlung eingesetzt, und dem Wasser wurde etwas Wein zur Desinfizierung zugesetzt.

Asklepiades und Scribonius Largus haben im alten Rom den reinen Wein als Heilmittel rund 100 Jahre nach Christus eingeführt. Galen, der Leibarzt von Marc Aurel, verordnete schwere rote Weine gegen fieberhafte Magen-Darm-Erkrankungen, bei Blutungen gerbstoffreiche Weine und gegen Appetitlosigkeit alte Weine. Daneben empfahl er Wein für Umschläge, Einreibungen und Massagen, vor allem bei den offenen Wunden von Schwerverletzten.

Daß Wein das Trinkwasser hygienisch aufbereiten konnte, wußten sich die Feldherren auf ihren Kriegszügen zunutze zu machen. Wasser gab es selbst für niedere Soldaten nur mit ein wenig Wein vermischt. Damit konnten sie die überall gegenwärtigen Bakterien und Krankheitserreger abtöten, und das Wasser wurde dadurch erst trinkbar. Ansonsten wären ihre Eroberungsfeldzüge wohl eher in die Hose gegangen.

«Wein ist unter den Getränken das nützlichste, unter den Arzneien die schmackhafteste, unter den Nahrungsmitteln das angenehmste», schrieb Plutarch. Diese klugen Worte scheinen vor allem für die Männerwelt abgefaßt worden zu sein. Denn den Frauen war im alten Rom der Weinkonsum untersagt. Es müssen einflußreiche Männer gewesen sein, die ihre Bedenken, Frauen würden sonst ihre sexuelle Lust nicht zügeln können, machtvoll durchgesetzt hatten. Daß es heute wieder einflußreiche männliche Wissenschaftler sind, die den Frauen zu geringerem Weinkonsum raten, hat überwiegend andere Gründe, auf die wir noch ausführlich eingehen werden.

Auch aus dem Christentum, dem frühen Islam sowie aus dem arabischen, dem europäischen und dem germanisch-lateinischen Mittelalter sind viele Zeugnisse der therapeutischen Weinanwendungen überliefert. Ich will mich hier nicht länger in das Thema vertiefen. In meinem Literaturverzeichnis am Ende des Buches ist eine Reihe von Veröffentlichungen zu diesem Thema aufgeführt, in denen das alles kompetent aufbereitet ist.

In der heutigen Zeit gibt man sich in der westlichen Heilkunde nur ungern mit Wundern und Mystik ab. Was dieser Tage zählt, sind nüchterne, wissenschaftlich erhobene, statistisch harte Daten. Der Wirkmechanismus einer Substanz, die es in der Therapie einzusetzen gilt, muß zweifelsfrei bewiesen werden. Lassen sich genügend überzeugende Erkenntnisse über eine Wirksubstanz zusammentragen, so wird sich dieses Mittel in der medizinischen Lehre und Praxis etablieren.

Am 2. Januar 1996 war die Sensation perfekt. Die Regierung der Vereinigten Staaten von Amerika hatte mit ihren neuesten offiziellen Ernährungsrichtlinien (US Dietary Guidelines) verkündet, daß der tägliche, moderate Konsum von Wein der Gesundheit förderlich sein kann! In der extra dafür abgehaltenen Pressekonferenz sagte Dr. Phillip Lee, der Staatssekretär des Gesundheitsministeriums: «Ich bin überzeugt, daß der moderate Konsum von Wein zum Essen Vorteile für die Gesundheit bringt. Es lag eine signifikante Fehleinschätzung vor, als man in der Vergangenheit gegen Alkoholkonsum argumentierte. Es ist in der Tat als ein großer Umschwung zu bezeichnen, wenn man von der Antialkohol-Position zu einer Propagierung von Gesundheitsvorteilen kommt.»

Diese «Pro-Alkohol»-Nachricht schlug natürlich im neoprohibitionistischen Amerika ein wie eine Bombe. Die Sprengkraft in den Medien wurde wohl nur durch die meterhohe Schneedecke, die der «Schneesturm des Jahrhunderts» zur gleichen Zeit über Washington legte, abgefedert.

Die offiziellen US-Ernährungsrichtlinien werden alle fünf Jahre gemeinsam vom Gesundheits- und Landwirtschaftsministerium neu herausgegeben und gelten als Eckpfeiler der US-amerikanischen Ernährungspolitik. Sie haben ohne Zweifel einen gewaltigen Einfluß nicht nur auf die amerikanische Lebensmittelindustrie und das Ernährungsverhalten der Amerikaner, sondern mit dem üblichen zeitlichen Abstand auch auf die Ernährungs- und Gesundheitspolitik aller westlichen Gesellschaften. Auch von bestimmten deutschen und schweizerischen Ernährungsorganisationen wird schlichtweg das für gut und richtig befunden, was in den USA vorexerziert wird.

Zu meinem Erstauen sprachen die US-Behörden aber noch einen Aspekt an, der normalerweise in allen offiziellen Ernährungsrichtlinien der Welt ignoriert wird – die Lebensfreude und die Lebensqualität: «Alkoholische Getränke wurden in der ganzen Geschichte der Menschheit von zahlreichen Gesellschaften verwendet, um den Genuß der Speisen zu heben.» Indem man den Konsum von Alkohol in Verbindung mit der Nahrungsaufnahme propagiert, versucht die amerikanische Gesundheitsbehörde, sowohl dem kulturell geprägten Konsum von Alkohol gerecht zu werden als auch die verantwortliche Menge indirekt zu umschreiben. «Wenn alkoholische Getränke konsumiert werden, dann in moderaten Mengen und in Kombination mit dem Essen – und wenn man andere damit nicht gefährdet», heißt es sehr weise in den Empfehlungen aus den USA.

Trotzdem, irgendwie roch das alles nach Revolution in einem Land, in dem die Antialkohol-Lobby traditionell sehr mächtig ist, in dem eine eigene staatliche Behörde zur Kontrolle von Alkohol, Tabak und Feuerwaffen (!) über Jahre hinweg jede Äußerung über die positive Wirkung von Alkohol erfolgreich abgewürgt hatte, in dem rechtschaffene Bürger ihr Bier unter freiem Himmel aus einer Papiertüte schlürfen müssen. «Es ist ein Wunder – ein wahres Wunder ist geschehen», frohlockte die aufgeregte Frau Professor Marion Nestle, Lehrstuhlinhaberin für Ernährungswissenschaft an der New York University und Mitglied der Regierungskommission, die über die Richtlinien zu entscheiden hatte. «Es ist ein Triumph der Wissenschaft und der Vernunft über die Politik», diktierte sie selbstbewußt der «New York Times» in die Feder.

Natürlich ermuntert die US-Regierung damit niemanden zum zügellosen Gebrauch von Alkohol. Nein, es wird in dem brisanten Papier ausdrücklich vor Schäden gewarnt. Maßhalten – die altbekannte Formel des gesunden Lebensstils –, das ist die Botschaft, der nun endlich auch zum Thema Alkohol, wissenschaftlich untermauert, offen und objektiv gebührend Rechnung getragen worden ist. Die Beweislage, daß moderater Alkoholkonsum gesundheitlich mehr positive als negative Wirkungen entfaltet, war zwischenzeitlich selbst für eine US-Behörde offenbar so überzeugend, daß sie sich ein Vertuschen nicht mehr leisten konnte oder wollte. Andere Regierungen mögen sich anschließen.

Wein ist wie ein kostbarer Schrein,
birgt Jahrtausende von Geschichte.
Er ist Zeuge von Kämpfenden und Liebenden.
Er ist Symbol der Kultur des Mittelmeeres,
ständiger Begleiter ihrer Veränderungen
und Entwicklungen sowie aller historischen Entscheidungen.
Von den wichtigsten Ereignissen der Geschichte
erzählt uns der Wein. Er, Erzeugnis des Menschen,
verändert sich mit den Menschen.
Der Wein ist für uns Ausdruck von Kultur,
Leidenschaft und Empfindsamkeit.
Er stellt die perfekte Symbiose zwischen der Kultur,
der einfühlsamen, menschlichen Arbeit
und der Kraft der Natur dar.
Und nach einem langen Tag verleiht der letzte
Tropfen Wein den Sinnen wohltuende Ruhe.

Giovanni Stella

Die Trunksucht freilich ist ein Übel,
Doch ist der Sekt nicht schuld daran,
Wenn sich der Mensch in seinen Kübel,
Mehr gießt als er vertragen kann.
Doch wer mit Liebe hebt den Becher
Und sich an keinem Nörgler stört,
Der ist fürwahr ein edler Zecher,
Dem unsere Sympathie gehört.

Dies kam dem Dummer grad so in den Sinn
Als er saß in diesem Raume drinn.

KAPITEL 2

ABSTINENZLER LEBEN GEFÄHRLICHER

Gesundheit ist alles. Wie man gesund bleibt oder wird, das verkünden uns die Lebenshilfe-Ratgeber Woche für Woche. Diäten sind der Auflagengarant in der Yellowpress. Lebenshilfe ist der Renner in Buchläden. Was bleut man uns da nicht alles an Ratschlägen ein! Um ein gesundes und langes Leben zu erreichen, gehört es sich, morgendlich zu joggen, täglich Müesli mit Magermilch einzunehmen, wenig Fleisch zu essen, am besten gleich vegetarisch mit viel rohem Grünzeug. Nicht rauchen, nur ein Ei pro Woche, Alkohol möglichst meiden! «Das beste Gesundheitskonzept ist immer noch unbestritten der Verzicht auf den Konsum alkoholischer Getränke», verbreiten auch im Jahre 1996 demokratisch gewählte Volksvertreter mit dem erhobenen Zeigefinger. Da besteht Handlungsbedarf! Haben Sie nicht den Auftrag, sich um die Gesundheit der Bürger zu sorgen? «Alkohol ist eines der großen Übel für die Gesellschaft.» Diese Meinung steht wie ein Bollwerk. Selbst viele Mediziner vertreten die Ansicht – zumindest in der Öffentlichkeit –, daß Alkohol in jeder Dosis ein Gesundheitsrisiko darstelle. Sich selbst nehmen sie gerne aus. In gewissen Kreisen gleicht es schon fast einer Mutprobe, etwas Positives über Alkohol zu verbreiten.

In Zukunft werden sie umdenken müssen. Alkohol ist gesund – wenn die richtige Dosis eingehalten wird! «Der Genuß von ein oder zwei alkoholischen Getränken pro Tag kann für die Gesundheit förderlich sein.» Mit dieser Formulierung schloß die amerikanische Regierung sich konsequenterweise einem Konsens an, der inzwischen bei den führenden Wissenschaftlern weltweit vorherrscht. Regelmäßig, aber mäßig genossen, kann er einer der Schlüssel zu einem längeren und gesünderen Leben sein.

Ist das glaubwürdig? Ein Irrtum oder gezielte Desinformation der Alkohollobby oder wieder nur so eine neue, kurzlebige Modewelle? Was habe ich nicht schon alles an «gesunden» Ernährungsratschlägen in meiner Laufbahn als Ernährungswissenschaftler erlebt. Die Halbwertszeit einiger betrug nicht einmal ein paar Wochen. Diesmal sind sich jedoch die Epidemiologen erstaunlich einig, und das schon seit einigen Jahren. Epidemiologen sind die Wissenschaftler, die Zusammenhänge zwischen Faktoren unseres Lebensstils bzw. der Umwelt und der Gesundheit erforschen. Die meiste Zeit streiten sie sich untereinander. Diesmal werden aber selbst die notorischen Skeptiker unter ihnen täglich weniger.

Auch ich, dem sich bei den Standardratschlägen der Ernährungsberater regelmäßig die schütteren Haare sträuben, gehöre seit geraumer Zeit schon zur Schar der Überzeugten, wenn ich das in aller Bescheidenheit sagen darf. «Ich denke, die wissenschaftlichen Erkenntnisse müssen so interpretiert werden, daß Frauen und Männer, die regelmäßig, aber mäßig Alkohol trinken, nicht nur weniger häufig an Koronarer Herzkrankheit erkranken und sterben, sondern auch insgesamt, das heißt bei Betrachtung aller Todesursachen, eine geringere Sterberate haben als diejenigen, die nie Alkohol trinken.» Dieses gewagte Wort stammt nicht von mir oder etwa von einem Vertreter der Alkohollobby. Das hat der ehrenwerte und weltweit hochgeschätzte Epidemiologe Sir Richard Doll, emeritierter Medizinprofessor von der geheiligten Oxford-Universität, anläßlich eines wissenschaftlichen Kongresses schon im Jahre 1991 in Sydney verkündet – und damit einen breiten Umbruch im Denken in Gang gesetzt.

Die Dosis macht es also! Das wissen wir eigentlich schon seit Paracelsus. Alkohol, wie «all Ding», ist in hohen Dosen ein wirksames Gift. Unbestritten, daß er zu den Stoffen gehört, bei denen die Grenze zwischen gesund und sehr ungesund ziemlich eng ist. Die altbekannte Tatsache, daß Alkoholmißbrauch eine drastische Gefährdung der Gesundheit darstellt, ja daß sich ein ganzes Volk buchstäblich um seine Lebenserwartung saufen kann, so wie es leider in Rußland zur Zeit zu beobachten ist, kann nicht oft genug wiederholt werden. Aber der Umkehrschluß, daß man dann am besten auf alles verzichtet, war falsch, ist falsch und wird immer falsch bleiben. Da in «all Ding» Gift ist, müßten wir auf alles verzichten und würden verhungern und verdursten. Man kann sich nur wundern, wie lange sich dieses offensichtliche Fehlurteil bezüglich Alkohol halten konnte.

Viele werden jetzt sagen: «Hab' ich doch schon immer gewußt.», Oder: «Auf mein Viertele abends schwöre ich.» Zugegeben, selten ist die Erfahrungsmedizin so eindringlich bestätigt worden. Neue medizinisch-wissenschaftliche Belege für diese populäre Volksweisheit treffen in jüngster Zeit praktisch täglich ein. Über 60 unabhängige, aufwendig durchgeführte, bestens kontrollierte und präzise ausgewertete Studien aus den verschiedensten Ländern der Welt sind zu einem übereinstimmenden Ergebnis gekommen – zu viele, als daß es noch Zweifel geben könnte: Abstinenzler haben eine höhere Sterblichkeit und damit eine niedrigere Lebenserwartung als moderat trinkende, den Alkohol genießende Menschen. Allein starke Trinker haben ein sehr hohes Sterberisiko.

Ungeschminkt bedeutet das nichts anderes, als daß der Verzicht auf Alkohol ein Gesundheitsrisiko darstellt! Keinen Alkohol trinken ist demnach (fast) genauso ungesund wie «zuviel» davon trinken.

Das *American Council on Science and Health* hatte bereits im Jahre 1993 eine Stellungnahme von 24 renommierten Wissenschaftlern zum Thema «Alkohol und Lebenserwartung» veröffentlicht. Nach Überprüfung der gesamten vorliegenden wissenschaftlichen Literatur kamen sie zu dem Schluß, daß moderater Alkoholkonsum lebensverlängernd wirkt und allein *Alkoholmißbrauch* zu einem Gesundheitsrisiko wird. Es war nur konsequent, als nun sogar die Regierung der Vereinigten Staaten von Amerika mit ihrer revidierten Position zum moderaten Alkoholkonsum nachgezogen hat.

Es ist hier immer von «moderat» die Rede. Was dieser Begriff in der Praxis bedeutet, bleibt noch zu klären. Noch wichtiger ist die Frage: Ab welcher Mindestmenge wird man «gesünder», ab welcher eher «ungesünder»?

In der Wissenschaft hat es sich eingebürgert, die Alkoholdosis in «drinks» anzugeben. Das bezeichnet in diesem Fall nicht das «Getränk», sondern die international übliche Menge, die von einem alkoholischen Getränk serviert wird. Das wäre zum Beispiel ein Zehntelliter Wein oder ein Viertelliter Bier. Diese Definition geht davon aus, daß mit einem Drink die Menge von 10 bis 12 g Alkohol (siehe Seite 53) zugeführt wird. Üblicherweise definiert man die Menge von 1 bis 2 Drinks pro Tag in der Wissenschaft als «leicht», von 2 bis zu 4 Drinks als «moderat». Diese Definitionen bergen, was leicht nachzuvollziehen ist, etliche Schwierigkeiten und Ungenauigkeiten in sich. Was nun individuell betrachtet unter «moderat» zu verstehen ist, ab wann es für den einzelnen anfängt, nicht nur unmoderat, sondern bedenklich zu werden, wird damit nicht beschrieben.

Da die Dosisfrage so entscheidend ist, werden wir an späterer Stelle darauf eingehen (siehe Seite 125). Doch stellt sich nicht nur die Frage, wie viel man trinkt, sondern auch, was man trinkt. Diese durchaus politischen Fragen werden wir in diesem Buch ebenfalls entsprechend vertiefen.

Was die neuen Erkenntnisse über den Gesundheitswert von Alkohol für unsere Gesundheitspolitik an Konsequenzen mit sich bringen könnte und welcher Zündstoff sich hier zusammenbraut, deutete Professor Curt Ellison, Mediziner und Chef-Epidemiologe an der Universität von Boston, am 5. November 1995 in «60 Minutes» – der Fernseh-Dokumentationssendung zu brisanten Zeitthemen in den USA mit der größten Breitenwirkung – an: «Es liegt auf der Hand, daß wir nichts unternehmen sollten, um den Prozentsatz der Bevölkerung mit moderatem Alkoholkonsum zu senken. Ich bin überzeugt, das wäre schlecht für das öffentliche Gesundheitswesen. Wir könnten dann vorhersagen, daß es mehr, nicht etwa weniger Todesfälle gäbe.» Man darf gespannt sein, wie unsere europäischen Politiker auf diese Entwicklung reagieren . . .

Bis 1995 sind insgesamt 29 Langzeitbeobachtungsstudien (Kohortenstudien) an mehr als einer Million Menschen bei bis zu 19jähriger Beobachtungszeit durchgeführt worden. Ihre Ergebnisse zeigen bis auf eine Ausnahme übereinstimmend, daß sich eine U-förmige Beziehung zwischen Alkoholkonsum und Sterblichkeit ergibt. Praktisch alle Studien weisen für diejenigen, die zumindest ein wenig Alkohol trinken, ein niedrigeres Risiko als bei Abstinenz aus. Am niedrigsten liegt es im Bereich von leichtem bis moderatem Konsum. Erst bei einer Dosis, die über «moderat» hinausgeht, erreicht man das gleiche Risiko wie Nichttrinker. Daraus ergibt sich die U-Form.

Alkohol und die J-förmige Sterbekurve

Wenn man auf der X-Achse die Alkoholdosis aufträgt und auf der Y-Achse die Sterberate, kann man die Beziehung zwischen den beiden Parametern grafisch darstellen. Wird die Sterberate für Abstinenzler als Bezugsgröße auf den Wert 1,0 festsetzt, so läßt sich die Sterberate für die Alkoholkonsumenten dosisabhängig als «Relatives Risiko» (RR) im Verhältnis zu den Abstinenzlern darstellen.

Bis zum Jahre 1995 sind insgesamt 29 Langzeit-Beobachtungsstudien an mehr als einer Million Menschen durchgeführt worden. Die Ergebnisse zeigen – bis auf zwei Ausnahmen – übereinstimmend, daß sich eine eindeutige Beziehung zwischen Alkoholkonsum und Sterblichkeit ergibt: wer zumindest ein wenig Alkohol trinkt, hat ein geringeres Risiko als die Abstinenzler, also ein Relatives Risiko (RR) kleiner als 1,0. Im Bereich von leichtem bis moderatem Konsum ist das Risiko am niedrigsten (Relatives Risiko: 0,9 bis 0,6). Ein RR von 0,6 bedeutet ein um 40 % erniedrigtes, ein solches von 0,9 ein um 10 % heruntergesetztes Risiko. Erst bei einer Dosis, die über die Einstufung «moderat» hinausgeht, erreicht man wieder das vergleichbare Risiko wie Nichttrinker (RR = 1,0). Daraus ergibt sich eine U-förmige Beziehung.

Bei noch weiter steigender Alkoholzufuhr steigt auch das Risiko für verschiedenste alkoholabhängige Todesursachen weiter kontinuierlich und steil an. Exzessive Trinker tragen ein drastisch erhöhtes Risiko. Wenn man also auf der X-Achse die Dosis weit genug nach rechts erweitert, wird die Beziehung zwischen Alkoholkonsum und Sterblichkeit allmählich J-förmig.

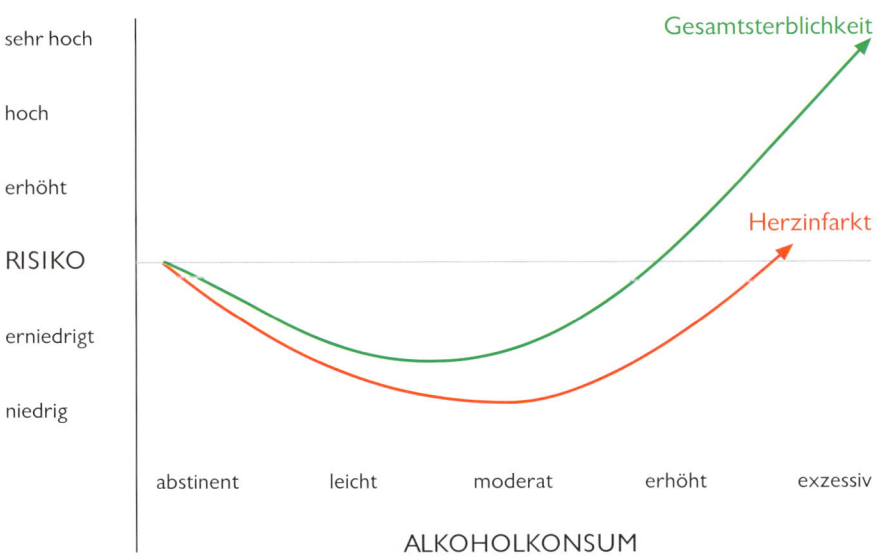

Bei weiter steigender Alkoholzufuhr steigt auch das Risiko für verschiedenste alkoholabhängige Todesursachen kontinuierlich und steil an. Exzessive Trinker haben ein drastisch erhöhtes Risiko. Wenn man auf der x-Achse mit der Dosis weit genug nach rechts geht, ist die Beziehung zwischen Alkoholkonsum und Sterblichkeit dann J-förmig.

Diejenigen unter den Lesern, die sich mit dem Lesen von «Täglich Wein» zum erstenmal wissenschaftlichem Denken nähern, werden sich möglicherweise fragen, wie die Wissenschaftler zu ihren Ergebnissen kommen und wie gesichert diese eigentlich sind. Dieses Buch ist zwar nicht dazu gedacht, die Methodik der Epidemiologie im Detail zu erläutern. Die Prinzipien dieser Forschungsrichtung sind jedoch eigentlich so einfach zu verstehen, daß Sie sich der Sache kurz widmen sollten. Ich möchte Sie ermuntern, sich durch die nächsten paar Seiten hindurchzubeißen! Ihr Verständnis für dieses schöne Thema verbessert sich damit allemal.

In der epidemiologischen Forschung gibt es im Prinzip drei Qualitätsstufen. Die niedrigste, dafür aber am einfachsten durchführbare ist der Ländervergleich. Es ist auch die am wenigsten aussagekräftige. Hierbei setzt man beispielsweise den Pro-Kopf-Verbrauch von Gummibärchen in verschiedenen Ländern mit den Sterberaten für eine spezielle Todesursache oder auch für die Gesamtsterblichkeit in Beziehung. Diese Art von Studie hat den Vorteil, daß sie bequem mit einem PC vom Schreibtisch aus durchgeführt werden kann, sofern man über die jeweiligen statistischen Daten verfügt. Damit lassen sich sogenannte «Korrelationen» (statistische Beziehungen) ermitteln, was aber nur die Enge eines mathematischen Bezugs zwischen zwei Faktoren, etwa zwischen Gummibärchen und Sterblichkeit, beschreibt. Keine Sorge, dieses dramatische Beispiel ist natürlich vollkommen aus der Luft gegriffen und trifft glücklicherweise nicht zu.

Weitere Vorteile dieser Studienart liegen auf der Hand. Man kann relativ einfach verschiedenste Dinge in Beziehung setzen und sehr schnell mögliche Zusammenhänge überprüfen, wie zum Beispiel die Zahl von Störchen in einem Land und die entsprechende Geburtenrate von Kindern. Zwischen Störchen und Babys dürfte sich auch heute noch bei einem internationalen Vergleich ein ziemlich starker statistischer Zusammenhang (anders ausgedrückt: eine hohe Korrelation) finden lassen. Ob sich aber zwischen den Störchen und der Geburtenrate ein ursächlicher Zusammenhang findet, in der Art etwa, daß Störche die Babys bringen, kann man mit dieser Art von Studie niemals feststellen.

Die Witzbolde unter den Wissenschaftlern betiteln solche Ländervergleiche mit einigem Recht deswegen auch als «Storchenstatistiken». Ein ernsthafter Fachmann würde eher mit erhobenem Zeigefinger mahnen: «Korrelation ist nicht gleich Kausalität!»

Zufall und Willkür sind nicht die einzigen Nachteile dieser Studienart. Hinzu kommt noch, daß – andere Länder, andere Sitten – in einen internationalen Vergleich gleichzeitig mehrere andere Faktoren, zum Beispiel aus der Ernährung, der Umweltbelastung, des Klimas, der Erbanlagen usw., mit eingehen. Keine Statistik kann das entsprechend genau berücksichtigen. So sind solche internationalen Korrelationsstudien immer davon abhängig, wer sie interpretiert. Der Spekulation sind Tür und Tor geöffnet. Ein Beispiel: Angenommen, man fände eine Korrelation zwischen der Zahl an Gummibärchen und der Anzahl an Tollwutfällen in den verschiedenen Ländern, dann wäre das noch längst kein Beweis dafür, daß Tollwut durch den Biß von Gummibärchen ausgelöst wird. Es ist ja denkbar, daß in Ländern, wo viele Gummibärchen verzehrt werden, weitere, zunächst noch unbekannte Faktoren gehäuft auftreten, die aber die eigentliche Ursache für Tollwut darstellen. Bevor man *Haribo* zu einer Rückrufaktion aus den Supermarktregalen verdonnert, sollte man besser zunächst einmal prüfen, wie viele Füchse und Hunde in den verschiedenen Ländern an Tollwut erkrankt sind.

Wenn solche internationalen Vergleichsstatistiken so beliebig interpretierbar und wunderbar manipulierbar sind, dann sollte es auch niemanden verwundern, daß sie so beliebt sind. Professor David Kritchevsky vom Wistar-Institut in Philadelphia (USA), ein weltbekannter Arteriosklerose- und Krebsforscher und führender Humorist unter ihnen, erläutert die Situation plastisch-drastisch: «Man muß die Daten nur lange genug foltern – irgendwann gestehen sie.» Und so kommt es manch mediensüchtigem Forscher möglicherweise auch in den Sinn, nur die Länder zu berücksichtigen, deren Daten in seine vorher festgelegte Denkweise, in seine sogenannte Arbeitshypothese genau hineinpassen ...

Kurz und gut – solche Ländervergleiche sind interessant und durchaus wichtig, um mögliche Zusammenhänge und Hypothesen vorab zu überprüfen. Aber bei der Bewertung der Ergebnisse sollte man sehr zurückhaltend sein. Als schlagender «Beweis» können sie niemals dienen, auch wenn dies von interessierter Seite noch so oft versucht wird.

Von diesem Stadium geht die seriöse Wissenschaft, wenn es irgend möglich und finanzierbar ist, einen Schritt weiter in die zweite, höhere Beweisebene: Es ist logisch, daß ein statistischer Zusammenhang, der im Ländervergleich auftaucht – sagen wir zwischen hohem Weinkonsum und niedriger Herzinfarktrate –, nur dann ursächlicher Natur sein kann, wenn die gleiche Beziehung jeweils auch innerhalb dieser Länder nachweisbar ist. Dann müßten die Menschen in Deutschland, die Wein chronisch verschmähen, eine eindeutig höhere Herzinfarktrate aufweisen als diejenigen, die täglich ein, zwei oder drei Gläschen Wein zum Abendessen trinken. Gleiches müßte man innerhalb Japans, der Schweiz oder der USA auch finden.

Wie überprüft man nun diese Hypothese? Hierzu gibt es zwei Ansätze. Die einfachere, billigere und weit schnellere ist eine rückblickende Untersuchung: Man sucht sich zum Beispiel 500 für die Schweiz möglichst repräsentative Menschen, die gerade einen Herzinfarkt erlitten hatten. Dazu stellt man eine weitere Gruppe von 500 Menschen zusammen, die ebenso repräsentativ für die schweizerische Bevölkerung sind und bezüglich Alter, Geschlecht, Gewicht, Bildungs- und Sozialstatus, Zigarrettenkonsum usw. den Herzinfarktpatienten vergleichbar sind. Sie dürfen aber weder einen Herzinfarkt gehabt haben noch Anzeichen einer Herzkrankheit aufweisen. Dann werden beide Gruppen im Hinblick auf die zu untersuchenden Faktoren, zum Beispiel ihre Trinkgewohnheiten, befragt. Sie müssen aus ihrer Erinnerung angeben, wie häufig sie im Durchschnitt der letzten Jahre täglich Wein getrunken haben und wieviel. Man vergleicht nun den Weinkonsum in der gesunden Gruppe mit der Dosis in der Herzinfarktgruppe. Falls in der Herzinfarktgruppe eindeutig weniger Wein konsumiert wurde, spricht das für die Hypothese.

Solche sogenannten Fall-Kontroll-Studien haben aber einen riesigen Nachteil: das schlechte Gedächtnis und das schlechte Gewissen der Probanden. Der Mensch hat die Neigung, rückblickend mitunter die Unwahrheit zu sagen. Vor allem, wenn es um seinen Alkoholkonsum geht, kann man nicht unbedingt Übertreibungen erwarten. Wegen dieser Schwachpunkte gilt eine sogenannte «prospektive Studie» als wesentlich aussagekräftiger. Dabei handelt es sich um eine Langzeitbeobachtung, bei der eine große Anzahl möglichst repräsentativ ausgesuchter, gesunder Menschen über mehrere Jahre hinweg regelmäßig nachuntersucht wird. So kann man beispielsweise gerade die Trinkgewohnheiten zu Beginn der Studie ausführlicher und wahrheitsgetreuer erheben. Danach erhalten die Teilnehmer eine medizinische Untersuchung und die Empfehlung, wie gewohnt weiterzuleben, aber regelmäßig, zum Beispiel alle sechs Monate, zu einem Check-up zu kommen. Bei aufwendigen Studien würden die Trinkgewohnheiten sogar mehrmals überprüft, um Veränderungen in der späteren Auswertung berücksichtigen zu können.

Wenn man, wie es in verschiedenen Ländern zur Zeit tatsächlich in mehreren Studien praktiziert wird, 100 000 Frauen oder 40 000 Männer über zehn Jahre beobachtet bzw. nachuntersucht, so ist das zwar ein schier unglaublicher Aufwand an Organisation und Kosten. Es erweist sich jedoch für die Wissenschaft als unvergleichlicher Vorteil – je mehr Teilnehmer, desto mehr Kranke und Tote. Die bedauernswerten Verstorbenen sind hierbei natürlich das Wichtigste. Ohne sie gäbe es nun einmal keine Sterblichkeitsstatistik.

Die Untersucher lernen ihre Probanden schnell kennen. Sie wissen bald genau, wie diese leben, was sie essen und trinken, welche Blutwerte sie haben und welche Wehwehchen sie zwicken. Und sie werden eines Tages, dank vorher gesichertem Zugang zu den Sterbepapieren, ganz genau wissen, wann und woran ihre Probanden gestorben sind. Mit diesem «Material» läßt sich eine ausgezeichnete Statistik erarbeiten. Die Kartei der Trinkgewohnheiten wird überprüft. Dann ordnet man die Verstorbenen einerseits nach Trinkmengen, anderseits nach Todesursachen. Meist bildet man fünf Gruppen mit unterschiedlicher Alkoholdosis: die erste zum Beispiel mit null Alkohol am Tag, eine zweite mit bis zu einem Glas Wein am Tag, eine dritte mit ein bis zwei Gläsern, eine vierte mit drei bis vier Gläsern und eine fünfte mit mehr als fünf Gläsern am Tag. Die Verstorbenen werden der für sie zutreffenden Dosisgruppe zugeordnet.

Mit dieser Anordnung läßt sich leicht errechnen, daß im Verhältnis zur gesamten Gruppe der Verstorbenen bei den Abstinenzlern *relativ* mehr Menschen sterben als in den Gruppen, die ein bis zwei Gläser Wein am Tag trinken. Dieser Untersuchungsansatz erfaßt das sogenannte Relative Risiko für die jeweilige Todesursache oder für die Gesamtsterblichkeit. Allerdings sollte man als wissenschaftlich Interessierter immer auch die Gesamtzahl der beobachteten Menschen im Auge behalten. Wichtig ist auch die Sterbezahl im Verhältnis zur Gesamtgruppe, das sogenannte Absolute Risiko, und das kann sehr niedrig sein, obwohl das Relative Risiko hoch ausfällt (siehe dazu auch die rechte Buchseite).

Je mehr weitere, möglicherweise für die Krankheit oder die Sterbeursache mitentscheidende Faktoren bekannt sind – etwa Rauchen, «Pille», Blutdruck usw. – und in die Berechnung der Statistik einbezogen werden können, desto aussagekräftiger werden diese Studien. Die jüngsten prospektiven Studien (Längsschnitt-Beobachtungsstudien) zum Alkoholkonsum genügen überwiegend methodisch strengen Kriterien und können als genug aussagekräftig gewertet werden. Alle entsprechenden Studien haben mit einer Ausnahme, die an Quartalssäufern durchgeführt wurde, ergeben, daß bei täglichem moderatem Alkoholkonsum die Sterblichkeit am niedrigsten ist – unabhängig von Alter, Geschlecht, Hautfarbe, Beruf, Cholesterinspiegel, Zigarettenrauchen, Blutdruck, Fettzufuhr usw.

So aufwendig diese Studien auch sein mögen, einen «Beweis» liefern sie immer noch nicht. Warum? Die Frage ist einfach zu beantworten. Es besteht schließlich immer noch die Möglichkeit, daß diejenigen, die regelmäßig ihr «Viertele» trinken, sich noch in anderen, nicht bekannten oder nicht erfaßten Faktoren unterscheiden. Die Vierteles-Trinker könnten unter Umständen gemütlichere oder glücklichere Menschen sein als diejenigen, die dem Alkohol entsagen. Die eigentliche Ursache ihrer Gesundheit würde dann in ihrer günstigeren Seelenlage begründet sein und nicht im Inhalt ihres Glases. Niemand kann das mit genügender Sicherheit ausschließen.

Was bedeutet «Risiko»?

Um den Einfluß von Umwelt- und Lebensstilfaktoren auf die Gesundheit zu messen, werden Langzeit-Beobachtungsstudien durchgeführt. Diese werden oft auch als Kohortenstudien oder Follow-up-Studien bezeichnet. Dabei werden möglichst viele Menschen, die bei Studienbeginn gesund sein müssen, über eine Reihe von Jahren hinweg beobachtet und in regelmäßigen Abständen untersucht. Gleichzeitig werden möglichst viele Informationen zu ihrem Lebensstil und ihre medizinischen Werte eingeholt. Im Laufe der Untersuchungen werden die unterschiedlichsten Krankheits- und Todesfälle auftreten. Sie werden bei der Studienleitung möglichst lückenlos registriert und dokumentiert. Um beispielsweise den Einfluß des Rauchens auf die Entwicklung von Lungenkrebs zu überprüfen, wartet man, bis eine genügend große Anzahl von Menschen an Lungenkrebs gestorben ist, um eine aussagefähige Statistik erstellen zu können. Dann vergleicht man, wie hoch der Anteil der Raucher und Nichtraucher bei den an Lungenkrebs Verstorbenen ist.

Ein Beispiel:

10 000 Menschen werden 20 Jahre lang beobachtet. 40 % davon, also 4000 Menschen, rauchen. Während dieser Zeit sterben 460 Menschen an Lungenkrebs: Davon sind 400 Raucher, 60 Nichtraucher. Daraus folgt, daß die Rate für Lungenkrebstod in 20 Jahren oder – anders ausgedrückt – das absolute Risiko für Lungenkrebs bei Rauchern um 10 % liegt. Das absolute Risiko bei Nichtrauchern beträgt etwa 1 %. Somit beträgt der Unterschied etwa 9 %. Man könnte demnach mit Recht sagen, daß Raucher «nur» ein um 9 % erhöhtes Risiko für Lungenkrebs tragen. Diese Darstellung würde sicher von Vertretern der Tabakindustrie bevorzugt.

Vertreter der Anti-Rauch-Kampagne rechnen dagegen anders. Sie nehmen das Risiko bei Nichtrauchern als die sinnvolle Bezugsgröße und berechnen den relativen Unterschied zu der Sterberate bei Rauchern. Wenn dann die Rate 60/6000 Menschen gleich 100 % gesetzt wird, ist die Rate 400/4000 gleich 1000 %. Anders ausgedrückt: Wenn man das Relative Risiko (RR) der Nichtraucher auf 1,0 festlegt, so haben die Raucher ein zehnfach erhöhtes Risiko, also ein Relatives Risiko von 10. Noch krasser kann man formulieren, daß Raucher ein um 1000 % erhöhtes Relatives Risiko im Vergleich zu Nichtrauchern tragen.

Dieses Beispiel ist fiktiv, und Lebensstilfaktoren haben kaum solch starke Einflüsse. Umgekehrt gibt es Schutzfaktoren, wie etwa den Weinkonsum. Moderater Weinkonsum senkt das Relative Risiko, an Herzinfarkt zu sterben, auf 0,7 bis 0,6 im Vergleich zu Abstinenzlern oder, anders ausgedrückt, um 30 bis 40 %!

Solche unbekannten Einflußfaktoren sind nicht zu unterschätzen. Deswegen verlangt der Gesundheitsminister insbesondere bei Medikamentenzulassungen, wo es um die Wirksamkeit einer neuen Substanz geht, daß der Wirknachweis eines Mittels eindeutig und untrügbar dokumentiert wird. Das gelingt allein mit einer sogenannten Doppel-Blind-Studie. Dabei werden die Versuchsteilnehmer nach Zufallskriterien in zwei Gruppen geteilt: Nur eine erhält den neuen Wirkstoff; die andere Gruppe nimmt unter den gleichen Bedingungen ein Scheinmedikament, das Placebo, ein. Weder Teilnehmer noch Untersucher dürfen wissen, wer was erhält – daher die Bezeichnung «doppelblind». Nicht in den Ablauf eingeweihte Forscher untersuchen die Wirkungen, halten die Therapieeffekte fest und werten aus. Erst nach Ausschluß der subjektiven Einschätzungen läßt sich der wissenschaftlich saubere Beweis führen, ob ein Mittel tatsächlich wirkt oder ob es nicht besser oder möglicherweise sogar schlechter als Placebo abschneidet. Diese Studienart wäre die dritte und höchste Beweisstufe in der Wissenschaft.

Der aufmerksame Kritiker wird sich jetzt mit Recht fragen, wie man sich denn eine doppelblinde Alkoholstudie vorzustellen hat? Gibt es einen Placeboalkohol? Wie schmeckt der, und wie wirkt er? Wie führt man die Abgabe so durch, daß weder Probanden noch Forscher den Unterschied erkennen?

Richtig, das ist der einzige große Schwachpunkt in der wissenschaftlich geführten Alkoholdiskussion. Eine doppelblinde Studie über die wunderbaren Wirkungen des Weins wird es wohl nie geben. Eigentlich ein Jammer, wenn ich an all die Tausenden von Freiwilligen denke, die gerne jahrelang umsonst mitmachen würden ... Soweit zur wissenschaftlichen Methodik. Sie wird in den folgenden Kapiteln gelegentlich wieder angesprochen werden.

Zurück zum Alkohol. Zahlreiche Studien der letzten Jahre haben kontinuierlich unsere Erkenntnisse gemehrt. Inzwischen wissen wir sicher, daß er nicht nur im Bereich Herz-Kreislauf-Erkrankungen vorbeugend wirkt. Alkohol unterstützt unsere Gesundheit offenbar noch in anderer Hinsicht. In maßvoller Dosis zugeführt, wirkt er vorbeugend gegen Gallen- und Nierensteine, erhöht die Knochendichte, was als Prophylaxe gegen Osteoporose für wichtig gehalten wird, und mindert das Risiko, an nichtinsulinpflichtigem Diabetes mellitus, Rheuma und Erkältungen zu erkranken. Schließlich hilft Alkohol, unsere Gehirnleistung mit dem Älterwerden besser zu erhalten.

Da schütteln Sie nur noch den Kopf und beginnen zu zweifeln? Haben die vielen Studien wirklich nur Gutes über Alkohol ergeben? Was ist mit den jahrelangen Warnungen vor Alkoholmißbrauch – alles Kokolores? Was ist mit den alkoholabhängigen Krankheiten und Risiken? Fürwahr, sehr berechtigt sind die Einwände! Hier hat sich in der Beurteilung auch gar nichts geändert. Aber das betrifft nicht den Alkoholgebrauch, sondern den *Alkoholmißbrauch*, und der birgt, auch nach den neuesten Erkenntnissen, ein eindeutig erhöhtes Risiko für verschiedenste Krankheiten und frühzeitigen Tod. Darauf werden wir in Kapitel 10 näher eingehen.

Wegen der weniger erfreulichen Aspekte eines überhöhten Konsums gibt es auch reichlich Skeptiker, die nicht gewillt sind, zwischen Gebrauch und Mißbrauch zu differenzieren, und die nur auf die negativen Aspekte des Alkoholmißbrauchs hinweisen. Einer der bekanntesten Schwarzmaler ist Dr. Michael Jacobson vom «Zentrum für Wissenschaft im öffentlichen Interesse» in den USA. Als Reaktion auf die liberale Alkoholbotschaft der US-Regierung vom 2. Januar 1996 ließ er sich in tiefer Besorgnis um seine Mitbürger vernehmen: «Die Vorteile des moderaten Konsums werden mehr als ausgeglichen durch die breite Palette an Risiken.» Damit überging er ohne Skrupel die Erkenntnisse der Wissenschaft. Sicherlich ist er nicht allein mit seiner Meinung, nur besonders medienpräsent. Für Menschen wie ihn ist es wichtiger, an Dogmen, Glaubensbekenntnissen oder Spekulationen festzuhalten, als nüchterne wissenschaftliche Daten sprechen zu lassen. Auch in diesem, unserem Land rüsten sich schon zahlreiche Evangelisten für den nächsten «Kreuzzug» gegen Alkohol.

Zumindest aus Kreisen der Epidemiologie werden sie in Zukunft kaum mehr Unterstützung erwarten können. Vor einigen Jahren noch waren die Kräfte gleichmäßiger verteilt. Da wütete noch ein harter Kampf zwischen den Fronten. Professor Gerry Shaper, ein renommierter Mediziner und Epidemiologe aus dem Royal Free Hospital in London, stand dabei an der Spitze der Antifront. Er hatte im Jahre 1988 einen interessanten Widerspruch zur aufkeimenden Alkoholeuphorie aufgedeckt. Zunächst hatte er in seiner Studie an über 7000 englischen Männern zwar wiederum erkennen müssen, daß die Abstinenzler ein höheres Sterberisiko aufwiesen als die moderaten Trinker. Doch dieses Ergebnis, für einen Gesundheitspuristen höchst unbefriedigend, ließ ihm keine Ruhe. Er wälzte noch einmal die Daten seiner Abstinenzler, und siehe da, es stellte sich heraus, daß ein Großteil von ihnen, nämlich ganze 71 %, Ex-Alkoholtrinker waren. Sie hatten zwischenzeitlich wohl auf Anraten ihres Arztes oder vielleicht sogar freiwillig wegen ihres ramponierten Gesundheitszustandes den Alkoholkonsum gänzlich eingestellt. Welch ein Triumph für Professor Shaper! Er berichtete darauf der Fachwelt, daß er ein für allemal den Mythos vom «gesunden Alkohol» entzaubert hätte.

Da hatte er aber den Stolz der konkurrierenden Alkoholforscher unterschätzt. Sie überprüften ebenfalls ihre bereits veröffentlichten Studien nochmals und eliminierten aus ihren Daten alle Ex-Trinker. Zu ihrer Genugtuung änderte das aber nichts an ihren Ergebnissen. Die moderaten Trinker blieben die «Gesündesten».

Dieser Streit hatte auch etwas sehr Gutes. Seither wurde in allen entsprechenden Studien auf der Welt rechtzeitig zwischen echten Abstinenzlern und vorgeschädigten Ex-Säufern unterschieden. Diese Differenzierung ist in den neuen Studien kein Thema mehr.

Sie sehen, wie wichtig es ist, solch ein brisantes Thema kritisch zu hinterfragen. Wie kann man selbst als notorischer Skeptiker sichergehen, daß diese Studien nicht zu völlig falschen Schlüssen führen und daß die niedrigere Sterblichkeit wirklich auf dem moderaten Alkoholkonsum beruht? 100 % sicher gibt es nicht! Die Vertreter der Wissenschaft werden versuchen, möglichst viele verschiedene Kriterien zu finden, die zusammengefügt, einem Puzzle gleich, eine hohe Plausibilität für eine ursächliche Beziehung ergeben. Anders geht es nicht. Beim Alkohol spricht vieles für diese Plausibilität. Erstens ist da zunächst die Tatsache, daß es eine erstaunliche Konsistenz bei allen Untersuchungsergebnissen gibt. Moderater Alkoholkonsum ist bei Frauen wie bei Männern, bei verschiedenen Rassen und in den unterschiedlichsten Gebieten der Welt immer mit einer tieferen Sterblichkeit verbunden. Zweitens findet sich dieses Ergebnis bei allen Altersgruppen, vor allem bei Alten, aber auch bei Jungen. Drittens bleibt in den Studien, nachdem alle Ex-Trinker und Personen mit bestehenden Erkrankungen aus der Berechnung ausgeschlossen werden, der Vorteil für moderaten Alkoholkonsum bestehen. Viertens hat Alkohol, in Hunderten Experimenten belegt, einen deutlichen dosisabhängigen Einfluß auf verschiedene Körpersysteme, die an der Entwicklung oder Verhinderung von Erkrankungen beteiligt sind. Und schließlich kann man in Tierversuchen, wo relativ hohe Alkoholdosen eingesetzt werden können, diese Effekte eindeutig nachweisen.

Daß es so lange gedauert hat, bis dieser Teil der Wahrheit zutage kam, muß nicht verwundern. Schließlich hatte sich eine breite Allianz zwischen Politikern und Moralisten mit der Position formiert, daß Alkohol in jeder Form und Dosis eine Droge sei und ein ungezwungener Umgang mit Alkohol zu Mißbrauch, einer der großen Gefahren für die Gesellschaft, führe. Selbst an den Forschungsstätten tat man sich mit dem Thema Alkohol schwer. Es war bis in jüngste Zeit äußerst schwierig, Forschungsprojekte zu finanzieren, die mögliche positive Gesundheitsaspekte von Alkohol zum Ziel hatten. Oftmals waren Forscher schon frühzeitig auf positive Aspekte des Alkoholkonsums gestoßen, hatten sich aber mit einer entsprechenden wissenschaftlichen Veröffentlichung bedeckt gehalten. Schließlich wäre das nicht politisch korrekt gewesen, und man muß ja immer für die weitere Finanzierung seiner Forschung auf öffentliche Mittel spekulieren. Selbst heute noch, da sehr viel Positives zum Alkoholthema bereits veröffentlicht ist, tun sich Wissenschaftler immer noch schwer, klar Stellung zu nehmen. «Das Problem ist», gibt Frau Prof. Marion Nestle von der New York University zu, «daß niemand in den Ruf geraten will, er würde Alkoholmißbrauch fördern.»

Auch die Mediziner, die aufgrund der unzähligen Erfahrungsberichte am ehesten ahnen konnten, daß an der «Alkoholstory» sehr viel Wahres sein mußte, nahmen offiziell eine sehr konservative Position ein. Es war vielen offenbar für ihren Status zu gefährlich, den Konsum von ein oder zwei Gläschen Wein am Tag offen zu empfehlen. Natürlich sind es auch die Ärzte, die es täglich mit den blutigen Opfern von Unfällen und Schlägereien, mit hilflosen Säufern im Delirium und schwer gezeichneten Krebs- und Leberpatienten zu tun bekommen. Deswegen werden sich auch manche von ihnen nie mit der «froheren Botschaft» zum Alkohol anfreunden. Bei meinen zahlreichen Vorträgen vor Ärzten zum Thema «Wein und Gesundheit» spüre ich buchstäblich, wie einige denken: «Ich kann die Patienten doch jetzt nicht damit verunsichern» – eine sozial sichere, aber medizinisch zweifelhafte Position.

Professor Arthur Klatsky vom Kaiser Permanente Medical Center in Kalifornien, einer der mutigen Pioniere in der Alkoholforschung, schrieb kürzlich an das «American Journal of Public Health» über die Zwickmühle, in der man sich als Arzt heute befindet: «Die enormen Probleme, die der Alkoholmißbrauch für die öffentliche Gesundheit schafft, bleiben als übergeordnetes Thema bestehen. Es gibt in der wissenschaftlichen Literatur keinen Hinweis dafür, wonach man hohen Alkoholkonsum rechtfertigen könnte. Da große Gesundheitsrisiken bestehen, sollten alle ‹Trinker› entweder ihren Konsum drastisch einschränken oder ganz vom Alkohol wegkommen. Wenn es auch unwahrscheinlich ist, daß Menschen wegen Gesundheitsaspekten zum Alkohol greifen, müssen wir dennoch immer bedenken, daß die Botschaft vom gesunden Effekt eines niedrigen Konsums einige Menschen dazu ermutigen wird, kräftiger zur Flasche zu greifen. Aus diesem Grund ist es auch nicht angebracht, pauschal allen Abstinenzlern zu empfehlen, nun aus Gesundheitsgründen mit dem Alkohol zu beginnen. Die meisten trinken Alkohol ja nicht, weil er ‹gesund› sein kann. Aber viele verlangen einen Rat bezüglich der Gesundheitsvorteile und Risiken. Deshalb sollte man solche Ratschläge immer individuell abgeben. Viele, insbesondere jene, die suchtgefährdet sind, sollten ganz vom Alkohol lassen.»

Und er endet mit einer Aussage, der sich viele Mediziner bei uns möglicherweise als Leitlinie anschließen könnten: «Bei einer individuellen Beratung seitens der Ärzte sollten immer das Alter, das Geschlecht, die Alkoholerfahrungen, die familiäre Vorbelastung und das Gesamtrisiko für Herzinfarkt, bestimmte Krebsformen oder andere Erkrankungen in die Überlegungen einbezogen werden. Auf der anderen Seite können es sich die Verantwortlichen für die Gesundheitspolitik heute, da die Gesundheitsvorteile von gemäßigtem Alkoholkonsum so überzeugend dargelegt sind, nicht länger erlauben, den Verzicht auf Alkohol allgemein zu empfehlen – genausowenig, wie sie allen Menschen den Griff zur Flasche empfehlen können. Wir dürfen uns nicht länger auf grob vereinfachte Positionen zurückziehen, da uns sonst unsere Glaubwürdigkeit abhanden käme.»

Wie kann der einzelne eine gültige Antwort für sich finden, ob und wieviel Alkohol er trinken sollte? Jeder Mensch muß das für sich selbst, am besten nach Beratung mit einem erfahrenen Arzt, entscheiden. Vielleicht hilft Ihnen auch hier das Motto von Prof. Klatsky: «Wenn jemand Abstinenzler ist, versuche ich zunächst herauszubekommen, warum das so ist. Die meisten haben einen guten Grund, zum Beispiel eine Antipathie gegen Alkohol, religiöse Gründe, eigene schlechte Erfahrungen oder ein echtes Problem mit Trinken. Dann ermuntere ich sie, abstinent zu bleiben. Aber ich kenne auch Patienten, die Herzprobleme haben und sich daraufhin entschließen, ihren maßvollen Alkoholkonsum einzustellen. Sie glauben, daß alles, was ihnen schmeckt, für sie auch schlecht sein muß. Diesen Patienten sage ich immer, daß sie wahrscheinlich einen Fehler begangen haben und daß es ihnen wahrscheinlich besser täte, statt ganz vom Alkohol zu lassen, lieber regelmäßig, aber mäßig zu trinken.»

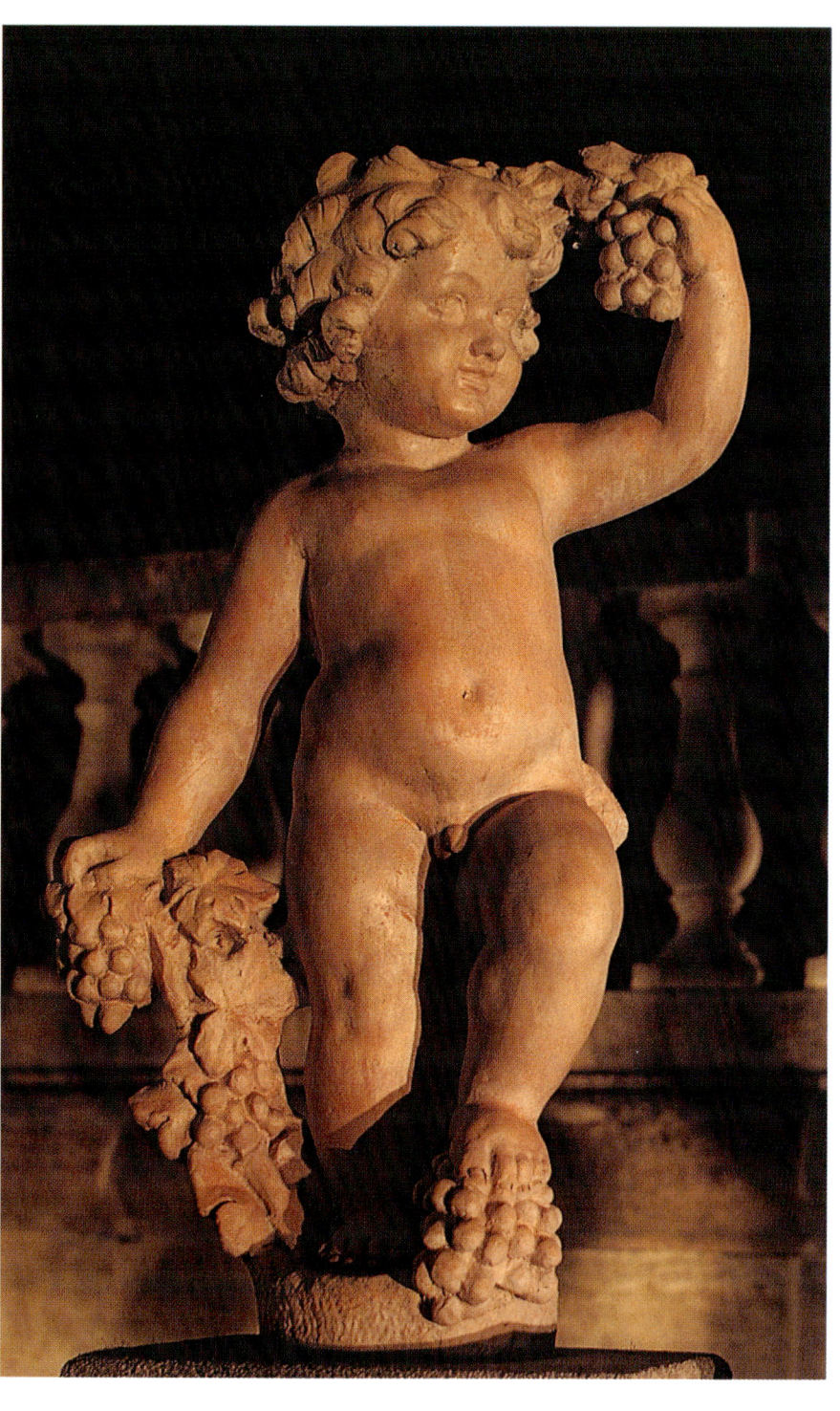

KAPITEL 3

«ZUM WOHL» AUF HERZ
UND KREISLAUF

Im Jahre 1991 vermeldete der altehrwürdige Sir Richard Doll auf dem Fachkongreß in Sydney: «Leichter bis mäßiger Konsum von Alkohol reduziert das Herzinfarktrisiko um bis zu fünfzig Prozent.» Seine Studie an 12 000 englischen Ärzten ließ diese optimistische Hochrechnung zu.

Welch eine Aussage! Herz-Kreislauf-Erkrankungen und speziell der Herzinfarkt sind die am weitesten verbreiteten Todesursachen in der westlichen Welt. In vielen Ländern machen sie rund die Hälfte aller Todesfälle aus. Seit Jahrzehnten und unter größten Anstrengungen versucht die medizinische Wissenschaft effektive Mittel und erfolgreiche Therapien zu finden, um dieser Plage der Menschheit Herr zu werden. Und nun sollen ein paar Gläschen Wein am Tag alles Nötige besorgen?

Damals waren wohl die Skeptiker noch in der Überzahl. Doch Doll sollte Recht behalten. Im Jahre 1992 führten Forscher an der Harvard-Universität in Boston eine präzise Analyse von 200 weltweit bereits veröffentlichten Studien zur Frage nach «Herz-Risikofaktoren und Herz-Schutzfaktoren» durch. Sie kamen zu dem Schluß, daß moderater Alkoholkonsum das Herzinfarktrisiko im Durchschnitt um 25 bis 45 % senkt, und nahmen daraufhin Alkohol in die Liste der neun wichtigsten therapeutischen Methoden zur Senkung des Herzinfarktrisikos auf.

Wie sich die Zeiten ändern! Im November 1995 ist es schon kaum mehr eine Sensation, wenn Prof. Curt Ellison aus Boston in der

Seit der Antike liefert der Wein ein sinnenfrohes, in unendlichen Variationen gestaltbares Thema für Maler und Bildhauer.

Sendung «60 Minutes» einem staunenden TV-Publikum erklären konnte: «Der Verzicht auf Alkohol ist einer der wichtigen Risikofaktoren für die Koronare Herzkrankheit.» Und Serge Renaud, der Professor aus Lyon, der das «Französische Paradox» weltberühmt gemacht hat, setzte ungerührt noch einen drauf: «Ich denke, es gibt keinen anderen Wirkstoff, der so effizient wirkt wie moderater Alkoholkonsum.»

Viele Faktoren stehen seit langem im Verdacht, das Entstehen von Herzinfarkt zu begünstigen – die sogenannten Risikofaktoren. Jedem Kind sind sie heute schon ein Begriff. Als wichtigste Schutzmaßnahme gilt ein «gesunder Lebensstil», was immer auch das ist. Alkohol wurde jedenfalls bisher nicht unbedingt als besonders «gesundheitsförderlich» angesehen. Und nun soll man ausgerechnet Alkohol trinken, um seiner Gesundheit etwas Gutes zu tun?

Neben Rauchen und hohem Blutdruck wird bekanntermaßen ein hoher Cholesterinspiegel als besonders «gefährlich» bezeichnet. Inzwischen sind weitere «Risikofaktoren» beschrieben worden. Dazu gehören so plausible wie Alter, Diabetes, Bewegungsmangel und Streß. Ein erhöhtes Risiko hat der Mensch aber auch, wenn er zufällig als Mann geboren ist oder wenn er Englisch als Muttersprache hat oder wenn er klein ist oder wenn er einen kleinen Kopfumfang hat oder wenn er eine tiefe Ohrenfalte besitzt oder wenn er unverheiratet ist oder wenn er verheiratet ist und eine Geliebte (einen Geliebten) hat oder wenn er kein Mittagsschläfchen hält oder wenn er weder eine Katze noch einen Hund im Hause hält. Wenn das nun alles auf Sie zutrifft, verehrte Leserin, verehrter Leser, tröstet es Sie vielleicht zu hören, daß inzwischen über 350 Risikofaktoren für Herzinfarkt statistisch eindeutig identifiziert sind und es sicherlich Menschen gibt, die gar einige Dutzend davon auf sich vereinen.

Risikofaktoren – und das zu wissen ist enorm wichtig – beschreiben grundsätzlich nur einen rein statistischen Zusammenhang. Sie weisen allein darauf hin, daß mit der Existenz eines solchen Faktors, zum Beispiel Zigarettenrauchen, die Wahrscheinlichkeit, einen Herzinfarkt zu erleiden, um so und soviel Prozent steigt. Es heißt aber keinesfalls, daß der Herzinfarkt eintreffen muß. Es gibt genügend Beispiele dafür, daß Menschen wie die Schlote rauchen und steinalt werden. Mit Risikofaktoren kann man also weder die medizinische Diagnose «krank» erstellen, noch läßt sich mit ihnen das individuelle Schicksal eines Menschen vorhersagen.

Viele Ihnen bekannte Menschen schleppen eine ganze Reihe von Risikofaktoren mit sich herum, und dennoch bleiben sie bis ins hohe Alter gesund. Wer kennt nicht das Bild von Winston Churchill: rundum genährt und wohlig zurückgelehnt im gepolsterten Clubsessel, eine dicke, qualmende Zigarre zwischen die Lippen geklemmt, vor ihm eine Flasche edlen Stoffs. Auf die Frage nach dem Geheimnis seines langen Lebens antwortete er auch noch: «No sports.»

Er wurde 91 Jahre alt. Dennoch läßt sich nicht bestreiten, daß beispielsweise für dicke Diabetiker, die zusätzlich schwere Raucher sind, unter Bluthochdruck, krankhaft erhöhten Cholesterin- und Fibrinogen-Werten leiden, sich chronisch nicht bewegen und ansonsten im Leben vor allem von Ärger geplagt sind, die Wahrscheinlichkeit, an Herzinfarkt zu sterben, und zwar in relativ jungen Jahren, um ein Vielfaches erhöht ist. Nebenbei gesagt, ist das Leben selbst der größte Risikofaktor für den Tod, gefolgt von dem, gegen den immer noch kein Kraut ankommt: dem Altern.

Zumindest einige der Risikofaktoren sind offensichtlich an der Entstehung der Koronaren Herzkrankheit, die schließlich zum Herzinfarkt führt, direkt beteiligt – etwa Bluthochdruck und Rauchen, was auch für den Hirninfarkt gilt. Was die Ursachen genau sind und welche Faktoren in welchen Zeitabfolgen zusammentreffen müssen, damit es zu einem Infarkt kommen kann, hat man bis heute noch nicht in allen Einzelheiten identifizieren können. In beiden Fällen handelt es sich jedoch um einen plötzlich eintretenden Sauerstoffmangel, der zu einer irreversiblen Zerstörung in den Zellen bzw. in einem Gewebsareal führt. Wenn zum Beispiel ein Blutgerinnsel oder ein Blutpfropf in einem feinen Herzkranzgefäß steckenbleibt, wird der Blutweg ganz plötzlich verschlossen. Der sich bildende Stau führt ganz schnell zu einem Kollaps. Der Herzmuskel wird in dem Bereich hinter dem Stau nicht mehr mit Sauerstoff versorgt. Ohne diesen kann er nicht arbeiten – es kommt zum Infarkt. Ein so plötzlich eintretenden Verschluß kann auch, aber seltener, durch einen Gefäßkrampf (Spasmus) hervorgerufen werden. Am häufigsten, und das gilt besonders für Hirninfarkt in unseren Breitengraden, wird dieser lebensgefährliche Unfall durch ein Blutgerinnsel, einen von der Gefäßwand losgerissenen Blutpfropf (Thrombus), ausgelöst.

Zunächst wollen wir uns noch mit der guten Nachricht begnügen, daß moderater Alkoholkonsum, im Vergleich zu strikter Abstinenz, in praktisch allen wissenschaftlichen Studien zu einem reduzierten Herzinfarktrisiko führte. Alkohol, das heißt in einer gewissen Menge, ist demnach das Gegenteil von einem Risikofaktor für Herzinfarkt. Die Menge Alkohol, bei der der «Herzschutz» eintritt, ist allerdings in den verschiedenen Studien nicht einheitlich ausgefallen. Sie schwankte von nur einem Drink bis zu fünf Drinks am Tag. Dies ist zugegeben ein riesiger Unterschied, und das macht eine Empfehlung für die «richtige» Dosis nicht einfacher. Noch eine weitere Erkenntnis ist vielversprechend und volkswirtschaftlich von Bedeutung: Die bisherigen Studien lassen auch den Schluß zu, daß bei einem Konsum von bis zu drei Drinks am Tag die Wahrscheinlichkeit, wegen Herz-Kreislauf-Beschwerden ins Krankenhaus eingeliefert werden zu müssen, drastisch abnimmt. Der «Schutzfaktor Alkohol» bleibt in allen neueren Studien übrigens auch dann bestehen, wenn man die möglicherweise vorgeschädigten Extrinker aus den Berechnungen ausschließt und nur die lebenslangen, gesunden Abstinenzler als Vergleich heranzieht. Über welchen Wirkmechanismus man sich diesen verblüffenden Schutzeffekt des Alkohols erklärt, werden wir später noch sehen.

Doch Vorsicht: Daß «viel» meist nicht viel hilft, ist auch für Alkohol belegt. Wer täglich sechs oder mehr Drinks, also mehr als 60 g Alkohol zu sich nimmt, der hatte in diesen Studien im Durchschnitt wiederum ein deutlich erhöhtes Herzrisiko, höher als die Abstinenzler und natürlich höher als die moderaten Genießer. Man nimmt an, daß bei diesen hohen Dosen der Herztod wahrscheinlich durch einen toxischen Effekt des Alkohols auf den Herzmuskel, die sogenannte Kardiomyopathie, begünstigt wird. Maßhalten ist folglich die einzig vernünftige Devise.

Beim gefürchteten Hirn- bzw. Zerebralinfarkt oder «Hirnschlag», wie ihn manche nennen, ist die Situation leider nicht so eindeutig. Im Prinzip ist es auch die mangelnde Blut- bzw. Sauerstoffversorgung, die zu einem Absterben von Gehirnzellen in einem Areal führt. Dadurch werden die bekannten Symptome wie Lähmungen, Einbuße des Sprachvermögens usw. ausgelöst. Seltsamerweise ist bei einigen asiatischen Völkern, wie auch bei Lateinamerikanern und schwarzen Amerikanern, Schlaganfall eine wesentlich häufigere Todesursache als bei Weißen.

Als Auslöser muß man grundsätzlich zwei verschiedene Formen unterscheiden. Zum einen ist es der thrombotische Hirninfarkt. Wie der Name schon sagt, und wie oben schon beschrieben, verstopft ein Blutpfropf die Blutbahn in einem Hirngefäß und unterbricht die Sauerstoffversorgung. Dabei sind einerseits die durch arteriosklerotische Ablagerungen verengten Blutgefäße und die von den Gefäßwänden abgerissenen Blutgerinnsel mitbeteiligt. In der westlichen Welt ist dies mit 70 bis 80 % Prozent aller Hirninfarktfälle die weitaus häufigste Form.

In Asien und vor allem in Japan herrscht dagegen die andere Form vor. Das ist der sogenannte hämorrhagische Hirninfarkt. Das bedeutet, daß Blutgefäße platzen, was dann zu spontanen Blutungen im Inneren des Hirnes führt. Dadurch baut sich ein enormer Druck auf, wobei dieser «Rohrbruch» in der Hälfte aller Fälle leider zum Tod führt.

Diese unterschiedlichen medizinischen Hintergründe des Hirninfarktes verursachen in der Alkoholdiskussion erhebliche Argumentationsprobleme. Während man bezüglich des thrombotischen Hirninfarktes mit Recht auf eine vorbeugende Wirkung des Alkohols hoffen kann, weil er die Gerinnungsbildung hemmt, sieht es unangenehmerweise für die spontanen Blutungen genau umgekehrt aus. Daß die Blutung an einem geplatzten Äderchen nicht zum Stillstand kommt, das ist so ungefähr das Letzte, was man sich wünschen kann. Das wäre die wichtigste Aufgabe eines Thrombus. Doch wenn ein zu hoher Alkoholpegel die Gerinnung des Blutes hemmt, sieht es damit schlecht aus.

Sehr eindeutig ist die Sache wenigstens bei hohem Alkoholkonsum. Wer ständig zuviel trinkt, der hat ein dramatisch erhöhtes Risiko, an einem durch Hirnblutungen ausgelösten Infarkt zu sterben. Für richtige Säufer ist das altbekannt, und die Gründe liegen auf der Hand. Durch übermäßig genossenen Alkohol steigt der Blutdruck kräftig an. Wenn man den Druck in einem Rohr erhöht, kommt es an der schwächsten Stelle leichter zu einem Bruch...

Die Ergebnisse der Studien zum Hirninfarkt sind entsprechend uneinheitlich. Einige, vor allem die älteren, zeigen, daß nur ein sehr niedriger Alkoholkonsum von bis zu einem Drink pro Tag vor Hirninfarkt schützt. Bei zwei oder drei Drinks ist das Risiko im Vergleich zu Abstinenz schon vergleichbar. Bei höherem Konsum erhöht es sich dann eindeutig. Aufgrund der neueren Studien zeichnet sich aber ab, daß lebenslange Abstinenz insgesamt gesehen ein höheres Hirninfarktrisiko in sich birgt, als es Menschen bei niedrigem bis moderatem Alkoholkonsum besitzen.

Wir haben in diesem und dem vorherigen Kapitel verschiedene Studien als Zeugen aufgerufen. Wir haben von dem Einfluß des Alkohols auf verschiedene Krankheiten und Todesursachen gesprochen. Und «der Alkohol» wurde immer so behandelt, so als würden ihn die Menschen grundsätzlich in seiner reinen Form herunterkippen. Doch wird Alkohol bekanntlich selten pur, besser in den geschmacklich erhabenen Varianten der verschiedenen Alkoholika konsumiert. Während die älteren Studien häufig nur den Gesamt-Alkoholkonsum betrachten, haben einige neuere zumindest zwischen Bier-, Spirituosen- und Weinkonsum unterschieden. Somit konnte erkannt werden, daß es offenbar für die Gesundheit nicht gleichgültig ist, wann und wie man seinen Alkohol zu sich nimmt und was man bevorzugt. Es kristallisieren sich eindeutige Unterschiede heraus, wobei alles – soweit sei dies schon verraten – für Wein spricht.

KAPITEL 4

WEIN STATT BIER –
DAS RAT’ ICH DIR

Ein deutsches Sprichwort sagt: «Es gibt mehr alte Weintrinker als alte Ärzte». Womit wahrscheinlich der Nagel auf den Kopf getroffen ist.

«Wenn jeder erwachsene Amerikaner täglich zwei Gläser Wein tränke, würden die Herz-Kreislauf-Erkrankungen, die fast die Hälfte aller Todesfälle in unserer Bevölkerung ausmachen, um 40 % abnehmen, und es könnten damit jährlich 40 Milliarden Dollar Kosten eingespart werden.» Diese Berechnung von Dr. David Witten und Marvin Lipp, zwei Medizinern aus den USA, stammt aus dem Jahre 1994 und wird inzwischen in Fachkreisen der Medizin und in der Gesundheitspolitik Amerikas sehr ernst genommen. Es fehlt eigentlich nur noch, daß der tägliche Weinkonsum von ärztlicher Seite aus angeordnet und vom Staat subventioniert wird.

Was wie ein weinseliger Traum eines leidgeprüften Winzers in unseren Ohren klingt, das kann vielleicht in nicht allzu ferner Zeit Wirklichkeit werden. Und wie jede gute Geschichte, fängt auch diese folgendermaßen an:

Es war einmal ein junger ehrgeiziger Forscher, der lebte im rauhen Wales und arbeitete in der dortigen staatlichen medizinischen Forschungsanstalt. Weil in England, Wales und Schottland besonders viele Männer besonders frühzeitig an Herzinfarkt starben, gab der Staat gerne viel Geld aus, um das Geheimnis dieser traurigen Tatsache zu lüften. Neidisch schaute man auf andere Länder wie Frankreich und Italien, wo Herzinfarkte höchst selten sind. Was allen Forschern in der Epidemiologie so viel Freude bereitet und was auch unseren jungen Dr. Selwyn St. Leger so sehr begeisterte, war das Jonglieren mit statistischen Daten. Er hatte sich die Herzinfarkt-Todesraten aus

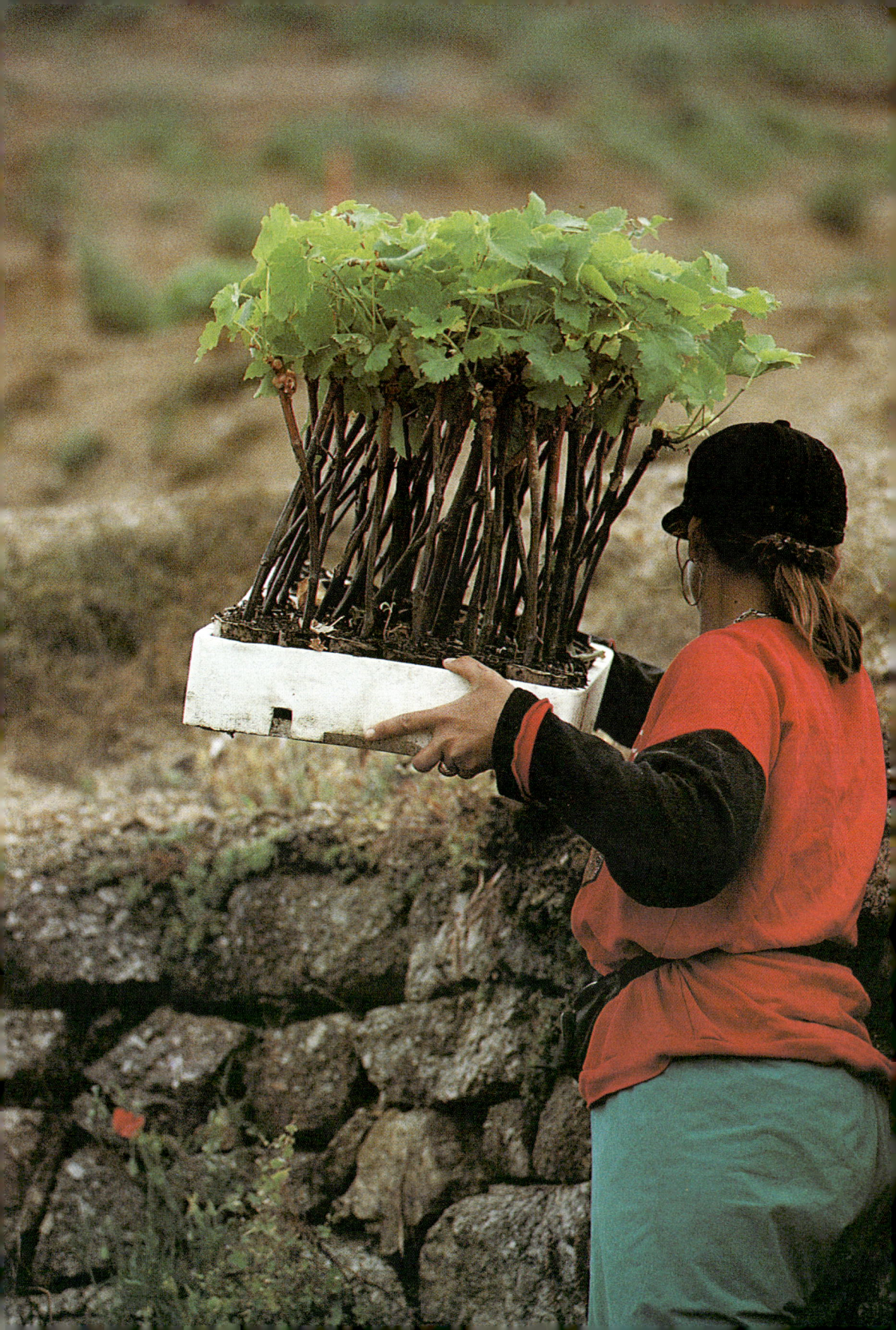

18 verschiedenen westlichen Industrieländern besorgt und dazu noch verschiedene andere, möglichst gesundheitsrelevante Informationen über die einzelnen Länder. Wie hoch das Bruttosozialprodukt je Einwohner ist, war beispielsweise ein wichtiger Aspekt, auch die Frage nach der Dichte von Ärzten und Krankenschwestern in diesen Ländern. Solche Daten sagen einiges über die Effizienz eines Gesundheitssystems aus. Natürlich war wichtig zu wissen, wieviel geraucht wird, wieviel Kalorien zugeführt werden, wieviel Fett man durchschnittlich ißt und wieviel davon als gesättigtes, wieviel als ungesättigtes. Schließlich wollte er noch wissen, wie sich die Länder im Alkoholverbrauch unterscheiden. Alle diese Daten speiste der junge Wissenschaftler mit seinen Kollegen in einen Computer ein und rechnete aus, ob sich damit statistisch enge Beziehungen zu den so unterschiedlichen Herzinfarktraten der Länder nachweisen ließen.

Wie von St. Leger schon erwartet, zeigte ein niedriges Bruttosozialprodukt eine hohe Sterblichkeit an. Auch der Zigarrettenkonsum lieferte eine gewisse Erklärung. Der unterschiedliche Fettverbrauch zeigte auch einen gewissen Einfluß an, aber vor allem der Alkohol erschien als relativ starke Erklärungsmöglichkeit. Die Länder mit dem höchsten Alkoholkonsum hatten im Durchschnitt die niedrigsten Herzinfarktraten. Letzteres war für unseren Forscher zum damaligen Zeitpunkt durchaus keine Überraschung mehr, da bereits Professor Klatsky im Jahre 1974 an einigen hundert Patienten in Kalifornien und Professor Yano 1977 an fast 8000 japanischen Männern mit Wohnsitz in Hawaii einen offenbar präventiven Effekt durch Alkohol festgestellt hatten. Nichts aufregend Neues, insgesamt fand sich wieder einmal keine befriedigende Erklärung für die so unterschiedlichen Herzinfarktraten. Wieder war keine Lösungsmöglichkeit für das besonders stark betroffene England in Sicht.

Mehr oder weniger durch Zufall, wie er später äußerte, kam er mit seinen Kollegen dann noch an die Daten heran, die den Alkoholkonsum der Länder getrennt nach den Kategorien Bier, Wein und Spirituosen auflisteten. Er wiederholte mit diesen Getränken die

Zur jährlichen Arbeit im Weinberg gehört auch die Erneuerung von altem Rebgut.
Die neuen Schößlinge werden hier zum Weinberg getragen.

statistischen Spielchen, und siehe da, es ergab sich ein sensationeller Aspekt: Der Wein schien allein den gesamten protektiven Effekt des Alkohols zu erklären. Ein hoher Weinkonsum war bei weitem der stärkste Erklärungsfaktor für niedrige Herzinfarktraten! Dies blieb auch dann bestehen, wenn man alle anderen Faktoren mit in die Rechnung einbezog. Für Spirituosen blieb nur ein geringfügiger, unbedeutender Schutzeffekt und für Bier ein ebenso unbedeutendes, geringfügig erhöhtes Risiko.

Die Erregung über diese sensationelle Erkenntnis läßt sich leicht nachvollziehen. «Das mit Abstand interessanteste Ergebnis unserer Analyse war die starke, spezifische Beziehung zwischen Herzinfarktsterblichkeit und Alkoholkonsum, insbesondere dem Weinkonsum.» Mit gebührendem Forscherstolz entwickelte damals St. Leger prophetisch seine Hypothese: «Wenn Wein einen protektiven Einfluß auf die Herzinfarktsterblichkeit hat, dann ist dieser nach unseren Ergebnissen wahrscheinlich durch andere Bestandteile eher bedingt als durch Alkohol. Weine sind reich an aromatischen Verbindungen und anderen schwach konzentrierten Bestandteilen, die ihnen ihren besonderen Charakter verleihen. Möglicherweise müssen wir den protektiven Effekt bei ihnen suchen.» Er forderte die Wissenschaft auf, seine Erkenntnisse auf biologische Plausibilität zu untersuchen. Und mit einer für Wissenschaftler ungewöhnlich emotionalen, persönlichen Botschaft schlossen St. Leger und Mitarbeiter ihren Forschungsbericht: «Sollte in Wein jemals ein Bestandteil gefunden werden, der vor Herzinfarkt schützt, dann betrachteten wir es fast als ein Sakrileg, wenn dieser Bestandteil isoliert würde. Diese Arznei wird ja schon in höchst bekömmlicher Form verabreicht (wie jeder Kenner bestätigen wird). Wir bedauern nur, daß wir bis jetzt noch nicht in der Lage sind, unsere Freunde über die jeweiligen Vorzüge von Rot-, Weiß- oder Roséwein zu informieren.»

Auch ich kann bestätigen, wie sehr Wein die Gemüter der oft eher spröden Ärzte und Mediziner offenbar bewegt. Zu ernährungsmedizinisch wichtigen oder auch brisanten Themen erreicht man bei Vortragsveranstaltungen normalerweise eine Teilnehmerquote von 10 bis 15 % der verschickten Einladungen. Bei meinem Thema «Wein und Gesundheit» kommen sie in Scharen. Auf 1000 verschickte Einladungen kommen 999 Personen. Wie schön – erkennt man doch daran, welches die tatsächlich interessanten neuen Themen für die Mediziner sind.

Aber nun zurück zu unserer Geschichte. Wer nun glaubt, der gute Dr. St. Leger, hätte sich mit Verve in die Weinforschung gestürzt, den muß ich enttäuschen. Er wurde entgegen anderslautenden Gerüchten damals übrigens von der englischen Weinlobby nicht «heilig» gesprochen, wie das «St.» in seinem Namen vermuten lassen könnte. Nein, es wurde eher still um ihn. Er hatte die Pionierarbeit geleistet, die Forschungsrichtung vorgegeben, doch es war anderen überlassen, den Karren voranzubringen. Das war, weiß Gott, nicht einfach, denn welche Regierung gab damals schon Geld aus, um etwas Positives über Alkohol zu erfahren.

Machen wir einen Sprung um 15 Jahre nach vorne. Inzwischen hatte der Rummel um Wein das Forschungsestablishment aufgerüttelt. Öffentliche Gelder zur Alkoholforschung flossen langsam. Im Jahr 1994 wiederholte Professor Michael Criqui, ein Epidemiologe aus der Universität von San Diego in Kalifornien, St. Legers Berechnungen, allerdings mit neueren und genaueren Daten, mit einer erweiterten Zahl von Ländern und mit einer aufwendigeren und aussagekräftigeren Berechnungsmethode. Das Ergebnis wurde in der hoch angesehenen medizinischen Fachzeitschrift «Lancet» veröffentlicht, und der gute St. Leger wurde voll bestätigt: Ein hoher bzw. ein niedriger Weinkonsum sind auch heute die Faktoren aus dem Bereich Lebensstil und Ernährung, die am besten die hohen bzw. niedrigen Herzinfarktraten auf der Welt erklären können! Zu einem ähnlichen Ergebnis führte noch im gleichen Jahr eine Statistik aus einem Forschungsinstitut in Schottland. Auch Professor James und seine Mitarbeiter waren der Ansicht, daß in einem internationalen Vergleich von 24 Industrieländern der Weinkonsum und die Zufuhr von Vitamin E die unterschiedlichen Herzinfarktraten wesentlich besser erklären können als der oft dafür verantwortlich gemachte Konsum von Fett, speziell von tierischem Fett.

Wie wir in Kapitel 3 erörtert haben, sind solche Ländervergleiche zwar interessant, aber keinesfalls zwingend. Sie sind generell nur von beschränkter Aussagekraft, weil nicht genügend Variablen des Lebensstils in die Statistik einbezogen werden können. Sie lassen zu viele Fragen offen, als daß sie als schlüssiger Beweis dienen könnten. Um sich an den Kern der Geschichte heranarbeiten zu können, müssen wir noch Studien, die innerhalb eines Landes an einer Bevölkerungsgruppe durchgeführt wurden, näher betrachten. Erst damit lassen sich die unterschiedlichen genetischen, klimatischen und kulturellen Einflüsse weitgehend ausschließen.

Die ersten Schritte in dieser Richtung wurden in den USA unternommen. Lynn Rosenberg, eine Wissenschaftlerin von der Bostoner Harvard-Universität, hatte im Jahr 1981 eine damals noch unerhörte Vorahnung. Sie wollte überprüfen, ob die «Pille» für Frauen möglicherweise mehr Herzinfarkte bewirkt, also gesundheitsgefährdend ist. Sie untersuchte zu diesem Zweck 513 Frauen im Alter von 30 bis 49 Jahren, die wegen eines Herzinfarktes in die Klinik eingeliefert wurden. Diese Patientinnen verglich sie mit einer Gruppe von 918 hinsichtlich ihres Alters entsprechenden Frauen, die wegen anderer Beschwerden in der Klinik lagen. Unter anderem wurden die Verhütungsmethode, die Rauch-, Ernährungs- und Trinkgewohnheiten abgefragt. Schließlich stellte sich, eher nebenbei, in dieser Studie heraus, daß die völlig alkoholabstinenten Damen ein höheres Herzinfarktrisiko hatten als die dem Alkohol gelegentlich nicht abgeneigten. Bei amerikanischen Frauen waren die Spirituosen am gefragtesten, gefolgt von Wein und Bier. Aber die Weinliebhaberinnen hatten die Vorteile auf ihrer Seite. Wer Wein trank, hatte ein um 50 % niedrigeres Herzinfarktrisiko als diejenigen, die niemals Alkohol anrührten. Beim Bier gab es noch einen 20prozentigen Vorteil, und beim Schnaps waren es nur noch magere 10 %.

Es reihte sich in den achtziger Jahren Studie an Studie. Professor Klatsky fand im Jahr 1984 an 129 000 Kaliforniern, daß Weintrinker ein niedrigeres Herzinfarktrisiko haben als diejenigen, die Bier und Spirituosen vorziehen. Diese Studie ist insofern besonders bemerkenswert, als auch zwischen Weiß- und Rotwein unterschieden wurde. Die Weißweinliebhaber schnitten dabei etwas besser ab. Fünf Jahre später berichtete er, daß im selben Kollektiv die moderaten Weintrinker 11 % weniger häufig wegen Herzinfarkt in die Klinik mußten als die Bier- und Schnapstrinker. Im Jahre 1990 schließlich bot er nochmals eine aktualisierte Berechnung an. Inzwischen hatten die Weintrinker gegenüber den Abstinenzlern ein um 50 % reduziertes Herz- und ein um 20 % niedrigeres Gesamtsterberisiko. Die Biertrinker hatten auch noch ein solches um 30 bzw. 10 %. Bei Schnapstrinkern war das Herzinfarktrisiko sogar um 40 % Prozent gesenkt, jedoch fand sich in der Gesamtsterblichkeit gegenüber strikter Abstinenz kein Unterschied. Das läßt darauf schließen, daß der Spirituosenkonsum zu einem Anstieg bei den anderen Todesursachen geführt haben mußte, was durchaus eine schlechte Nachricht war.

Der bisherige Höhepunkt in der Forschung zum Thema «Wein und Gesundheit» kam ausgerechnet aus Dänemark, einem Land, wo man das Weintrinken erst mit dem Beitritt in die Europäische Union (EU) gelernt hat. Dr. Morten Grønbæk, ein Präventivmediziner aus Kopenhagen, hatte im Auftrag des dänischen Gesundheitsministeriums über einen Zeitraum von zwölf Jahren eine Beobachtungsstudie an 13 000 Frauen und Männern im Alter von 30 bis 79 Jahren durchgeführt.

Als die «Copenhagen City Heart Study» im Frühjahr 1995 veröffentlicht wurde, löste sie eine Schockwelle im Gesundheitswesen aus. «Wer nie Wein trank, hatte ein doppelt erhöhtes Risiko zu sterben gegenüber denjenigen, die täglich Wein konsumierten», führte Dr. Grønbæk aus. Tatsächlich fand sich bei einer Tagesdosis von 0,4 bis 0,6 l Wein im Vergleich zu Weinabstinenz eine um fast 60 % erniedrigte Herzinfarkt- und eine um 50 % erniedrigte Gesamtsterblichkeit! Aber es kam noch besser: «Was uns aber am meisten überraschte, war, daß sogar bei Mengen bis zu fünf Gläschen Wein (Anmerkung des Verfassers: bis zu 0,6 l) am Tag eine insgesamt niedrigere Sterblichkeit, das heißt bei allen Todesursachen, zu finden war.» Tatsächlich war damit zum erstenmal für ein alkoholisches Getränk ein präventiver Effekt nicht nur im Herz-Kreislauf-Bereich, sondern auch bei den sogenannten «alkoholabhängigen Todesursachen» demonstriert worden – fürwahr eine riesige Sensation.

Der tägliche Konsum von drei bis fünf Gläsern Bier (auf einen entsprechenden Alkoholgehalt umgerechnete Menge, das heißt 0,75 bis 1,25 l) hatte auf die Gesamtsterblichkeit keinen Effekt, weder positiv noch negativ. Hingegen zeigte sich bei drei bis fünf Gläschen vom in Dänemark so geliebten «Klaren» (wiederum auf die gleiche Alkoholmenge berechnet), daß die Sterberate anstieg.

Ich hatte Gelegenheit, Morton Grønbæck bei der Expertentagung des OIV (Office Internationale de la Vigne et du Vin, Internationales Weinamt) am 21. März 1996 in Paris zu sprechen. Er ging dort auch auf einige wichtige Kritikpunkte zu seiner Studie ein. Er präsentierte Analysen, die eindeutig ergeben, daß es keinen signifikanten Unterschied bezüglich der körperlichen Aktivität zwischen Weintrinkern und den anderen Gruppen gab. Er zeigte auch, daß weder höheres Einkommen noch höhere Bildung bei den Weinliebhabern als Ursache den besonders protektiven Effekt des Weins erklären können. Ebenso konnte er demonstrieren, daß selbst bei den Studienteilnehmern mit überwiegendem Bier- bzw. Spirituosenkonsum eine entsprechende Zufuhr von Wein eine dosisabhängige, protektive Wirkung entfaltete.

Außerdem konnte er überzeugend darstellen, daß moderater Alkoholkonsum in seiner Studie am ehesten mit Wein assoziiert war. Hingegen stand eine besonders hohe Alkoholzufuhr mit Spirituosen in Beziehung. Das ist von großer Bedeutung, denn bei täglichen Alkoholmengen, die über fünf Drinks hinausgingen, kam es zu einem Anstieg der Gesamtsterblichkeit, unabhängig von der Art des alkoholischen Getränks.

Auf die Frage der amerikanischen TV-Journalistin Morely Safer, die die Kopenhagen-Studie in den Mittelpunkt ihrer Sendung über Alkohol in «60 Minutes» am 5. November 1995 stellte, ob er jetzt glaube, daß es einen günstigen Einfluß von Wein auf die Herz-

Die Kopenhagen-Studie – ein Meilenstein der Erforschung von «Wein und Gesundheit»

In der «Copenhagen City Heart Study» wurde der Alkoholkonsum von 7234 Frauen und 6051 Männern mit ihrer Sterblichkeit während zwölf Jahren Beobachtungszeit in Beziehung gesetzt. Die Probanden waren bei Studienbeginn (1976 bis 1978) 30 bis 79 Jahre alt. Der Einfluß des Alkohols wurde getrennt nach Wein-, Bier- und Spirituosenkonsum berechnet. Als Mengeneinheit des Konsums wurde der sogenannte «drink» gewählt. Dies definiert hier die Menge

der verschiedenen Getränke, die jeweils eine Alkoholmenge von 12 g enthält.
Für die Berechnung der dosisabhängigen Wirkung einer Alkoholsorte im Vergleich
zum Konsumverzicht wurden folgende Mengenabstufungen gewählt: nie bis einmal
pro Monat, einmal pro Woche, täglich 1 bis 2 Drinks, 3 bis 5 Drinks pro Tag.
Probanden mit mehr als 5 Drinks pro Tag von einer oder mehreren
Alkoholsorten wurden aus den Auswertungen ausgeschlossen.
Erstmalig wurden in dieser Studie Probanden untersucht, die sich überwiegend
nicht auf eine Sorte Alkohol beschränkten, sondern von zweierlei oder sogar von
allen drei genannten Alkoholikasorten konsumierten: Insgesamt 1116 Probanden
tranken nie Bier, aber Wein und Spirituosen. 1245 Probanden tranken nie Wein,
jedoch Bier und Spirituosen, und 860 Probanden tranken Bier und Wein, hingegen
nie Spirituosen. Immerhin 77 Teilnehmer tranken regelmäßig alle drei Sorten von
Alkoholika. Dadurch wird diese Studie, im Gegensatz zu den meisten anderen
Untersuchungen, hinsichtlich eines Getränkevergleiches besonders aussagefähig.
Nur 2120 Frauen und 625 Männer tranken gar nie Alkohol.
Die Sterblichkeit wurde in drei Kategorien dargestellt: Gesamtsterblichkeit, Tod
durch Herz-Kreislauf-Erkrankungen sowie Tod durch alle andere Ursachen.
Während des Beobachtungszeitraumes verstarben 831 Frauen und 1398 Männer.
Davon wurden 275 aus der Statistik ausgeschlossen, da sie der Gruppe
angehörten, in der mehr als 5 Drinks pro Tag konsumiert wurden.
Die Gesamtsterblichkeit (ausgedrückt als Relatives Risiko = RR) lag bei den
Teilnehmern, die täglich 3 bis 5 Drinks in Form von Wein (0,4 bis 0,6 l Wein)
konsumierten, um 49 % niedriger gegenüber jenen, die nie Wein tranken. Ein
entsprechender Bierkonsum zeigte kein reduziertes Risiko an. Hingegen erhöhten
3 bis 5 Drinks in Form von Spirituosen am Tag das Sterblichkeitsrisiko um 34 %
gegenüber denjenigen, die nie Spirituosen tranken.
Die Herz-Kreislauf-Sterblichkeit war bei 3 bis 5 Drinks in Form von Wein um
56 % reduziert. Bei entsprechendem Bierkonsum war sie immerhin noch um
28 % erniedrigt, bei Spirituosen dagegen um 35 % erhöht. Der Konsum von 4 bis
6 Gläschen Wein am Tag war aber auch – und das ist das sensationelle Ergebnis –
mit einer tieferen Sterblichkeit in der Kategorie «übrige Todesursachen», das heißt
auch bei den sogenannten «alkoholabhängigen Todesursachen» wie Krebs,
Zirrhose, Unfall usw. assoziiert. Hingegen war bei Bier- und Spirituosentrinkern
eine erhöhte Sterblichkeit in diesen Bereichen zu sehen.
Alle diese Ergebnisse blieben auch dann bestehen, wenn die unterschiedlichen
Rauchgewohnheiten sowie Alter, Geschlecht, Bildung, Einkommen und
Körpermassenindex einberechnet wurden. Die Autoren schließen aus ihren
Ergebnissen, daß nur moderater Weinkonsum mit einer niedrigeren Sterblichkeit
bei Herz-Kreislauf-Erkrankungen und gleichzeitig auch bei allen übrigen
Todesursachen einhergeht und daß dieser Effekt nicht auf die Lebensumstände
zurückgeht, sondern direkt und ursächlich über das Getränk und seine Wirkstoffe
erklärt werden kann. (Quellen: Grønbæk et al. 1995, Grønbæk 1996)

infarktrate gibt, antwortete Dr. Grønbæk kurz und bündig: «Ja, da bin ich mir sicher.» Und er fügte noch hinzu: «Die Studie deutet ganz offensichtlich darauf hin, daß es im Wein auch noch Stoffe bzw. Faktoren gibt, was immer sie auch sein mögen, die sich ebenfalls vorteilhaft gegen Krebs auswirken.»

Wein als Medizin gegen Herzinfarkt und gegen Krebs – zu schön, um wahr zu sein?

Aus wissenschaftlich-methodischen Gründen ist es auch bei den Längsschnitt-Beobachtungsstudien, wie etwa bei der Kopenhagen–Studie, nicht möglich, von «endgültigem Beweis» für die Gesundheitswirkung von Wein zu sprechen. Entsprechend muß man dann prüfen, wie plausibel die erzielten Ergebnisse sind. Für eine hohe «Echtheit» der Ergebnisse sprechen in diesem Fall mehrere Faktoren: Erstens entspricht die Studie in ihrem wissenschaftlich methodischen Vorgehen den heute üblichen Kriterien. Allein schon aufgrund der großen Probandenzahl und der langen Beobachtungszeit sowie der Tatsache, daß alle drei Alkoholika in etwa vergleichbarer Menge konsumiert wurden, ist sie von großem Gewicht. Zweitens sind schon sehr viele Studien in unterschiedlichen Bevölkerungsgruppen zu einem ähnlichen Ergebnis gekommen. Drittens spricht die Dosisabhängigkeit der Wirkung – je mehr Wein, desto besser der Effekt – für einen ursächlichen Zusammenhang. Allerdings war übermäßiger Alkoholkonsum, das heißt mehr als 0,6 Liter Wein pro Tag, von der Analyse ausgeschlossen. Schließlich zeigen Ergebnisse aus der Grundlagenforschung bzw. zahlreiche Tierexperimente, daß die Ergebnisse biologisch plausibel sind: Im Wein sind neben Alkohol noch viele weitere Substanzen wirksam, die in manche physiologischen Reaktionen im Körper eingreifen und von denen eine präventive Wirkung angenommen wird. Das werden wir im nächsten Kapitel vertiefen.

Professor Serge Renaud aus Lyon präsentierte am 21. März 1996 beim OIV in Paris noch unveröffentlichte Daten aus der sogenannten «Nancy-Studie», die an 36 000 französischen Männern den Zusammenhang zwischen Alkoholkonsum und Sterblichkeit untersucht. Die durchschnittliche Gesamt-Alkoholmenge liegt bei erwachsenen Männern in Frankreich bei rund 60 g pro Tag, wobei dieser zu etwa 70 % als Wein konsumiert wird. Das ist erst die zweite Studie, die den

Wein, Bier oder Spirituosen gegen Herzinfarkt?

Eine Reihe von Studien ist durchgeführt worden, um die protektiven Effekte für Wein, Bier und Spirituosen direkt zu vergleichen. Davon waren zwölf sogenannte ökologische Korrelationsstudien, bei denen man den mittleren Verbrauch der verschiedenen Alkoholika in verschiedenen Ländern mit den jeweiligen Raten an Koronaren Herz-Kreislauf-Krankheit in Beziehung setzt. Von den zwölf angeführten Studien zeigen zwei keine signifikanten Zusammenhänge, neun fanden für Wein und eine für Bier eine signifikante inverse, das heißt «schützende» Beziehung.

Von den drei bisher vorliegenden retrospektiven Fall-Kontroll-Studien fanden zwei eine protektive Beziehung für Wein wie auch für Bier. Allerdings war in der einen Untersuchung Weinkonsum mit niedrigerem Risiko als Bierkonsum ausgewiesen, in der anderen aber kein Unterschied zu Bier erkennbar. Die dritte zeigte für alle Alkoholika ein dosisabhängig erhöhtes Risiko an – ein Gegensatz zu fast allen anderen Studien.

Von den zehn sehr viel aussagefähigeren prospektiven Studien haben drei keine Zusammenhänge zwischen Alkohol und Herzinfarkt erbracht. Von den verbleibenden sieben Studien war in dreien der Weinkonsum so gering (weniger als 1 bis 2 Gläser im Monat!), daß er vernachlässigbar war und deshalb kein Vergleich mit dem Effekt eines Bier- und Spirituosenkonsums möglich ist. Von den verbleibenden vier Studien fand sich bei dreien eine signifikante Senkung des Herzinfarktrisikos durch Wein. Davon zeigten zwei auch für Bier eine Senkung des Risikos, allerdings deutlich weniger ausgeprägt als für Wein. Bei der vierten Studie fand man einen alleinigen präventiven Effekt für Spirituosen: Bei einer Dosis von jeweils zwei Drinks pro Tag («Drinks» verstanden als die Menge der verschiedenen Getränke, die jeweils eine vergleichbare Alkoholmenge enthält), stand der Konsum von Spirituosen, nicht aber von Wein oder Bier mit reduziertem Herzinfarktrisiko in Beziehung. Allerdings muß das methodische Vorgehen kritisiert werden: In dieser Studie sind zwei Drinks in Form von Wein mit 21,6 g Alkohol definiert, zwei Drinks in Form von Bier mit 26,4 g Alkohol und zwei Drinks in Form von Spirituosen mit 30,4 g Alkohol. Die Vergleichsebene bezüglich der Alkoholzufuhr bei zwei Drinks am Tag ist demnach gar nicht gegeben, denn hier wird der Effekt des Konsums von zwei Gläschen Spirituosen mit einer um rund 30 % niedrigeren Alkoholzufuhr durch Wein verglichen!

Nur in der Kopenhagen-Studie wurden alle drei Alkoholika, hinsichtlich der Alkoholdosis, in vergleichbaren Mengen konsumiert. Hierin liegt ihre große Bedeutung, und bei ihr trat ein dramatischer Vorteil für Wein zutage. Die anderen Studien sind in den USA, in Skandinavien und Jugoslawien durchgeführt worden, wo man überwiegend Bier und Spirituosen konsumiert. Damit sind die meisten Ergebnisse nur sehr beschränkt auf Verhältnisse bei überwiegendem Weinkonsum, wie es für die Menschen in Frankreich, Italien und Spanien typisch ist, übertragbar.

In der bisher einzigen Studie zu überwiegendem Weinkonsum, die in Italien durchgeführt wurde, fand man eine Senkung des Herzinfarktrisikos um 33 % bei einer Trinkmenge von 0,7 bis 0,8 l Wein am Tag, allerdings nicht statistisch signifikant.

Daß alle alkoholischen Getränke eine Herzschutzwirkung entfalten, kann heute als gesichert angesehen werden. Die Meinung mancher Forscher, daß es keine Unterschiede in der präventiven Wirkung der alkoholischen Getränke gäbe und daß ein präventiver Effekt allein auf Alkohol und nicht auf andere Inhaltsstoffe (zum Beispiel Polyphenole) zurückzuführen sei, ist wissenschaftlich nicht haltbar. (Quelle: Rimm et al. 1996)

Effekt eines überwiegenden Weinkonsums untersucht. In der Tat ergeben sich aus der Nancy-Studie interessante, vorteilhafte Effekte für Wein: Bei einer Zufuhr von 30 bis 50 g Alkohol pro Tag ist die Herz-Kreislauf-Mortalität um fünfzig Prozent gegenüber Abstinenz reduziert. Selbst bei einer Menge von mehr als 129 g Alkohol am Tag liegt das Herz-Kreislauf-Risiko noch um 20 % gegenüber Abstinenz erniedrigt. Bezüglich der Gesamtsterblichkeit wird erst bei einer Dosis von 80 bis 122 g Alkohol pro Tag wieder das gleiche Risiko erreicht, das Abstinenzler tragen!

Aus diesen Ergebnissen schließt Professor Renaud mit Recht, daß Empfehlungen bezüglich einer sinnvollen, protektiven Alkoholdosis nicht unabhängig von der Getränkeart abgegeben werden können. Für ihn ist damit auch endgültig gesichert, daß Weinkonsum mehr protektive Faktoren und weniger Risiken mit sich bringt als der Konsum von Bier und Spirituosen. Er erklärt die gesundheitlichen Vorteile des Weins mit seinen zahlreichen Inhaltsstoffen, die die negativen Wirkungen des Alkohols, wie sie zum Beispiel in Bier und Spirituosen schon ab 20 bis 30 g pro Tag gefunden werden, kompensieren können.

Ich denke auch, wenn die Nancy-Studie erst einmal veröffentlicht ist, wird man anschließend kaum mehr nur pauschal von Alkohol sprechen können, wenn es um gesundheitliche Effekte geht; man wird klar differenzieren müssen.

Bevor wir unser Thema «Wein und Gesundheit» auf andere Bereiche ausweiten, muß ich noch von einem Tierversuch berichten. Tierexperimente sind zwar aus ethischen Gründen umstritten, in der Forschung sind sie jedoch kaum ersetzbar. Mit ihnen versucht man, den Zusammenhängen sehr viel näher auf die Spur zu kommen, als man es aus begreiflichen Gründen beim Menschen kann:

Am Wistar-Institut in Philadelphia, von wo die berühmten weißen Wistar-Laborratten stammen, fütterten Anfang der achtziger Jahre Professor David Kritchevsky und sein Kollege David Klurfeld 48 Kaninchen zu Forschungszwecken mit einer typischen fett- und cholesterinreichen amerikanischen Nahrung. Dazu servierte man den allesamt männlichen Tierchen entweder Wasser oder reinen Alkohol, Rotwein, Weißwein, Bier oder Whisky. Dabei konnte man nicht etwa persönliche Vorlieben der Kaninchen berücksichtigen, nein, diese bekamen, nach Zufallskriterien bestimmt, drei Monate lang eine der Alkoholsorten rücksichtslos zugeteilt.

Über die Befindlichkeit der Versuchskaninchen kann ich leider keine Auskunft geben. Nachdem Ham and Eggs, Big Mac und Kentucky Fried Chicken nicht unbedingt der Kost entsprechen, an die Kaninchen sich in ihrer Entwicklungsgeschichte gewöhnt haben, entwickeln sie auf solch eine «Diät» relativ schnell fett- und cholesterinreiche Ablagerungen in den Herzgefäßen – die sogenannte Fütterungssklerose. Auf alle Fälle wurden sie nach einem Vierteljahr zum Wohle der Menschheit ins Jenseits befördert, und ihre Herzen wurden einer genauen Autopsie unterzogen.

Das Ergebnis war selbst für David Kritchevsky überraschend. Alle Kaninchen waren üppig genährt, hatten aber keinesfalls die gleich starken Herzgefäßverengungen. Es gab eindeutige Unterschiede. Am schlimmsten traf es die, die nur Wasser bekommen hatten! Die Biertrinker waren auch nicht viel besser dran. Unter Whiskygenuß war die Quote der Gefäßverengungen immerhin um 17 % niedriger, bei reinem Äthanol um 25 %, bei Weißwein aber schon bei 33 %. Schließlich glänzten die mit Rotwein getränkten mit einer um 60 % erniedrigten Arteriosklerosequote!

Nicht daß Diät- und Alkoholexperimente mit Kaninchen als schlagender Beweis für die Herzgesundheit von Menschen gelten sollen, aber sie sind ein entscheidendes Teilchen in dem großen Puzzle, das mühsam zusammengesetzt werden muß, um wissenschaftlich eindeutig die Wirkung einer Substanz und ihre Ursachen zu ergründen.

Am Ende dieses Kapitels möchte ich noch auf einige Gesundheits-aspekte aufmerksam machen, die in neuer Zeit erforscht wurden und bei denen der Wein mit deutlichen Vorteilen gegenüber anderen Al-koholika abschneidet. So wirkt er zum Beispiel besser desinfizierend und gegen Durchfallerkrankungen vorbeugend als andere Alkoholika (siehe Kapitel 8). Mit Wein bliebt man auch schlanker (siehe Kapi-tel 9), und er muß in seiner prophylaktischen Wirkung gegen Nieren-steine als besonders effizient eingeschätzt werden (siehe unten).

Viele wissenschaftliche Erkenntnisse der letzten Jahre weisen dar-auf hin, daß Wein gesundheitliche Vorteile mit sich bringt. Für einen moderaten Bierkonsum finden sich nicht so viele Gesundheitsvor-

Wein schützt vor Nierensteinen

Patienten mit Nierensteinen wird üblicherweise zur Prophylaxe empfohlen, viel zu trinken, um damit das Risiko für weitere Steinbildung zu reduzieren. In einer prospektiven Studie an über 45 000 Männern im Alter von 40 bis 75 Jahren, der sogenannten «Health Professionals Study», die an der Harvard-Universität in Boston durchgeführt wird, sind in sechs Beobachtungsjahren 753 Fälle von Nierensteinen aufgetreten. In einer speziellen Analyse wurde der Einfluß von 21 verschiedenen Getränken auf die Nierensteinbildung untersucht. Alle bekannten und relevante Einflußfaktoren für Nierensteine wie Alter, Zufuhr von Kalzium, Kalium und tierischem Protein, Thiazid-Medikation, geografische Herkunft und Beruf wurden in die Berechnung einbezogen.

Mit Abstand am besten bewährte sich Wein für die Nierensteinprophylaxe. Pro jeweils 240 ml Konsum sinkt bei Wein das Risiko um 39 %, gefolgt von Bier mit 21 %, von Tee mit 14 % und von koffeinfreiem wie auch normalem Kaffee mit jeweils 10 % Risikosenkung. Dagegen ist bei Milch, Wasser, Orangensaft sowie allen Cola- und Limonaden-Getränken kein Einfluß nachweisbar. Als signifikantes Risiko erwiesen sich dagegen Apfelsaft mit einer Steigerung um 35 % pro 240 ml Zufuhr und Grapefruitsaft mit einer Steigerung der Nierensteinrate um 37 %. Die Autoren schließen aus ihren Ergebnissen, daß Alkoholika – über eine hemmende Wirkung des Alkohols auf das antidiuretische Hormon – eine gesteigerte Harnbildung und damit eine reduzierte Harnsäurekonzentration bewirken und daß verschiedenartige Getränke unterschiedlich ausgeprägte protektive Effekte ausüben. Die Frage, warum Wein doppelt so gut abschneidet wie Bier, konnte in dieser Studie nicht geklärt werden.
(Quelle: Curhan et al. 1996)

teile, und am ehesten können offenbar Spirituosen gewisse Gesundheitsrisiken mit sich bringen. Nun soll das vorliegende Buch um Gottes Willen keine Diskreditierung des in Deutschland so beliebten Biers darstellen. Die Europäische Union hat ja zum Glück den Deutschen auch einen Ausnahmezustand zugestanden. Das Reinheitsgebot ist gerettet. Selbst der Autor dieses Weinbuches weiß sehr wohl ein gepflegtes, feinherbes Pils unter Freunden zu schätzen. Was könnte es Schöneres geben als eine kühle blonde Maß, wenn ich in meinem angestammten Biergarten die schwülen Münchner Sommernächte genieße. Auch ein erfrischendes Hefeweizen ist natürlich zu den Anstrengungen als Zuschauer bei einer Wimbledon-Übertragung mit Boris Becker nicht zu verachten. Selbst ein «kurzer Klarer» zur rechten Zeit ist etwas Wohltuendes und soll auch niemandem vergällt werden.

Doch geht es in diesem Buch primär um die Aufarbeitung der neueren wissenschaftlichen Fakten, nicht um landsmannschaftliche Traditionen und geheiligte Vorurteile. Und so ergibt es sich, daß das Drehbuch um den «gesunden Alkohol» zwar mehrere Hauptdarsteller hat, das eigentliche «Happy-End» aber dem Wein vorbehalten scheint.

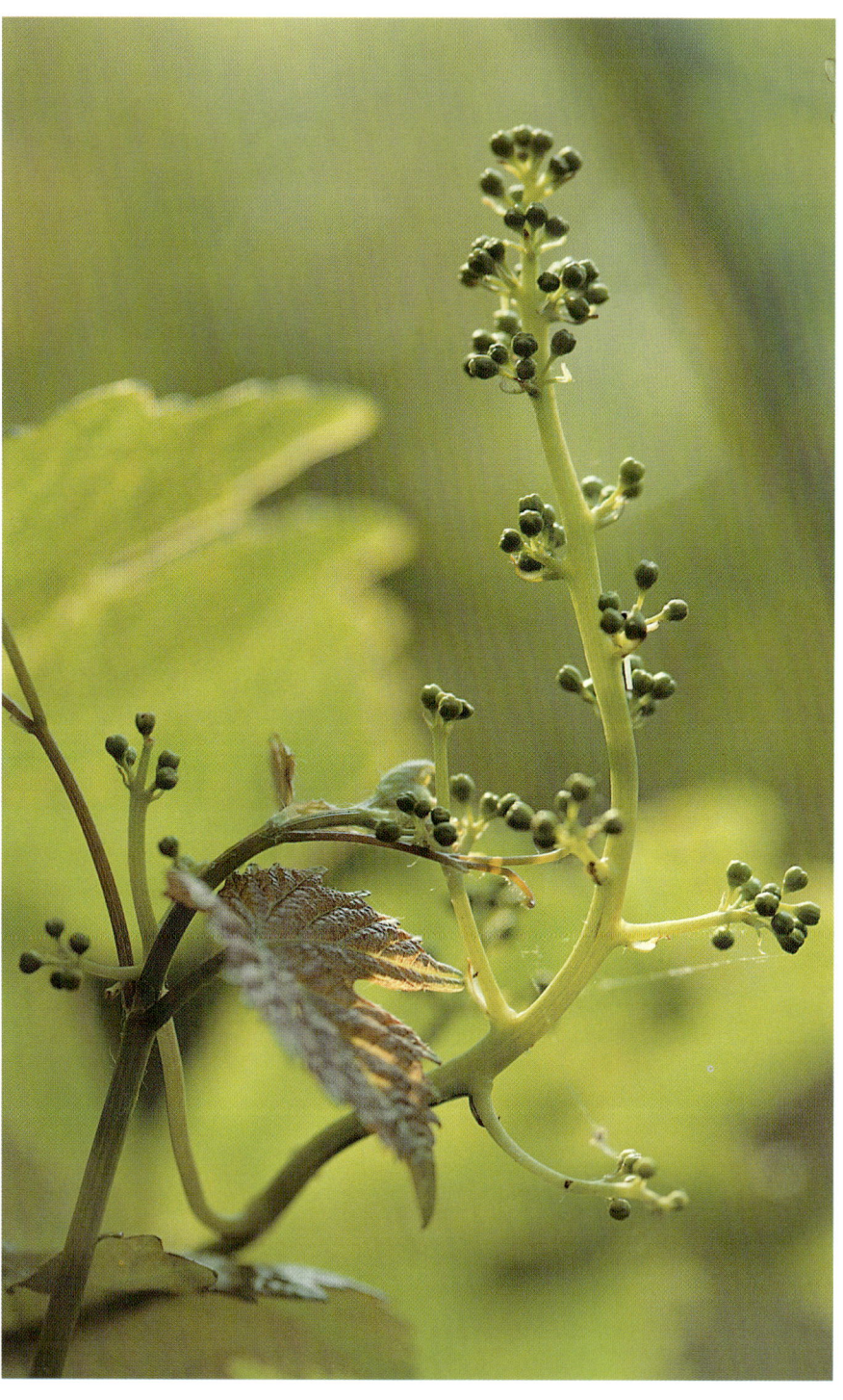

KAPITEL 5

WELCHE WUNDERWAFFEN
IM WEIN WIRKEN

Es wird Zeit, daß wir uns den «Tropfen», der für so viel Furore sorgt, etwas näher betrachten. Wir sollten jedoch zuvor geklärt haben, sofern das noch nicht bekannt ist, daß es nicht «den Wein» gibt. Viele, unzählig viele Weine lassen sich aufzählen, die sich alle in mannigfaltigen äußeren und inneren Werten unterscheiden. Ein jeder hat seine spezifische Farbe, sein persönliches Aroma, seinen eigenen Geschmack – seinen für einen Kenner unverwechselbaren Charakter. Es ist schon erstaunlich, daß sich Wein, der von den gleichen Trauben, auf dem gleichen Weinberg, von den gleichen Winzern, mit der gleichen Methode gewonnen wird, Jahr für Jahr anders präsentiert. Er glänzt in einem immer anderen Farbton, entfaltet ein anderes Bukett und verführt unsere Geschmacksknospen mit anderen Noten. Wieviel ungebändigte Natur und wieviel reichhaltiges Leben in diesem kostbaren Getränk nur steckt! Welch unerschöpfliche Variationsbreite ergibt sich erst, wenn man Weine vergleicht aus verschiedenen Gegenden, auf unterschiedlichen Böden und bei anderen klimatischen Bedingungen gewachsen! Zu alledem kommen noch die Sortenvielfalt, die unterschiedlichen Herstellungsweisen und die speziellen Veränderungen, die sich durch die jeweiligen Lagerbedingungen im Wein niederschlagen. Einen guten Tropfen zu produzieren ist nicht nur eine eigene Wissenschaft, für mich ist es wahre Kunst.

Keine Angst, sehr verehrter Leser, dieses Buch hat nicht den Anspruch, die Prozesse der Weinherstellung akkurat darzustellen, es möchte Sie auch nicht zu einem «Weinkenner» machen. Hier geht

Die für den Weinbau bedeutsame Rebe ist die eurasische Pflanzenart Vitis vinifera, die «Weinmachende».

Die Inhaltsstoffe des Weins

Mengenmäßig besteht Wein zu 80 bis 85 % aus bestem biologisch aufbereitetem Wasser sowie aus verschiedenen Inhaltsstoffen. Diese sind abhängig von den Traubensorten, vom Reifegrad der Trauben, vom Jahrgang, von der Bodenart, von der Düngung, von den Klimafaktoren und von der Art der Weinbereitung:

Stoffe	g/l
Wasser	800
Äthanol	50 bis 130
mehrwertige Alkohole (z. B. Glycerin)	6 bis 24
Säuren	4 bis 10
Mineralstoffe und Spurenelemente	1,8 bis 2,5
Kohlenhydrate (Zucker)	1 bis 250
Aromastoffe	0,8 bis 1,2
Vitamine (wasserlösliche)	0,4 bis 0,7
Stickstoffverbindungen	0,3 bis 1,0
Methanol und höhere Alkohole	0,2 bis 0,8
Kolloide	0,15 bis 1,0
Aldehyde	0,01 bis 0,1

(Quelle: Steurer 1995)

es ganz schlicht um «Gesundheit», und so werde ich nur die medizinisch wichtigsten der über 1000 Bestandteile des Weines ansprechen. Über die sollten Sie aber Bescheid wissen, wenn Sie dem Geheimnis um den gesunden Wein auf der Spur bleiben wollen.

Wein besteht mengenmäßig überwiegend aus Wasser, gefolgt von verschiedenen Alkoholen, Zuckern, Säuren, Gerbstoffen, Eiweißverbindungen, Vitaminen, Mineralstoffen und Spurenelementen. Zweifelsohne ist das Wasser im Wein wichtig, sonst wäre er kein Getränk. Wasser ist auch lebensnotwendig, aber kein Mensch trinkt Wein wegen des Wassers. Für unseren Zweck dürfen wir es vernachlässigen. Kommen wir lieber zügig auf den Alkohol zu sprechen.

Der abgepreßte Saft kommt mit Hilfe der natürlichen Hefen, die sich auf den Schalen befinden, zur Gärung. Diese Mikroorganismen lieben den Zucker im Saft – sie leben von ihm. Aus ihm gewinnen sie ihre Energie. Als «Abfallprodukt» des Hefestoffwechsels fallen Alkohol und Kohlensäure in der Flüssigkeit an. Bekanntlich schmecken Weintrauben je nach Sorte und Herkunft unterschiedlich süß. Sie weisen unterschiedliche Zuckergehalte auf. Somit können auch entsprechend unterschiedliche Alkoholmengen im Most entstehen. Der Alkoholgehalt kann manchmal nur läppische 50 g erreichen, oder er kann bis auf schwere 180 g/l ansteigen. Logischerweise stoppt der Gärungsprozeß entweder dann, wenn kein Zucker mehr in der gärenden Flüssigkeit vorhanden ist, da er aufgebraucht wurde, oder dann, wenn der Alkoholgehalt so hoch ansteigt, daß die Hefen von ihrem eigenen Alkohol gekillt werden. Dieser «Selbstmord» tritt normalerweise bei rund 15 Vol.-% Alkohol ein.

Zusätzlich kommt im Wein noch der sogenannte «Methylalkohol» vor – allerdings im Milligrammbereich. Außerdem findet man Spuren von sogenannten höheren Alkoholen, die auch unter dem Begriff «Fuselöle» laufen. Wir werden diese Alkohole hier schlichtweg ignorieren, doch denken Sie nicht, daß diese Substanzen für Sie persönlich unerheblich seien, weil Sie sich nur für Qualitätswein interessieren und nicht für «Fusel». Wir kommen in Kapitel 10 darauf zurück.

Aus gesundheitlich positiver Sicht interessiert uns von nun an nur noch der «richtige» Alkohol, der auch mit «Äthylalkohol» oder «Ethanol» bezeichnet wird. Seine chemische Formel lautet C_2H_5OH – was insofern vielleicht wissenswert ist, als mit «Cehzweihafünfohah» schon mancher von seinem Arzt gegenüber seiner Helferin als Alkoholiker tituliert wurde, ohne daß er es merkte. Wieviel Alkohol in der Flasche steckt, wird üblicherweise wenig verbraucherfreundlich auf dem Flaschenetikett in Prozenten des Flüssigkeitsvolumens (Volumenprozenten) angegeben.

Ich wette, die meisten wissen nicht, wie viel wirklich drin ist, wenn der Gehalt daraufsteht. Machen Sie doch einmal die Probe: Wieviel Gramm Alkohol sind in 0,7 l Weißburgunder, der mit 12 Vol.-% Alkohol ausgewiesen ist, enthalten? Wenn Sie jetzt auf rund 67 g gekommen sind, lesen Sie getrost weiter. Falls Sie einen davon stark abweichenden Alkoholgehalt errechnet oder geschätzt haben, sollten Sie sich kurz zum Exkurs auf Seite 64 begeben.

Wieviel Alkohol Sie auch immer für Ihren Wein errechnet haben mögen, er wird sich nicht davon abhalten lassen, nach seinem Genuß durch Ihre empfindlichen Schleimhäute des Mundes und des Magen-

Wie errechnet sich der Alkoholgehalt?

Der Alkoholgehalt wird bei Getränken als Anteil am Flüssigkeitsvolumen (Vol.-%) angegeben. So enthält ein Liter (bzw. 1000 ml) Weißburgunder, der mit 12 Vol.- % ausgewiesen ist, 120 ml reinen Alkohol. Um nun zu errechnen, wieviel Gramm Alkohol in einer 0,7-l-Flasche dieses Weißburgunders enthalten ist, muß man wissen, daß 1 ml Alkohol 0,8 g wiegt. Daraus folgt, daß die 120 ml Alkohol in diesem Liter Wein 96 g (120x0,8) wiegen. Eine 0,7-l-Flasche dieses Weines enthält folglich 67,2 g.

Für einen Wein mit 12 bis 13 Vol.-% läßt sich der Alkoholgehalt leicht merken: Wenn man davon ausgeht, daß pro Liter demnach rund 100 g Alkohol enthalten sind, dann liefern eine 0,7-l-Flasche rund 70 g und ein 0,2-l-Glas rund 20 g Alkohol.

Darm-Traktes hindurch zu wandern, um sich ins Blut zu schmuggeln. Auf diesem Weg gelangt er zu allen Körperzellen, wo er sich schließlich entfalten kann. Im Gehirn bzw. im gesamten zentralen Nervensystem sind seine Auswirkungen bekanntlich besonders schnell spürbar. Die Effekte auf andere Organe, auf das Herz-Kreislauf-System, die Atmung, den Stoffwechsel, die Muskeln, die Knochen, die Haut, die Niere und die Blase sowie auf das Hormon- und das Immunsystem sind in der Tat vielfältig. Es gibt sehr viel gute, aber auch weniger erfreuliche. An dieser Stelle ist alles eine Frage der Dosis. Welche Dosis zu verantworten und ab welcher Dosis von einem weiteren Konsum abzuraten ist, werden wir in den Kapiteln 10 und 11 vertiefen.

Doch lassen Sie uns hier erst einmal kurz bei den erfreulich positiven Aspekten des Alkoholkonsums verweilen. Positiv – dies sei wieder einmal klargestellt – sind die Wirkungen sowieso nur bei mäßigem Konsum. Das läßt sich generell feststellen. Bei übermäßigem Konsum verkehren sich die günstigen Effekte oft nicht nur ins Gegenteil, man setzt auch spezifische Schäden mit Langzeitwirkung. Moderater Alkoholkonsum wirkt sich günstig im Bereich Herz und Kreislauf aus. Alkohol hat zum Beispiel einen günstigen Einfluß auf den Cholesterinstoffwechsel. Weiterhin verbessert Alkohol die Blutfließ- und Blutgerinnungseigenschaften. Ein wenig Alkohol reduziert Streß und die Folgen für Gefäße und Nerven. Zusätzlich fördert er die Durchblutung. Daß er auch die Insulinkonzentration im Blut reduziert und die Östrogenkonzentration steigert, wird sich möglicherweise eines Tages für Diabetiker und für Osteoporose-gefährdete Frauen als bedeutend erweisen. Näheres werden wir in den nächsten Kapiteln noch erfahren.

Da Alkohol nicht lebenswichtig ist, wird der Körper danach trachten, ihn wieder loszuwerden. Die Leber vor allem ist dafür zuständig und baut ihn wieder ab. Wenn sie noch jung und gesund ist, eliminiert sie ohne größere Probleme rund 10 g Alkohol pro Stunde. Ein Zuviel an Alkohol bewirkt, daß die Leber einen alternativen Abbauweg einschlagen muß. Damit kann sie zwar keine dick machenden Kalorien mehr erzeugen, doch entstehen dabei die gefürchteten «freien Radikale» in den Leberzellen. Chronischer Alkoholmißbrauch zerstört auf diese Weise die Zellen und sorgt für eine nicht umkehrbare Schädigung der Leber.

Die vielfältigen Alkoholwirkungen sind dem Wein nicht vorbehalten. Ganz ähnliche Effekte erzielt man mit jedem alkoholhaltigen Getränk, wobei ein Kenner sicherlich eindeutige Unterschiede definieren würde. Wenn wir davon ausgehen - und alles spricht dafür -, daß Wein gegenüber anderen Alkoholika gesundheitliche Vorzüge in sich birgt, muß das ja logischerweise an den anderen Stoffen liegen, die speziell oder überwiegend dem Wein vorbehalten sind. Das hatte ja schon unser St. Leger vor fast 20 Jahren prophezeit (siehe Seiten 45ff.). Damit nähern wir uns einer interessanten, aber überaus schwierigen Frage, denn, wie schon in diesem Buch erwähnt, man hat bereits über 1000 Inhaltsstoffe im Wein identifiziert - nur, auf welche es ankommt, ist gar nicht so einfach zu beantworten.

Wein enthält unter anderem auch Zucker. Doch Zucker gibt es überall reichlich. Dafür müssen wir keinen Wein trinken. Gleichfalls möchte ich die diversen Säuren im Wein aussparen. Jetzt werden einige Leser protestieren, da doch die Weinsäuren spezifisch für die Geschmacksnote sind und auch günstige Wirkungen im Verdauungstrakt entfalten. Doch muß ich ihnen sagen, daß der Einfluß der einzelnen Säuren auf die allgemeine Gesundheit bzw. umgekehrt auf die Erkrankungen in der Gesellschaft noch nicht genügend erforscht ist. Das Spekulieren überlasse ich lieber anderen Autoren. Außerdem kommen wir noch in Kapitel 8 auf die günstigen Verdauungswirkungen zu sprechen.

Weniger spekulativ kann die Bedeutung der sogenannten Mikronährstoffe im Wein beurteilt werden. Darunter versteht man die verschiedenen Vitamine, Mineralstoffe und Spurenelemente. Nicht daß ich Wein hier als aufregende Nährstoffquelle anpreisen möchte, aber in bezug auf Vitamin C und einige B-Vitamine sowie Kalium, Magnesium, Eisen, Kupfer und Mangan braucht man ein Glas Wein nicht zu verstecken.

«Polyphenole» ist das Stichwort, das Wissenschaftler heute aufhorchen läßt. Das sind die Stoffe, aus denen das Weinwunder gemacht ist. Phenolische Verbindungen sind bei weitem nicht so spröde, wie der Fachausdruck es vermuten läßt. Sie gehören aufgrund ihrer Vielfalt und Reaktionsfreudigkeit zu den absolut faszinierendsten Substanzen im Pflanzenreich. Über 4000 Familienmitglieder hat man schon identifiziert. Wir finden sie generell in Obst und Gemüse und teilweise in daraus abgepreßten Säften. Es versteht sich von selbst, daß sie auch in Traubenbeeren in interessanter Menge enthalten sind. Phenole sind chemisch ganz natürliche Verbindungen aus den Schalen, Kernen und Stielen der Beeren. Je nach Sorte, Anbaugebiet und Reifegrad findet man ganz unterschiedliche Mengen. Doch Vorsicht! Urteilen Sie jetzt nicht vorschnell; Sie können Wein eben nicht mit Äpfeln und Birnen vergleichen.

Es ist vielleicht müßig zu erwähnen, daß Weintrauben ihre Phenole keineswegs zum Vorteil von uns Menschen herstellen. Sie brauchen sie selbst ganz dringend. Phenole sind eine Art Immunsystem mit vielfältigen Aufgaben für die Pflanze. Sie wehren zum Beispiel Parasiten und Pilze ab und sorgen auch für eine schnelle Wundheilung, falls eine Beerenhaut verletzt werden sollte. So erklärt es sich, daß die meisten Phenole in der Außenhaut sitzen. Unabhängig davon gehören beispielsweise auch die roten Farbstoffe in der Haut, die sogenannten Anthocyanidine, zu den Phenolen. Was Phenole in den Kernen zu suchen haben, kann man bis heute nicht so recht sagen.

«Dann kann ich auch Traubensaft trinken und spare mir den Alkohol», schwätzen manche vorschnell. Weit gefehlt! Erstens enthält Traubensaft viel weniger Phenole, weil die Haut und die Kerne zur

Die Mikronährstoffe im Wein

Als Mikronährstoffe werden Vitamine, Mineralstoffe und Spurenelemente bezeichnet. Von den Vitaminen sind im Wein allerdings nur einige aus der Gruppe der B-Vitamine sowie das Vitamin C in interessanter Menge enthalten. So enthält 1 l Weißwein zwischen 10 und 50 mg Vitamin C. Da die wünschenswerte Tageszufuhr mit 75 mg angegeben wird, kann der Konsum von ¼ l Wein einen Anteil von etwa 17 % bei der wünschenswerten täglichen Vitamin-C-Versorgung abdecken. Bei den B-Vitaminen liefern ein ¼ l Weißwein rund 4 % der wünschenswerten Niacin-, etwa 4 % der Pantothensäure- und ungefähr 7 % der Vitamin-B_6-Versorgung.

Wein enthält relativ viele verschiedene Mineralien und Spurenelementen, die lebenswichtig sind. Für Kalium und Magnesium sowie für Eisen, Kupfer und Mangan kann der tägliche Konsum von Wein in beachtlichem Maß zur Abdeckung des Bedarfs beitragen.

Kalium ist mit einer Konzentration von 660 bis 920 mg/l das mengenmäßig führende Mineral. Es hat eine wichtige Bedeutung für die Regelung des Blutdruckes sowie für die Erregbarkeit der Nerven und die Funktionsfähigkeit der Muskeln. Mit einem ¼ l Weißwein werden etwa 12 % der wünschenswerten Tageszufuhr von Kalium erreicht.

Mit einem Gehalt von etwa 300 bis 350 mg Magnesium pro Liter Weißwein kann der tägliche Weingenuß auch bei diesem kritisch knappen Mineral in unserer Ernährung einen wichtigen Beitrag leisten: rund 10 % der wünschenswerten Zufuhr wird von ¼ l Wein abgedeckt. Magnesium spielt eine wichtige Rolle im Stoffwechsel, da es über 300 Enzyme aktiviert und besonders für die Muskelaktionen notwendig ist.

Eisen ist Bestandteil des roten Blutfarbstoffes und damit an der Versorgung des Körpers mit Sauerstoff beteiligt.

Mangan und Kupfer sind als Coenzyme an der Blutbildung sowie am Nervenstoffwechsel und am Immungeschehen beteiligt. Mit einer Abdeckung der wünschenswerten Zufuhrmengen von 10 bzw. 20 % bei einem ¼ l Weißwein spielen diese beiden Spurenelemente vielleicht die größte Rolle, vor allem bei älteren Menschen, da bei ihnen die Versorgung mit diesen Mikronährstoffen besonders kritisch ist.

Daraus folgt, daß moderater, aber regelmäßiger Weingenuß auch als Beitrag zur Versorgung mit den lebenswichtigen Nährstoffen betrachtet werden kann. (Quelle: Stein-Hammer 1996)

Herstellung von Saft meist entfernt werden, und zweitens ist es ja gerade auch der Alkohol, auf den man in der richtigen Dosis nicht unbedingt im Getränk verzichten sollte, denn er fördert die Aufnahme der Phenole im Darm.

Bei der Gewinnung des Saftes werden die Phenole aus der Beere herausgelöst. Wie viel, das hängt sehr stark vom Reifegrad und von der Methode der Weinherstellung ab. Vor allem kommt es darauf an, nach welcher Methode die Beeren aufgeschlossen und gepreßt werden. Durch das Prinzip der Herstellung von Rotwein erreicht man etwa zehnfach höhere Konzentrationen von Phenolen als bei der Weißweinherstellung. Inzwischen werden ernsthaft Vorstellungen entwickelt, wie Weißwein nachträglich wieder mit seinen Phenolen anzureichern wäre. Die Phenolverbindungen machen während des Weinausbaus verschiedene chemische Reaktionen durch und beeinflussen damit das Aussehen, den Geruch und den Geschmack des Weines. Es sind im Endeffekt auch Phenole, die das wunderbare Aroma, den großen Körper, die feine Struktur sowie die Nachhaltigkeit und die Adstringenz des Weines in entscheidender Weise prägen.

Die wichtigste Bedeutung der Phenole liegt in ihrer Wirkung als potente Antioxidantien. «Anti» ist eindeutig, und «Oxidation» bedeutet, daß etwas chemisch mit Sauerstoff reagiert. Antioxidantien verhindern also schädigende Sauerstoffreaktionen in Zellen. Sauerstoff ist einerseits lebenswichtig, anderseits kann er auch ganz schön aggressiv sein. Denken Sie daran, wer ihr geliebtes chromblitzendes Auto in eine löchrige, düstere Rostlaube verwandeln kann. Rost ist nichts anderes als das Resultat unerfreulich aggressiver Sauerstoffreaktionen. Im Körper lassen solche Sauerstoffattacken sogenannte «freie Radikale» entstehen. Von denen haben wir vorher schon gehört, weil sie unter anderem auch die Leber kaputt machen. Radikal werden Moleküle, wenn ihnen ein Atom entrissen wurde. Daraufhin überfallen sie einfach ihre Nachbarn, um sich von denen wieder etwas Passendes zurückzuholen. Darauf werden die zu «Radikalen» und suchen wiederum in ihrer Umgebung nach anderen intakten und passenden Molekülen, um sich an ihnen schadlos zu halten. Radikale setzen immer eine Kettenreaktion in Gang. Am Ende steht das Chaos, die Zerstörung der gewohnten Struktur der Zelle, unter Umständen des ganzen Zellverbandes, und sogar bis in den genetischen Code, die DNA, können sie vordringen und ihn verändern.

Viele führende Wissenschaftler glauben heute, daß solche Radikalreaktionen für die Entstehung von Krebs und Herzgefäßerkrankungen verantwortlich sind. Den gesamten Alterungsprozeß der biologischen Systeme bei Mensch, Tier und Pflanze sollen sie auf dem Gewissen haben. Antioxidantien helfen diese Prozesse zu verhindern oder zumindest aufzuschieben. Der Körper hat eine eigene Antioxidantien-Werkstatt. Er kann einige davon sehr effektiv und in großer Menge selbst herstellen. Unter gewissen widrigen Bedingung reicht das aber nicht aus. Verschiedene Umweltbedingungen lassen nämlich massenweise Radikale im Körper entstehen: radioaktive Bestrahlung, verschiedene Umweltgiftstoffe, Infektionen und vor allem Zigarettenrauch. Da hilft nur die zusätzliche Unterstützung durch Antioxidantien aus der Nahrung. Am bekanntesten sind hier Vitamin E, Vitamin C, Betacarotin und Selen. Jedes Kind kennt sie schon als Kombinationspräparat aus der Apothekenwerbung.

Vor einiger Zeit hat man entdeckt, daß Wein im Vergleich zu Obst und Gemüse und daraus hergestellten Säften ein besonders reichhaltiges Spektrum an Phenolen aufweist und dazu auch noch besonders hohe Mengen davon enthält. In der Ernährungsmedizin sind bisher die Phenole mit den Namen Quercetin, Catechin, Epicatechin und Resveratrol am besten erforscht. Mit diesen großen Vier werden wir uns in den folgenden Abschnitten etwas näher beschäftigen. Über die Effekte von Myricetin, Caffeinsäure, Rutin, Cyanidin und den vielen anderen Phenolen weiß man noch zu wenig, um darüber hier zu berichten.

Quercetin ist ein in der Natur sehr weit verbreitetes Phenol mit antioxidativer Wirkung. Man findet es in praktisch allen Früchten und Gemüsen und natürlich auch im Wein. Am reichlichsten kommt es in Knoblauch, Zwiebeln und Lauch vor. Es hatte früher einen eher schlechten Ruf, da es als krebsfördernd galt. Das wurde aber nicht als weiter schlimm betrachtet, denn man ging davon aus, daß der Verdauungstrakt des Menschen Quercetin sowieso nicht resorbieren kann. Wie sich inzwischen herausstellt, basierten diese Einschätzungen wieder einmal auf schlampig durchgeführten und vorschnell interpretierten Experimenten. Heute weiß man, daß Quercetin resorbiert wird, zumindest in einer gewissen Menge. Am besten wird es in alkoholischer Lösung, das heißt im Wein, von den Schleimhäuten aufgenommen. Von Heferesten im Most wird das inaktive Quercetin in eine aktive, besser resorbierbare Form überführt. Schließlich können auch Darmbakterien Quercetin so umwandeln, daß es resorbierbar wird. Das wäre für Wein weniger schön gewesen, wenn sich nicht in der Zwischenzeit herausgestellt hätte, daß Quercetin keineswegs krebsfördernd, sondern im Gegenteil eindeutig krebshemmend wirkt. Man nimmt tatsächlich an, daß der Schutz vor Darmkrebs durch eine an Obst und Gemüse reiche Kost zum Teil über Quercetin bewirkt wird.

Eine Arbeitsgruppe um Professor Goldberg, einen Biochemiker von der Universität von Toronto (Kanada), ist außerdem der Nachweis gelungen, daß Quercetin der Verklumpung von Blutplättchen (Thrombozytenaggregation) entgegenwirkt. Diesem Effekt könnte eine wichtige Rolle bei der Vorbeugung von Herz- und Hirninfarkt zukommen.

Der Gehalt von Quercetin im Wein wird stark durch die Sonnenbestrahlung beeinflußt. So haben Reben aus südlichen Gegenden unabhängig von der Sorte hohe Quercetin-Gehalte. Nach der Ernte bestimmt überwiegend die Prozeßtechnik, wie viel Quercetin in den Wein gelangt. Im Prinzip gilt: je länger und intensiver der Kontakt mit den Beerenhäuten, Stengeln und Kernen, desto höher der Gehalt. Es hält sich im Wein über viele Jahre stabil und verliert nichts an seiner Aktivität.

Catechin kommt in relativ großen Mengen im Wein vor. An der Universität von Davis in den USA konnte bewiesen werden, daß es für den Menschen resorbierbar ist. Es wirkt nicht nur als Antioxidans. Zusätzlich zeigt es die bemerkenswerte Eigenschaft, die Neigung der Blutplättchen (Thrombozyten) zur Zusammenklumpung zu bremsen. In einem Selbstversuch hatten Forscher zu einer fett- und cholesterinreichen «Fastfood-Diät» ein Glas eines Catechin-reichen Weins getrunken. Anschließend konnten sie in ihrer Blutprobe feststellen, daß ihr Catechin-Spiegel deutlich angestiegen war. Nach 18 Stunden war die Hälfte des Catechins abgebaut.

Epicatechin, das im Wein ebenfalls in relativ großer Menge vorkommt, soll neben der antioxidativen Wirkung auch eine krebshemmende Wirkung entfalten.

Resveratrol schließlich, eine Substanz, die in nicht allzu großer Menge im Wein enthalten ist, gilt als Art «Wunderwaffe». Sie dient der Beere ursprünglich als natürliches «Fungizid», als Mittel gegen Pilzbefall. Deshalb sind die Resveratrol-Gehalte in Weinen aus kühlen und feuchten Gebieten wesentlich höher als aus trockenen und warmen Gegenden, wo die Pflanze weniger mit Pilzen zu kämpfen hat. In deutschen und schweizerischen Weinen kann man deshalb höhere Resveratrol-Gehalte erwarten als in südeuropäischen, südafrikanischen, australischen oder kalifornischen Gewächsen, die tatsächlich meist äußerst niedrige Werte aufweisen. So ein Zufall, daß die kalifornischen Weinforscher die gesundheitliche Bedeutung von Resveratrol eher niedriger einschätzen als ihre europäischen Kollegen!

Bisher hat man nur die trans-Resveratrol-Gehalte im Wein bestimmt. Kürzlich wurde von Professor Giovannini, einem Pharmakologen von der Universität von Pisa, Italien, nachgewiesen und bei der OIV-Tagung im März 1996 in Paris vorgetragen, daß die pharmakologische Wirkung von einem Verwandten, dem cis-Resveratrol (eine Symmetrievariable im Molekülaufbau), in einigen Bereichen sogar stärker ist. Giovannini konnte auch nachweisen, daß in verschiedenen Weinen der Gehalt von cis- im Vergleich zum trans-Resveratrol nicht nur gleich hoch, sondern sogar höher sein kann. Damit muß das Thema «Resveratrol-Gehalte im Wein» neu aufgerollt werden, und die kalifornischen Skeptiker werden wohl oder übel dem Resveratrol doch etwas mehr Beachtung schenken müssen.

Resveratrol kommt in Rotwein gewöhnlich in sehr viel höherer Konzentration vor als in Weißwein. Im Spätburgunder bzw. Pinot Noir – speziell aus nördlicheren und kühleren Anbaugebieten – sollen die höchsten Resveratrol-Gehalte zu finden sein. Resveratrol ist praktisch exklusiv mit Wein und Erdnüssen zu erhalten. Durch den Fermentationsprozeß wird es aus seinen komplexen chemischen Bindungen gelöst und vom Darm besonders gut aufgenommen.

Resveratrol ist die am stärksten pharmazeutisch wirksame Phenolverbindung, die bisher entdeckt wurde. Seit man weiß, daß es außer dem reinen Resveratrol auch noch weitere, ähnlich aktive Resveratrol-Verwandte im Wein gibt, schätzt man die Konzentrationen doch als medizinisch bedeutsam ein. Professor Creasy von der Cornell-Universität in den USA, einer der führenden Resveratrol-Forscher, sagt: «Resveratrol ist die Substanz im Wein, von der eine seit Jahrhunderten bekannte, eindeutig bewiesene therapeutische Wirkung ausgeht.» Er bezieht sich dabei auf «Kojo-Kon», ein altbewährtes Heilmittel aus der traditionellen chinesischen und japanischen Medizin. Es wurde aus der Wurzel des japanischen *Polygonum cuspidatum* gewonnen und enthielt als Wirksubstanz nichts anderes als Resveratrol. In Asien setzt man es auch heute noch – kein Zufall – gegen Fußpilz und als Mittel gegen Arteriosklerose und Entzündungserkrankungen ein.

In der Schützensprache würde man den alten Chinesen einen «Volltreffer» attestieren. Die westliche medizinische Forschung hat inzwischen Resveratrol auch unter die Lupe genommen und gefunden, daß es sehr effektiv das «gute» HDL-Cholesterin im Blut anheben und gleichzeitig das «böse» LDL-Cholesterin senken, als potentes Antioxidans die Oxidation des LDL-Cholesterins hemmen, besonders effektiv die Verklumpungsneigung der Blutplättchen und damit die Thromboseneigung reduzieren und die Produktion von entzündungsfördernden Substanzen an den Innenwänden der Arterien blockieren kann. Die Frage, welche Konsequenzen das für die Gesundheit haben kann, werden wir im nächsten Kapitel behandeln.

Es bleibt festzuhalten, daß tatsächlich pharmazeutisch wirksame Substanzen im Wein enthalten sind. Bruce German, einer der führenden Wein-Antioxidantien-Forscher an der Universität Davis in Kalifornien, meinte auf die Frage, ob Wein vor Herzinfarkt schützt: «Der Alkohol im Wein hat eindeutig eine Schutzwirkung. Aber darüber hinaus machen die Phenole den großen Unterschied zu den anderen Getränken aus.» Und Professor Maxwell, ein Wissenschaftler aus Birmingham in England, bezeugt: «Rotwein ist die an Antioxidantien reichste Flüssigkeit, die uns je im Labor begegnet ist. Wein ist voll davon, aber Rotwein schlägt sie alle um Meilen.»

Wer sich dagegen lieber auf Obst- und Gemüsesäfte einläßt, kann Pech haben. Normalerweise sind Antioxidantien in Obst, Gemüse und Säften sehr instabil, und hinzu kommt die Frage, ob und wie vollständig sie vom Darm aus dem Obst aufgenommen werden können. Bruce German erläutert, warum sie im Wein am besten verwertbar sind: «Im Wein liegen sie nicht nur konzentriert vor, sie bleiben darin auch intakt.» Er spricht damit die Konservierung durch den Alkohol an.

«Täglich zwei Gläser Rotwein – und die tägliche Versorgung mit Antioxidantien würde um 40 % Prozent zunehmen», ist das Ergebnis einer wissenschaftlichen Berechnung aus Kalifornien. Und man sollte sie jeden Tag zuführen, denn Antioxidantien werden jeden Tag im Körper gebraucht und verbraucht. Damit sie ihren Schutz entfalten können, müssen immer genügend in Reserve vorliegen. Ersparen Sie sich das Kopfzerbrechen, welche Phenolverbindung am wichtigsten oder «gesündesten» ist, und glauben Sie niemandem, der eine Substanz isoliert als «das» Allheilmittel anpreist. Eine solche Schmalspurdenkweise führt meistens in die Sackgasse. Es ist vielmehr davon auszugehen, daß die wunderbaren Phenole im Wein sich in ihrer Wirkung gegenseitig sinnvoll ergänzen, weil sie jeweils unterschiedliche Angriffspunkte haben. Am besten wird es deshalb sein, sie in ihrer natürlichen, gemischten Form zuzuführen. Es bleibt nur noch zu klären, inwieweit die vielen Effekte, die man bisher in den Hunderten von Experimenten nachweisen konnte, in gleicher oder ähnlicher Weise im lebenden Körper des Menschen ablaufen. Ich bin optimistisch – die verblüffend niedrigen Herz-Kreislauf-Todesraten in den Weinländern sprechen dafür.

Eine äußerst wichtige Überlegung gilt es zum Schluß noch zu erörtern. Da wir davon ausgehen müssen, daß die verschiedenen Substanzen im Wein tatsächlich pharmakologische, gesundheitsfördernde Effekte ausüben, diese Wirkungen aber eine Halbwertszeit aufweisen und nach 12, 14 oder 18 Stunden langsam nachlassen, ist die vollkommen logische, ja zwingende Konsequenz daraus zu ziehen, daß man täglich Wein trinken sollte. Wenn jemand statt täglich zwei Gläschen zu genießen lieber am Wochenende 14 Gläser hinunterkippt, so wird er nicht nur vom Alkohol merklich geschädigt, er wird auch während der Woche keine Vorteile zu erwarten haben. Mäßig, aber regelmäßig ist die berechtigte Devise. Der auf den ersten Blick vielleicht etwas forsche, unbedacht anmutende Titel dieses

Buches lautet tatsächlich nicht ohne gute Begründung «Täglich Wein» Das muß schon sein!

Manch einen wird die Frage nun quälen: Welcher Wein ist der gesündeste, welcher enthält am meisten von den guten Stoffen, und wieviel muß ich, darf ich davon trinken?

Diese Frage, verehrter Leser, läßt sich heute und in nächster Zukunft mit Sicherheit nicht beantworten. Zunächst müßten die chemischen und physikalischen Vorgänge der Antioxidantienwirkung verschiedener Phenole gänzlich aufgeklärt werden. Weiterhin müßte für jeden Wein die entsprechende Analyse vorliegen. Schließlich müßte das Ausmaß der Resorbierbarkeit dieser Substanzen unter den normalen Lebensbedingungen bekannt sein. Erst dann könnte die Bedeutung eines Weines für die allgemeine Gesundheit besser beurteilt werden und dürften womöglich gewisse Weine als besonders «gesund» ausgezeichnet werden. Doch auch das würde den einzelnen nicht viel weiter bringen, solange nicht seine individuellen, speziellen Körperreaktionen auf die verschiedenen Weine bekannt wären.

Ich persönlich hoffe von ganzem Herzen, daß es niemals so weit kommen wird, denn dann wäre Schwindel, Betrug und Korruption Tür und Tor geöffnet. Mit dem Genießen wäre es vorbei. Statt dessen würde das in ein langweiliges Gesundheitsprogramm ausarten. Besser ist es, sich an einen «salomonischen» Rat zu halten, der bis in alle Ewigkeit gültig bleiben wird und den zu befolgen sich lohnen wird:

Wein ist ein Genußmittel und keine Medizin. Trinken Sie ihn nur, wenn Sie ihn genießen können – am besten zum Essen. Vergessen Sie dann, was drin ist. Halten Sie sich an die erste und wichtigste Regel der Gesundheit, die auch für Wein lautet: «Abwechslung, Ausgewogenheit und Mäßigung». Das heißt mäßig, aber jeden Tag von einem anderen Wein trinken – je nachdem, welcher mit Ihrem Essen am besten harmoniert. Auf diese Weise stellen Sie sicher, daß Sie von allen wichtigen Inhaltsstoffen eine ausreichende Menge zuführen.

KAPITEL 6

DIE «GUTEN TROPFEN» GEGEN HERZINFARKT

O ft heißt es mit dem gebührend ermahnenden Unterton, endlich etwas dagegen zu tun: «Herzinfarkt ist die häufigste Todesursache in der westlichen Welt.» Je mehr Angst vor Herzinfarkt penetriert, je mehr schlechtes Gewissen sich verbreitet, desto höher die Umsätze mit den allfeilen Ratgebern und wundersamen Heilmitteln – das zumindest ist gesichert. «Dem ungesunden Leben haben wir diesen Anstieg der Herzinfarktrate zu verdanken», so die Standardpredigt der Gesundheitsapostel. An erster Stelle wird meist die «falsche» Ernährung angeprangert, nur um die angeblichen Vorzüge der ach so herzgesunden Diätmargarine und der wertvollen cholesterinsenkenden Haferkleie zu verkünden.

Tatsächlich sind inzwischen schon rund 50 % unserer Todesfälle auf Krankheiten des Herz-Kreislauf-Systems zurückzuführen, und der dickste Einzelposten ist dabei der gefürchtete Herzinfarkt. Das war nicht immer so, aber das ist auch gar nicht so unerfreulich, wie es meist dargestellt wird und wie es im ersten Moment klingen mag. In den zwanziger Jahren machten die Herz-Kreislauf-Krankheiten nur 15 % aller Todesfälle aus, aber die Lebenserwartung betrug ganze 56 Jahre! Die Menschen sind damals an allen möglichen Krankheiten gestorben, zu einem erheblichen Anteil an Infektionskrankheiten. Es war früher wohl doch nicht alles so viel besser!

Mit dem allgemeinen Fortschritt entwickelte sich auch die medizinische Beherrschung vieler Krankheiten. Welch ein Segen, als endlich Antibiotika zur Verfügung standen. Je besser die Lebensbedingungen wie Ernährung und Hygiene wurden, je umfassender die medizinische Versorgung, desto stärker wurden die beherrschbaren Krankheiten zurückgedrängt. 1993 machten die Infektionskrankheiten nur

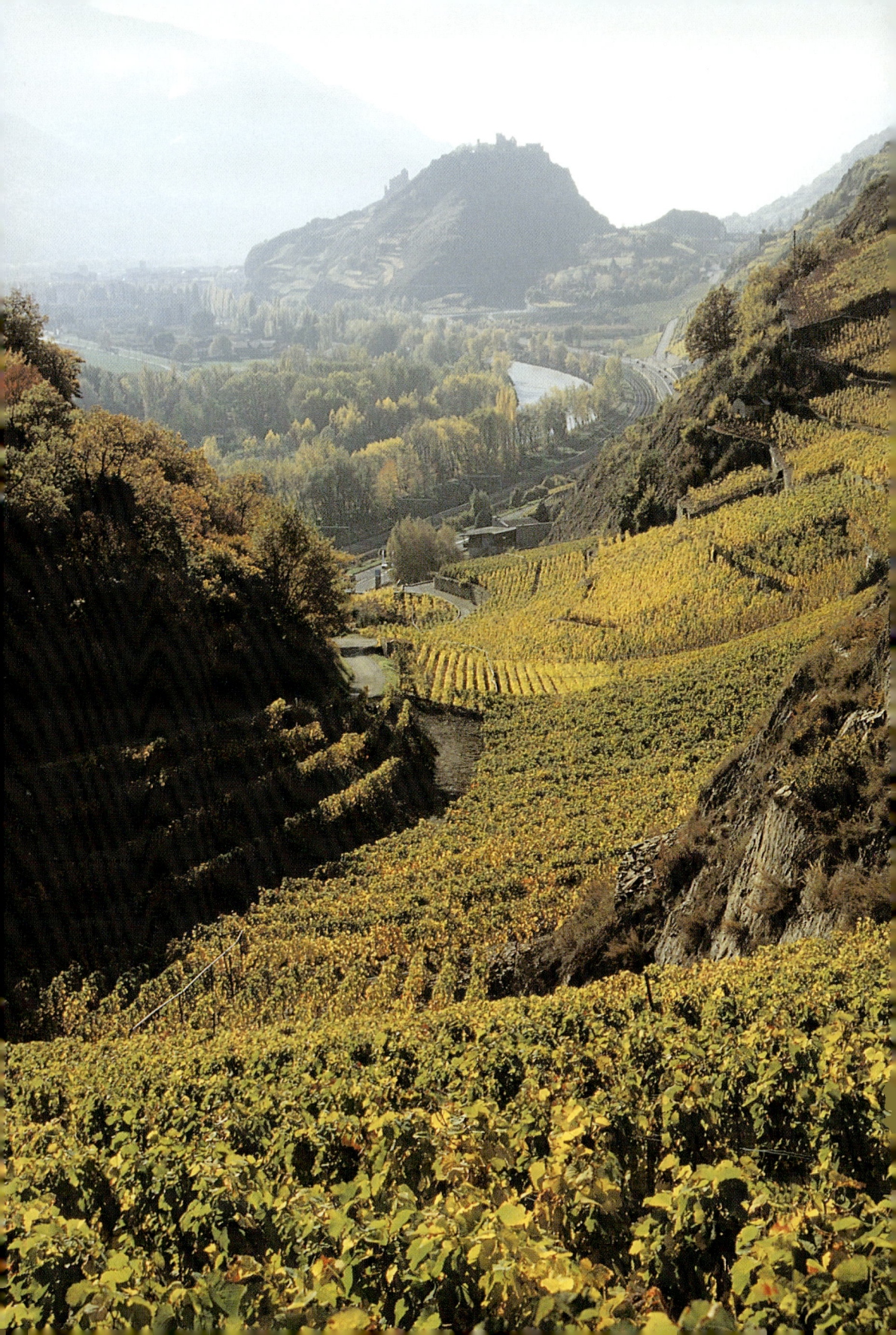

noch 0,8 % der Todesfälle in Deutschland aus! Wir werden dadurch auch immer älter. Die mittlere Lebenserwartung steigt von Jahrzehnt zu Jahrzehnt an. Inzwischen liegen wir bei rund 75 Jahren für Männer und 82 Jahren für Frauen. Auch die Herzinfarktrate nimmt in allen westlichen Industrieländern im mittleren Altersbereich seit den siebziger Jahren ständig ab, in Deutschland zum Beispiel um 32 % zwischen 1979 und 1994. Nur im hohen Alter ist Herzinfarkt als Todesursache im Zunehmen begriffen. Wer von einer Krebserkrankung, die häufig im Alter zwischen 55 und 65 Jahren auftaucht, verschont bleibt, der hat heute gute Aussichten, so lange zu leben, bis er im hohen Alter an einem Herz- oder Kreislaufversagen stirbt.

Der Anstieg der Herz-Kreislauf-Todesfälle im Anteil an den Todesursachen, im Vergleich zum Anfang des Jahrhunderts, muß also differenziert betrachtet werden und ist, deutlich gesagt, eine direkte und sehr erfreuliche Folge des allgemeinen und speziell des medizinischen Fortschritts. Jedem schlägt mit Sicherheit einmal die letzte Stunde. Selbst wenn man eines Tages Krebs und Aids erfolgreich therapieren kann, an etwas müssen wir schließlich sterben. Dann bleibt nur noch eine Todesursache übrig: das Versagen unserer kleinen Gefäße in Herz und Hirn. Sie unterliegen Jahr für Jahr einer ständig fortschreitenden Degeneration. «Man wird so alt wie seine Gefäße», lautet ein altes Sprichwort, und es hat weitgehend recht.

Es ist eine Illusion zu glauben, daß man den Herz- und Hirninfarkt als Todesursache in einer fortschrittlichen Gesellschaft ausrotten kann. Dennoch blüht ein gigantisches Geschäft mit dieser Illusion. Es muß deshalb ein Mißverständnis aufgeklärt werden, ein weit verbreitetes und weidlich ausgenütztes. Die Medizin sucht natürlich dringend nach Mitteln, dem *frühzeitigen* Herzinfarkt vorzubeugen, der einen glücklichen und nichtsahnenden Menschen mitten im besten Alter trifft. Herzinfarkt am Ende des erfüllten Lebens, wenn die durchschnittliche Lebenserwartung von 75 oder 80 Jahren vielleicht schon längst übertroffen ist, ein leises Einschlafen ohne Schmerzen und ohne Leid, das wird für viele sogar ein wünschenswerter Tod

Die steilen Rebberge um die malerische Schweizer Kantonshauptstadt Sion, das Zentrum des Walliser Weinbaus, können nur in Handarbeit kultiviert werden.

sein. Den frühen Herzinfarkt im Altersbereich von 35 bis 70 Jahren hingegen in den medizinischen Griff zu bekommen, das ist die eigentliche Aufgabe.

Nur wie? Das ist die große Frage. Denn niemand kann bisher ein Patentrezept vorweisen. Man doktert schon Jahrzehnte an Präventions- und Therapieformen herum, doch so richtig erfolgreich und überzeugend hat offenbar noch keine eingeschlagen, sonst würde die Forschung ja sofort kostensparend eingestellt werden. Es ist noch nicht einmal endgültig geklärt, welches die eigentlichen, ursächlichen Faktoren sind, die einen Menschen für Herzinfarkt prädestinieren. Man weiß zwar inzwischen ziemlich genau, was passiert, wenn es zum Infarkt kommt. Doch kennt niemand alle Faktoren oder die Konstellation, die eintreffen muß, damit es soweit kommt.

Viele «Risikofaktoren» sind entdeckt worden. Wir haben schon reichlich davon gehört. Aber man kann nicht häufig genug betonen, daß sie nichts anderes sind als die meßbaren Bedingungen und Umstände, die statistisch gehäuft mit Herzinfarkt einhergehen, wie hohes Alter, Bluthochdruck, Rauchen und hohe Cholesterinwerte. Allerdings sterben auch blutjunge Menschen an einem Herzinfarkt, obwohl kein einziger Risikofaktor auf sie zutrifft. Unerklärlich ist im weiteren auch, daß es solch riesige Unterschiede in den Herzinfarktraten auf der Welt gibt. In der mittleren Altersgruppe zwischen 35 und 65 Jahren sterben in Japan nur etwa 50 von 100 000 Männern an Herzinfarkt. In Frankreich sind es fast 100, in Deutschland runde 200 und in Irland gar um die 400. Woher kommen aber diese Unterschiede?

An den klassischen Risikofaktoren Bluthochdruck, Rauchen und hohe Cholesterinwerte liegt es jedenfalls nicht. Die sind in den Herzinfarktländern auch nicht wesentlich weiter verbreitet als woanders. Zu diesem für die «Präventivmedizin» eher ernüchternden Ergebnis ist die MONICA-Studie, eine sehr genau durchgeführte, aktuelle Untersuchung der WHO, gekommen. Am unterschiedlichen Fettkonsum in den Ländern liegt es auch nicht. Das haben in den letzten Jahren mehrfach verschiedene FAO-WHO-Statistiken (die Gesundheits- bzw. die Ernährungs- und Landwirtschaftsorganisation der Vereinten Nationen) klar erkennen lassen.

Ein Rätsel ist auch, warum in allen westlich orientierten Industrieländern die Herzinfarktraten im mittleren Alter so drastisch abnehmen und in allen ehemaligen Ostblockstaaten dramatisch zunehmen. Zwischen 1960 und 1990 ist bei den Männern in den USA und in Japan jeweils ein Minus von rund 60 % zu verzeichnen, in Italien sind es um –40 %, in Deutschland um –30 % in Frankreich um –25 %, in der Schweiz um –15 % und in Norwegen immerhin noch ungefähr –10 %.

Für diese höchst erfreuliche Entwicklung kann bis heute niemand eine plausible Erklärung abliefern. Man ist weiterhin auf der Suche. Eines der probaten Hilfsmittel ist dabei die ländervergleichende Statistik. Es ist kaum zu glauben, aber wahr: Von allen medizinisch relevanten Faktoren liefert der Weinkonsum die statistisch eindeutigsten Zusammenhänge. Bewohner von Ländern mit niedrigem Weinkonsum leiden im allgemeinen unter den höchsten Herzinfarktraten. In den klassischen Weinländern ist Herzinfarkt im mittleren Alter auch weiterhin und immer mehr unter «ferner liefen» verzeichnet.

Bevor wir nun erörtern, wie plausibel es ist, daß Wein als eine der Ursachen für diese gewaltigen Unterschiede in der Volksgesundheit in Frage kommt, halte ich es für enorm wichtig, daß wir uns kurz, zumindest in groben Zügen, mit der häufigsten frühzeitigen Todesursache unserer mitteleuropäischen Gesellschaft beschäftigen.

Damit es zum Herzinfarkt kommt, müssen normalerweise zwei unterschiedliche Vorgänge zusammentreffen: eine Gefäßverengung im Herzen und ein Blutgerinnsel, das darin hängenbleibt und den Blutfluß unterbricht. Eine Vielzahl von kleinen und kleinsten Adern versorgen den Herzmuskel mit Blut und Sauerstoff. Ablagerungen, die unter anderem Kalk, Cholesterin, Fett und verschiedene Gewebszellen enthalten und mit faserartigen Substanzen zusammengehalten werden, sitzen in und auf der inneren Gefäßwand und verengen das Gefäßlumen. Man findet sie oft an den Stellen der Herzarterien, auch Koronarien genannt, wo es zu starken Verwirbelungen des Blutstromes kommt. Wenn die Ablagerungen noch klein, wenig erhaben und kompakt sind, machen sie keine Probleme. Wachsen sie jedoch und füllen sie mit der Zeit einen Großteil des Lumens aus, wird der Blutfluß in dem Gefäß stark beeinträchtigt. Das ist die berühmte Angina pectoris, die meist auch einen typischen Schmerz anzeigt. Manchmal wachsen die Ablagerungen sogar so weit zu, daß eine Koronarie ganz verschlossen wird. Wenn dieser Prozeß lange genug dauert, muß das nicht unbedingt allzu problematisch sein, weil der Körper rechtzeitig versuchen wird, Umgehungsarterien anzulegen, die den Stau über-brücken können. Neuerdings ist man überzeugt, daß kleine, lockere Ablagerungen besonders gefährlich sind. Sie können im Blutstrom abreißen, Blutgerinnsel initiieren und fortgespült werden oder an einer Engstelle hängenbleiben und in der Folge zu einem Gefäß-verschluß führen.

Wenn so ein Herzkranzgefäß sich ganz plötzlich verschließt und keine Umleitung vorbereitet ist, wird es sehr problematisch. Der Herzmuskel wird in diesem Bereich nicht mehr mit Sauerstoff ver-sorgt. Ohne Sauerstoff kann er nicht arbeiten. Es kommt zum In-farkt. Ein so plötzlich eintretender Verschluß kann auch durch einen Gefäßkrampf ausgelöst werden, weit häufiger Schuld hat aber ein Blutgerinnsel, ein sogenannter Thrombus. Im schlimmsten Fall bleibt der Pfropf in der Enge der Herzarterie fest stecken, wird nicht heraus-gedrückt und kann auch nicht rechtzeitig aufgelöst werden.

Verschiedene Bedingungen im Blut und in der Gefäßwand för-dern die Geschwindigkeit und das Ausmaß, mit der sich diese arte-riosklerotischen Ablagerungen bilden. Ein hoher Blutdruck trägt si-cherlich dazu bei, ebenso die giftigen Inhaltsstoffe des Zigaretten-rauches, die zu Gefäßverengungen führen (siehe Exkurs Seite 160). Allseits diskutiert wird natürlich der hohe Cholesterinspiegel bzw. das Zuviel vom «bösen» LDL- und das Zuwenig vom «guten» HDL-Cholesterin. Heute betrachtet man auch hohe Konzentrationen von Fibrinogen, einem Stoff, der zur Gerinnungsbildung benötigt wird, als besonders kritisch.

Relativ neu ist die Erkenntnis, daß das LDL-Cholesterin im Blut wahrscheinlich gar nicht so «böse» ist und nur dann gefährlich wird, wenn es oxidiert. Es ist ziemlich empfindlich gegenüber Sauerstoff-attacken. Dieser Oxidationsprozeß setzt eine Kette schädigender Re-aktionen in Gang. Das oxidierte LDL verbreitet giftige Substanzen, die verschiedene unerwünschte Reaktionen der Gefäßinnenwand her-vorrufen. Zur Gegenwehr kommen auch noch Freßzellen angestürmt und verleiben sich die oxidierten LDL-Moleküle ein, durchdringen damit die Gefäßinnenwand und lagern sich darunter ab. Leider ist es damit nicht genug. Diese Streßsituation ruft in der Gefäßwand eine klassische Entzündung hervor. Es kommt zu einer Anhäufung von verschiedenen Zellen mit Kitt- und Baustoffen, die Gefäßmuskelzellen vergrößern sich und wachsen unkontrolliert in den Innenraum des Blutgefäßes. So entstehen die berüchtigten arteriosklerotischen Herzgefäßablagerungen.

Die Oxidierung des LDL-Cholesterins gilt somit als Initialzündung für die Degeneration der Gefäßwände. Es ist Rost in einem Eisenrohr vergleichbar. Das «Rosten» der Arterien kann durch Antioxidantien verhindert oder aufgehalten werden. Hat der Körper zuwenig Antioxidantien, ist das Risiko erhöht, daß diese Degenerationsprozesse sehr frühzeitig und sehr ausgeprägt einsetzen.

Der zweite entscheidende Faktor, damit es zu einem Herzinfarkt kommt, ist – wie wir gehört haben – ein Thrombus. Die Neigung zur Thrombenbildung ist zu einem gewissen Grad vererbt; jedoch sind einige Substanzen bekannt, die diese Zusammenballung von Blutplättchen ziemlich effektiv hemmen können. In der Fachsprache nennt man das auch die Aggregationshemmung der Thrombozyten. Zu den Hemmsubstanzen gehören zum Beispiel auch die berühmten Omega-3-Fettsäuren, die vor allem in Tiefseefischen wie Lachs, Makrele und Hering vorkommen und von denen wir im allgemeinen etwas zu wenig konsumieren.

Die Medizin kennt heute zwei Substanzen, mit denen man, in klinischen Studien eindrucksvoll nachgewiesen, das Herzinfarktrisiko statistisch signifikant senken kann. Damit hat man tatsächlich zwei Mittel in der Hand, mit denen man relativ erfolgreich, zumindest aber sicherer als mit allem bisher bekannten, einem frühen Herzinfarkt vorbeugen kann. Beim ersten Mittel handelt es sich um das altbekannte Aspirin. Täglich 100 mg einwerfen – das ist inzwischen weltweit bei entsprechenden Risikopatienten als wirksame Herzinfarktprophylaxe anerkannt. Aspirin hemmt die Gerinnungsneigung des Blutes und verhütet damit das Auftreten von Blutgerinnseln.

Die zweite Substanz bzw. Substanzgruppe ist noch relativ jung. Man nennt sie «Statine». Als Medikament kennen sie einige Leser vielleicht eher unter dem Produktnamen «Mevinacor» bzw. «Zocor». Sie wirken in der Leberzelle und hemmen dort die körpereigene Produktion von Cholesterin, weswegen sie auch als Cholesterin-Synthese-Hemmer (CSE-Hemmer) bezeichnet werden. Sie führen einen drastischen Abfall des LDL-Cholesterin-Spiegels im Blut (–25 bis –35 %) herbei, gepaart mit einer deutlichen Erhöhung des HDL-Cholesterin-Spiegels (5 bis 8 %). Diese Statine führen damit zu einer sensationellen Verbesserung des Verhältnisses von LDL- zu HDL-Cholesterin, die eine Größenordnung von 30 bis 38 % erreicht. Das kann keine Diät und keine Lebensstiländerung auch nur annähernd erreichen. Außerdem sind inzwischen zahlreiche weitere Wirkmechanismen dieser Statine bekannt geworden: Sie beeinflussen die Blutgerinnungseigenschaften günstig, reduzieren zudem die Oxidationsneigung des LDL-Cholesterins und verbessern die Funktion der Gefäßinnenwand. Die Pharmaindustrie und ihr nahe stehende Professoren bejubeln diese Medikamente als «den großen, den entscheidenden Durchbruch» für die Vorbeugung von Herzinfarkt.

Was diese Abhandlung über Medikamente mit Wein zu tun hat, werden Sie vielleicht schon ahnen. Aufgepaßt, hier kommt der Clou: Unser geliebter «guter Tropfen» wirkt offenbar über ganz ähnliche Mechanismen wie Aspirin und die Statine zusammengenommen! Der wundersame Bezug zwischen Weinkonsum und Herzinfarktschutz dürfte enträtselt sein. Alkohol und die verschiedenen Phenole gehören zu den Mitteln, die einen vorzeitigen Herzinfarkt vorbeugen helfen.

Zunächst noch einmal zum Alkohol: Er verbessert das Blutfettprofil, indem er das HDL-Cholesterin anhebt und das LDL-Cholesterin senkt. Zudem reduziert Alkohol die Thromboseneigung, indem er die Verklumpung der Thrombozyten (Blutplättchen) hemmt. Dabei gibt es eine Weinspezialität, die Professor Renaud erforscht hat: Normalerweise führt Alkohol zu einem sogenannten Rebound-Effekt, das heißt, mehrere Stunden nach Zufuhr von reinem Alkohol, zum Beispiel als Spirituosen, ist die Verklumpungsneigung von Thrombozyten wieder deutlich erhöht. Dieser Effekt wird als Folge des alkoholinduzierten Oxidationsstresses angesehen. Wenn eine vergleichbare Alkoholmenge über Rotwein zugeführt wird, läßt sich dieser Rebound-Effekt nicht nachweisen. Bei Weißwein ist ebenso ein günstiger Effekt nachzuweisen, der in der Ausprägung ungefähr zwischen Rotwein und reinem Alkohol liegt.

Der Alkohol im Wein senkt die Konzentration an Fibrinogen, die Faserstoffe zur Pfropfenbildung werden also gemindert. Schließlich fördert Alkohol die sogenannte Fibrinolyse, die Auflösung einmal gebildeter Thromben. Weitere herzprotektive Wirkmechanismen von Alkohol sollten auch noch ins Kalkül gezogen werden. So wirkt er gefäßentspannend und reduziert damit die Gefahr von Koronargefäßkrämpfen unter Streß. Anderseits fördert Alkohol den Blutfluß im Herzen. Bei mäßigem Genuß wirkt er gefäßerweiternd und reduziert damit den Blutdruck. Schließlich hilft er die Insulinkonzentration im Blut niedrig und bei Frauen die Östrogenkonzentration hoch zu halten, beides Aspekte, die ebenfalls mit einem niedrigeren Herzinfarktrisiko in Verbindung gebracht werden.

Keinesfalls weniger bedeutend dürften die zusätzlichen Wirkungen der Polyphenole im Wein ausfallen: Sie senken ebenfalls die Neigung zur Thrombozyten-Aggregation. Sie heben ebenfalls das HDL- und senken das LDL-Cholesterin. Sie sind exzellente Hemmstoffe gegen eine LDL-Cholesterin-Oxidation, ja sie bremsen sogar die Aktivität der Cholesterinfreßzellen. Außerdem wirken sie gefäßerweiternd und gefäßentspannend, senken damit den Blutdruck und beugen Gefäßverkrampfungen unter Streß vor.

Eine zu hohe Zufuhr von Alkohol führt immer zu einer verstärkten Bildung von freien Radikalen im Körper. Die müssen vom Vitamin E abgefangen werden, da sie sonst schädigend wirken. So verbraucht ein übermäßiger Alkoholkonsum die Vorräte an Vitamin E im Körper. Bei der Zufuhr von Rotwein nimmt aber der Gehalt von Vitamin E im Körper nicht ab, offenbar deshalb, weil Rotwein gleichzeitig genügend Antioxidantien mitliefert. Weißwein ist auch noch günstig: sein Effekt liegt zwischen reinem Alkohol und Rotwein.

Das alles hat eine klare Konsequenz: Wenn Wein genau gegen einige entscheidende Faktoren für Herzinfarkt wirkt, diese Faktoren aber mit dem Alter in ihrer Häufigkeit und ihrer Ausprägung von Jahr zu Jahr zunehmen und im Alter gehäuft zu Herzinfarkt führen, dann muß auch gelten, daß es mit höherem Lebensalter immer wichtiger wird, *nicht* auf das tägliche Gläschen Wein zu verzichten. Nicht umsonst sagt ein italienisches Sprichwort: «Der Wein ist die Milch der Alten.» Verehrte Geschlechtsgenossen – lassen Sie sich nicht länger Ihr «Viertele» am Abend verderben, und geben Sie ihren Frauen statt dessen dieses Buch zu lesen! Und erinnern Sie die Dame Ihres Herzens zudem an das, was Wilhelm Busch mit seiner Lebenserfahrung schon wußte: «Rotwein ist für alte Knaben eine von den besten Gaben.»

Jetzt wird deutlich, daß die vielen Studien, die wir in Kapitel 2 und 3 ausführlichst zitiert haben und die so überaus positiv für Wein ausgefallen sind, in der Tat sehr ernst zu nehmen sind. Eine Schutzwirkung des Weines erscheint heute aus medizinischer bzw. physiologischer Sicht plausibel. Je älter die Menschen werden und je mehr Risikofaktoren bereits vorliegen, desto stärker ausgeprägt wird die präventive Wirkung des Weines sein. Ich darf Sie noch einmal daran erinnern, was die beiden amerikanischen Ärzte David Witten und Marvin Lipp im Jahr 1994 errechnet haben:

«Wenn jeder erwachsene Amerikaner täglich zwei Gläser Wein tränke, würden die Herz-Kreislauf-Erkrankungen, die fast die Hälfte aller Todesfälle in unserer Bevölkerung ausmachen, um 40 % abnehmen, und es könnten damit jährlich 40 Milliarden Dollar Kosten (Anmerkung des Verfassers: im Gesundheitswesen) eingespart werden.» Unsere Gesundheitsministerinnen und -minister sowie die Krankenkassen sollte es freuen.

KAPITEL 7

FLÜGEL DEM GEIST
UND SAMT FÜR DIE SEELE

Zuviel Alkohol zerstört unsere grauen Zellen, und die Gehirnmasse nimmt ab. Leibhaftige Beweise des chronischen Schrumpfungsprozesses begegnen einem zwar täglich in diesem Lande, doch verallgemeinern kann man das Thema Alkohol deshalb noch lange nicht. Nicht jeder Alkoholkonsum ist mit Alkoholmißbrauch gleichzusetzen. Da besteht ein entscheidender Unterschied, und es gibt wohl keinen anderen Bereich in unserem Körper, bei dem allein die Dosisfrage so eindeutig zwischen «gut» und «schlecht» unterscheiden läßt. «Wein macht das Gehirn sinnig, schnell und erfinderisch, voll von lebenden, feurigen und ergötzlichen Gedanken», schrieb zum Beispiel William Shakespeare, nicht gerade einer, dem man geistige Behinderung unterstellen mag. Johann Wolfgang von Goethe soll täglich eine Flasche Wein genossen haben. Er wurde damit 83 Jahre alt, was selbst für heutige Verhältnisse ungewöhnlich ist. Geschadet hat es seiner Gesundheit offenbar wenig, seinem Werk offenbar genutzt: «Andere verschlafen ihren Rausch, meiner steht auf Papier», verriet er einmal das Geheimnis seiner schöpferischen Kraft. Eine schier endlose Litanei wäre anzuführen, sollte ich alle kreativen Köpfe dieser Erde, die dem Wein zugetan waren, auflisten. Wo wäre unsere europäische Kultur ohne all die hochverehrten Persönlichkeiten, die auf die tägliche Ration Wein zur Anregung ihrer intellektuellen und künstlerischen Fähigkeiten bauten.

Daß das kein Schmus ist, kann die Hirnforschung inzwischen belegen. Alkohol wirkt in geringen Dosen aktivierend auf das Nervensystem. Wein erweitert die Blutgefäße und regt damit die Hirndurchblutung an, womit wiederum die Sauerstoffversorgung der Hirnzellen

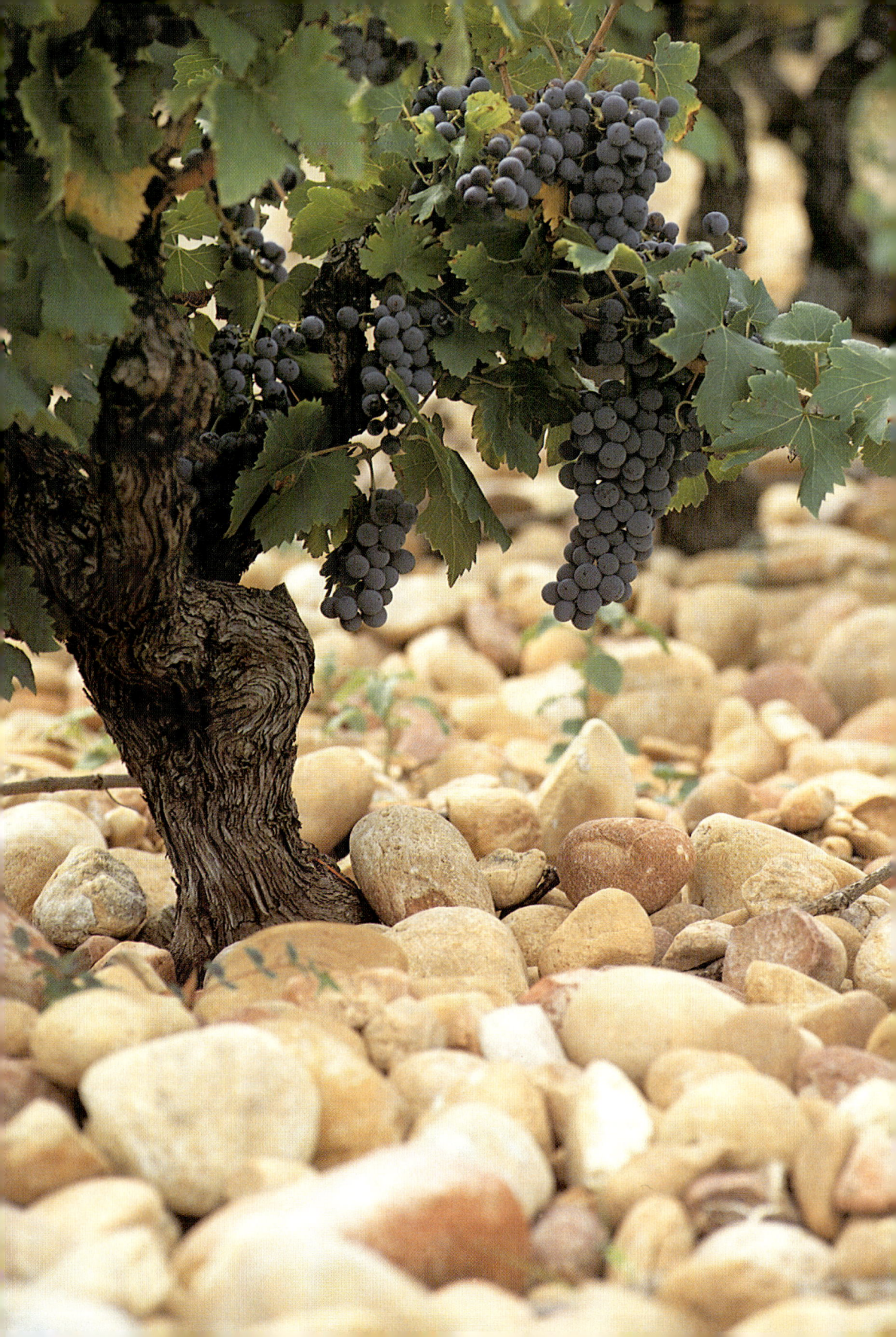

verbessert wird. Eine geringe Alkoholdosis kann das Kurzzeitgedächtnis sogar schärfen und die kognitive Leistungsfähigkeit unterstützen. Durch regelmäßiges, aber mäßiges Trinken von Wein kann offenbar dem altersbedingten Abbau der Gehirnleistung vorgebeugt werden. Das jedenfalls war das Ergebnis einer Langzeitstudie an 4000 Männern, in der gezeigt wurde, daß die Weintrinker geistig frischer waren als ihre «weinlosen» Altersgenossen.

Eine zu hohe Alkoholzufuhr dagegen dämpft das Nervensystem. Mit steigender Dosis läßt die Konzentrations- und Koordinationsfähigkeit merklich nach. Ab einer Blutalkoholkonzentration von 1,0 ‰ ist das Reaktions- und somit auch das Fahrvermögen für die meisten Menschen nachweisbar eingeschränkt. «Don't drive drunk!» lautet die Parole in den USA – Stevie Wonder machte sie zum Hit. Die gesetztliche Grenze von 0,8 ‰ am Steuer in vielen Ländern der Welt erscheint insofern sinnvoll. Mit einem Gläschen Wein, zum Essen genossen, werden gesunde Erwachsene diese Grenze lang nicht erreichen. Auch sind die Fahrleistungen von vielen verschiedenen Faktoren abhängig, nicht nur vom Alkohol. Es ist auch bekannt, daß es große individuelle Unterschiede gibt, und manch einer mag mit 0,8 ‰ möglicherweise sogar besonders leistungsfähig sein. Über den Sinn streng festgelegter Promillegrenzen zu diskutieren ist schwierig. Dieses Thema ist äußerst komplex, man könnte zweifelsohne mehrere Bücher damit füllen. Tatsache ist jedenfalls, daß Sie vom Gesetzgeber, zumindest in Deutschland, schon ab einem Alkoholpegel von 0,3 ‰ zur Verantwortung gezogen und bei Verwicklung in einen Unfall mit drastischen Strafen belegt werden (siehe Kapitel 10). Allein aus diesem Grund sollten Sie niemals mehr als ein Gläschen Wein zum Essen trinken, sofern Sie anschließend ans Steuer müssen oder wollen.

Eindeutig ist die Situation bei chronischem Alkoholmißbrauch. Er kann nicht nur zu Sucht und körperlichem Raubbau führen, sondern zu Sinnestäuschungen und Wahnvorstellungen. Psychische Abhängigkeit und massive Persönlichkeitsstörungen mit all den anderen

Überwiegend aus grobem Kies sowie kleinen Flußsteinen besteht der Boden des berühmten Weinortes Châteauneuf-du-Pape im unteren Rhonetal.

verheerenden Folgen sind zu erwarten. Dazu gehören auch eine fortschreitende Einschränkung der Intelligenz- und Gedächtnisleistung, unkontrolliertes und aggressives Sozialverhalten und weitere Nebeneffekte, die es nicht zu rühmen gilt (siehe Kapitel 10). Als Alkoholiker sollte man den Führerschein am besten gleich abgeben. Wahrscheinlich ist das naiv gedacht, doch wollen wir hier nicht länger die bekannten Folgen des Alkoholismus beschwören. Die sind von kompetenten Leuten in zahlreichen Veröffentlichungen eingehend beschrieben worden. Ich hingegen möchte auf die weniger bekannten, aber ebenso vielfältigen positiven Seiten des maßvollen Weingenusses aufmerksam machen. Bei moderatem Weinkonsum sind die beschriebenen negativen Effekte jedenfalls nicht zu befürchten.

Das Herstellen und Konsumieren von vergorenen Getränken ist ein altüberliefertes Gut in fast allen Kulturen der Menschheitsgeschichte. Der Wein erlebte im antiken Griechenland seine erste Blütezeit. Über die Folgen des Weinkonsums wußte man damals offenbar bestens Bescheid. Wie weise und brandaktuell mutet zum Beispiel die Betrachtung des Themas «sinnvolle Dosis» an, die Eubulos um 375 v. Chr. niederschrieb: «Drei Schalen mische ich für die Mäßigen: eine für die Gesundheit, sie wird zuerst geleert, die zweite ist für die Liebe und für die Freude, die dritte für den Schlaf. Ist diese Schale ausgetrunken, dann gehen weise Gäste heim. Die vierte Schale ist nicht mehr für uns, sondern für die Hitzigkeit, die fünfte für Ungestüm, die sechste für trunkenes Lärmen, die siebte für ein blaues Auge, die achte für die Polizei, die neunte für üble Galle und die zehnte für Toben und Zerschlagen der Möbel.» Dem ist auch am Ende des 20. Jahrhunderts nichts hinzuzufügen.

Mit «et sanitas» oder «et felicitas» sollte man das bekannteste Sprichwort über den Wein ergänzen. Jeder, der einmal die Wirkung von Wein kennengelernt hat, wird bestätigen, daß bereits eine geringe Dosis das Wohlbefinden merklich heben kann. Schon nach einem Glas Wein beginnt man, das Leben wieder von der schöneren Seite aus zu betrachten. Wein gehört wie Schokolade und Zucker, Kaffee oder Tee zu den Nahrungsmitteln, die in den Gehirnstoffwechsel eingreifen und euphorisierend wirken können. Sie sind Nahrung und Balsam für die Seele. Der Alkohol im Wein beeinflußt einen Stoff im

Zentralnervensystem, der das Gedächtnis, den Appetit, die Impulsivität und die Angst, ja das ganze Verhalten, die Stimmung und das Lebensgefühl steuert. Er heißt Serotonin und wird im Gehirn aus einem Eiweißbaustein mit dem Namen Tryptophan gebildet. Tryptophan führen wir uns mit eiweißhaltiger Nahrung zu. Es wird im Gehirn *peu à peu*, im Laufe von einigen Stunden, wieder abgebaut. Genügend Tryptophan führt zu genügend Serotonin, und je mehr Serotonin, desto mehr «gute Nachrichten» meldet das Hirn. Wird wenig Serotonin gebildet, fällt die Stimmung merklich. Nicht verwunderlich, daß man bei depressiven Menschen häufig einen niedrigen Serotoninspiegel im Gehirn nachweisen kann. Und es ist wohl kein Zufall, daß viele Psychopharmaka genau auf den Serotoninstoffwechsel einwirken.

Wer würde nicht gerne jeden Tag einen ausreichend hohen Serotoninspiegel erreichen? Ein altbewährtes Mittel dafür ist Zucker. Denn der oft geschmähte Zucker, weißer wie brauner, sowie damit gesüßte Nahrungsmittel lassen die Tryptophankonzentration im Gehirn ansteigen und damit genügend Serotonin entstehen. Was können Sie anstellen, damit Ihr Serotoninspiegel dann möglichst lange oben bleibt? Machen Sie einen Spaziergang an der Sonne und lassen Sie sich bei Einbruch der Dunkelheit zu einem gemütlichen Glas Wein verführen! Es sind diese drei Bereiche in unserem Leben, die bewirken, daß die Serotoninkonzentration im Gehirn nicht so schnell abgebaut wird: Sonnenlicht, Bewegung und Alkohol. Auf die Bedeutung von Sonne und Bewegung werden wir in einem späteren Kapitel noch eingehen. Hier geht es um Alkohol, und der schenkt uns im Wein eine seiner angenehmsten Eigenschaften. Er hemmt den Abbau von Serotonin. Für eine bessere Stimmung in unserem Körper ist dann gesorgt. «Der Wein erfreut des Menschen Herz», schrieb Goethe, und zahlreiche weitere Kommentare des Johann Wolfgang in diesem Zusammenhang lassen ahnen, daß er wußte, wovon er schrieb.

Eine gewisse Portion Anspannung, Sorge und Angst gehören zu unseren Überlebensstrategien. Sie erhöhen die Wachsamkeit und die Konzentrationsfähigkeit, mit schwierigen Situationen umzugehen. Ohne sie würden wir blind in jede Gefahr laufen und wahrscheinlich frühzeitig umkommen. Das Problem ist die chronische, die übermäßige Anspannung. Dauernde innere Unruhe und chronische Schlafstörungen gehören zu den dunklen Seiten unseres heutigen Lebens. Wer sie abschütteln kann, darf sich glücklich schätzen. Wenige können das. Valium und andere Psychopharmaka stehen auf der Hitliste der Medikamente weltweit ganz oben. Tatsächlich zeigen Valium und Alkohol eine ganz ähnliche Wirkung, wobei das Medikament deutlich mehr unerwünschte Nebenwirkungen nach sich zieht. Erfahrene Mediziner empfehlen deshalb seit Urzeiten schon ihren gestreßten Patienten Wein. Schon ein Glas, und die Spannungen lösen sich, man wird gelassener. Zum Abendessen genossen, fördert es den Schlaf.

Das Nationale Institut für Alkoholmißbrauch und Alkoholismus in den Vereinigten Staaten von Amerika hat den wissenschaftlichen Kenntnisstand im Jahre 1992 zusammengefaßt und folgende Schlußfolgerung gezogen: «Eine niedrige Dosis Alkohol vermag Streß abzubauen, das Selbstwertgefühl und allgemeine Wohlbefinden zu fördern, Anspannung und Unsicherheit abzubauen.» Doch Vorsicht – viel hilft nicht viel! Wiederum ist es einzig die moderate Dosis, die die erhofften Effekte bewirkt. Zu viel davon, und genau das Gegenteil kann erreicht werden: Unruhe, Herzklopfen, Angst, Schlafstörungen usw.

Wer gut und ausreichend schläft, kann sich besser regenerieren. Ein erholter Körper und ein erfrischter Geist können sich wieder besser auf schwierige Situationen einstellen. Coping nennt man das in der Medizin. Oft beschrieben, selbst probiert und zur Nachahmung empfohlen: Nach einem Glas Wein erhöht sich die Fähigkeit, schwierig erscheinende Probleme zu lösen. Wer weiß – wenn ich das nicht beherzigt hätte, wär möglicherweise dieses Buch nie vollendet worden . . .

«Regen läßt das Gras wachsen, Wein das Gespräch», heißt ein altes schwedisches Sprichwort. Die Kommunikation ist der Schlüssel zu einem erfolgreichen und erfüllten Leben in unserer Gesellschaft. Ein wenig Wein fördert die Kommunikation. Wahrscheinlich hat jeder von Ihnen, verehrte Leserinnen und Leser, diese Erfahrung schon einmal gemacht. Zuviel Wein dagegen stört die Kommunikation. Auch dies dürfte Ihnen nicht verborgen geblieben sein.

Ob jetzt ein Mensch aus diesen Gründen Wein quasi als Psycho-mittel trinken sollte, mag ich nicht entscheiden. Das sollte jedem selbst überlassen bleiben. Doch wer gerne Wein trinkt, dem kann versichert werden, daß eine maßvolle Menge keine negativen, sondern ausschließlich positive Wirkungen auf Geist und Seele ausübt. Wenn es heute sogar wissenschaftlich bewiesen und begründet ist, daß Wein negativen Streß reduziert, euphorisierend wirkt und Depressionen be-kämpft, das Selbstwertgefühl hebt, das allgemeine Wohlbefinden stei-gert und damit die Lebenskraft erhöht, dann können Sie getrost fol-gern, daß «Täglich Wein» – genügend, aber nicht zuviel – auch Ihre Lebensqualität verbessern wird.

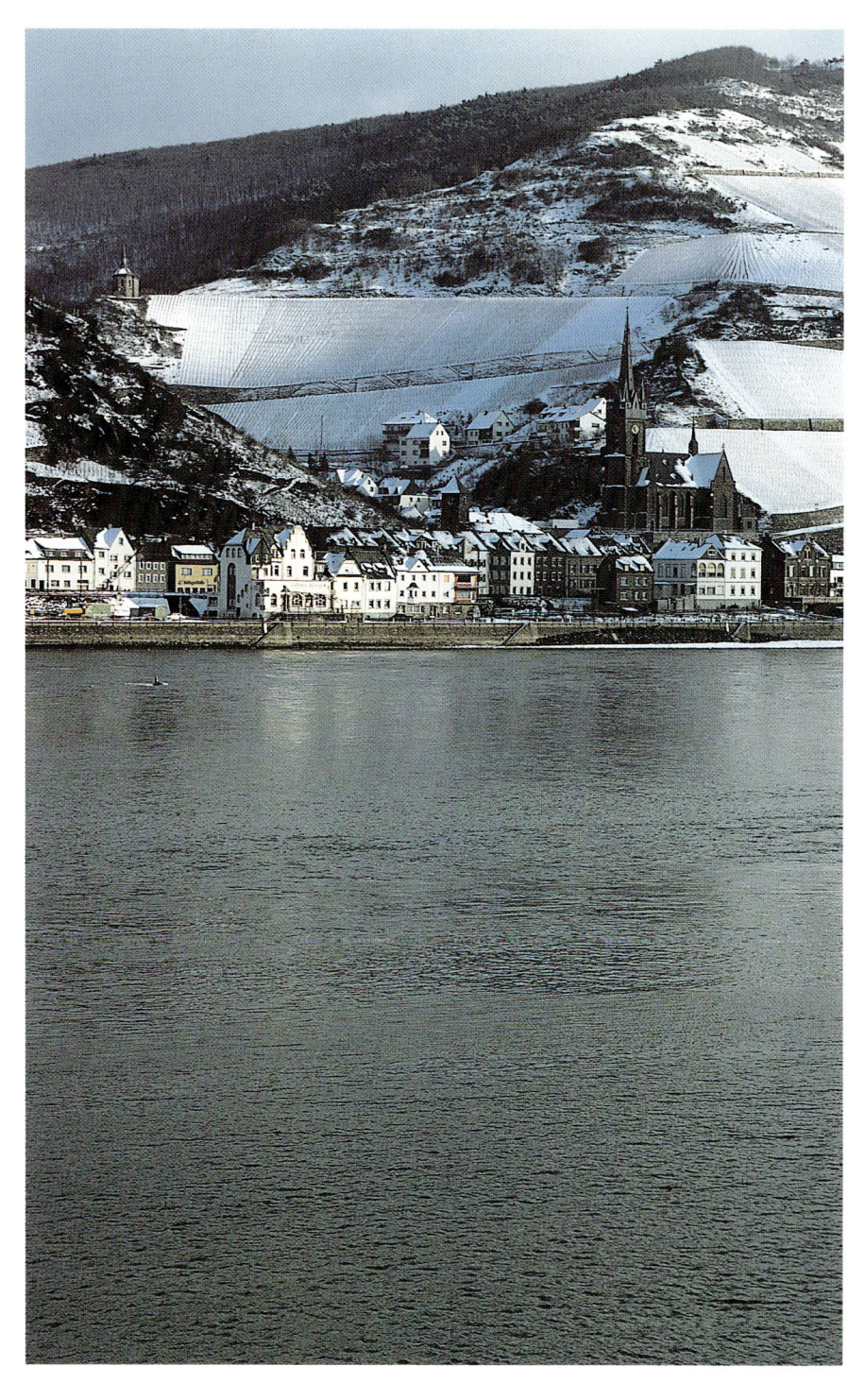

KAPITEL 8

KEINE CHANCE FÜR MONTEZUMA

Die alten Griechen haben es getan, die Römer taten es ihnen gleich, und ihre Nachfahren tun es heute noch, auch die stolzen Spanier tun es, aber die Franzosen, die taten es damals und tun es heute noch häufiger als alle anderen: Sie trinken Wein zum Essen, meist pur, manchmal auch mit Wasser verdünnt. Sie tun es, weil er ihnen mundet, und sie tun es, weil er ihnen wohl bekommt. Dem Wein geht seit der Antike der Ruf voraus, die Verdauung zu fördern und vor Magen-Darm-Infektionen zu schützen.

Das traditionelle Getränk zu den Mahlzeiten im alten Griechenland war eine Schorle, allerdings eine arg verdünnte. Das gönnten sich selbst die einfachen Leute. Man mischte drei Teile Wasser mit einem Teil Wein. Nicht nur, daß das bei glühender Hitze ausgezeichnet den Durst löschte. Sie wußten damit auch einer leidigen Erfahrung vorzubeugen. Sobald sie ihr Wasser mit Wein vermischten, blieben wie durch ein Wunder die gefürchteten Bauchschmerzen und der peinigende Durchfall aus.

Daß Wein sich eines Tages auch als wirksam gegen lebensbedrohende Seuchen herausstellen könnte, das hätten wohl selbst die Heilkundigen der Antike nicht zu wagen gehofft. Im Jahre 1721 wurden in Marseilles vier Diebe dazu verurteilt, die zahlreichen Opfer einer damals schrecklich wütenden Pestepidemie einzugraben. Die Viererbande steckte sich dabei zum Erstaunen der Oberen nicht an, denn sie war immun. Nach ihrem Geheimnis gefragt, gaben die schlauen Gauner an, daß Sie sich täglich ein Gebräu aus Knoblauch und Wein

Lorchhausen ist mit seinen 90 ha Rebbergen, die seit Generationen gepflegt werden, stromabwärts gesehen der letzte Weinbauort im Rheingau.

eingeflößt hatten. Dieses Wundermittel ist bis heute in Frankreich als *vinaigre des quatre voleurs* erhältlich. Es waren wohl beide Ingredienzen, die sich als hilfreich erwiesen – der Knoblauch und der Wein.

Und noch einmal waren es Franzosen, die ihrem geliebten Wein das Leben verdanken konnten. Während eine schlimme Choleraepidemie Ende des 19. Jahrhunderts die Pariser nur so dahinraffte, blieben die Weintrinker davon verschont. Das fiel auf. Später überprüfte ein gewisser Dr. Alois Pick diesen Zusammenhang. In einem wagemutigen Experiment versetzte er Rotwein, Weißwein, mit Wasser verdünnten Wein oder reines Wasser jeweils mit einer bestimmten Menge Cholerabazillen. Im Wasser überlebten die lebensgefährlichen Mikroorganismen, aber im Wein und sogar auch im verdünnten Wein starben sie innerhalb von 15 Minuten ab.

Auf diese Erkenntnisse sollte sich unsere mobile Jet-set-Gesellschaft wieder besinnen. In der heutigen Zeit, in der Neckermann es möglich macht, daß Kölner Kegelklubs zu «Heilig Drei Könige» am Strand von Acapulco braten und Düsseldorfer Damenkränzchen ganzjährig Mallorca unsicher machen, haben Kohletabletten im Gepäck Hochkonjunktur. Wer fürchtet sich nicht vor Montezumas Rache? Magen- und Darminfektionen drohen auf Reisen in die warmen Länder. Dauer und Häufigkeit der Gänge zum Örtchen sind ein beliebtes Urlaubsthema. Doch wenn Kohle zum Zug kommt, ist es ja schon zu spät. Vorbeugen ist immer besser als Heilen. Deshalb ist dann bei aufgeklärten Reisenden jede Art von Alkoholika als überaus segensreich im Gespräch, vor allem wenn es gilt, den morgendlichen Griff zur Flasche zu rechtfertigen. Nach dem Motto «Alkohol desinfiziert» wird meist vorgegangen – je härter, desto besser.

Eine amerikanische Arbeitsgruppe am Medical Center der American Army in Honolulu (Hawaii) unter der Leitung von Dr. Martin Weisse hat sich in jüngster Zeit der Frage angenommen, mit welchem einfachen Mittel man der sogenannten Reise-Diarrhoe effektiv vorbeugen kann. In einer Serie von Experimenten haben die amerikanischen Forscher nun alle für Durchfall verantwortlich zu machenden Bakterien auf ihre Widerstandsfähigkeit gegen Wismut, gegen reinen Alkohol, gegen Tequila und gegen Weiß- und Rotwein getestet; Wismut gilt gemeinhin als besonders wirksam.

Was dabei herauskam, hätte die Brust der alten Griechen vor Stolz schwellen lassen. Wein, selbst mit Wasser verdünnt, und vor allem der Weißwein ist im Abtöten der ungeliebten Bakterien allen anderen bei weitem überlegen. Wismut wirkt zwar auch einigermaßen, aber die neutrale, zehnprozentige Alkohollösung zeigt nur eine sehr dürftige Wirkung, und der Tequila wirkte auch nicht viel besser. Selbst die Salzsäure im Magen führt nicht zu einem so guten Resultat wie Wein. Der Magensaft hat natürlich eine gewisse desinfizierende Wirkung, dafür ist sie ja schließlich auch gedacht, aber dennoch läßt sie den kleinen Peinigern mehr Chancen als Wein. Die amerikanischen Forscher meinen, daß es auf die richtige Kombination ankäme: die natürlichen Säuren und der Alkohol im Wein – gemeinsam sind sie stärker.

Die entscheidende Substanz für die desinfizierende Wirkung des Weins ist – wen könnte es noch überraschen – ein Phenol. Es wird während des Gärungsprozesses aus den Schalen gelöst und geht in die Flüssigkeit über. Erstaunlicherweise steigt mit dem Alter auch die antibakterielle Wirkung. In zehn Jahre altem Wein ist sie am stärksten, danach nimmt sie allmählich wieder ab. Daß eine Desinfektion mit Weißwein ausgeprägter und effektiver wirkt als mit Rotwein, weiß man zwar, allein der Grund hierfür ist noch nicht geklärt. Das sollte Sie in Zukunft dazu animieren, gerade auf Reisen in südlichen und tropischen Gefilden nicht auf ein Gläschen Weißwein zum Essen zu verzichten. Kennen Sie eine angenehmere Methode, die Bakterien, die sich unsichtbar auf jeder Speise breitgemacht haben, zu bekämpfen und sich vor Montezumas Rache zu schützen?

Somit bestätigt die moderne Forschung eine uralte Tradition. Das spricht für das Wissen der alten Griechen, und es spricht vor allem für Wein! Wein hat allerdings noch mehr zu bieten. Seit jeher schreibt man ihm eine verdauungsfördernde Wirkung zu, wobei mit Verdauung nicht das gemeint ist, was der Volksmund gemeinhin damit bezeichnet. Wenn Ihre Krankenschwester Sie fragt, ob Sie heute schon Verdauung gehabt haben, dann meinen beide unausgesprochen die Sache, die eigentlich *nach* der Verdauung übrigbleibt. Wenn dieses Geschäft erfolgreich abgeschlossen werden kann, so ist dies das untrügliche Zeichen, daß die Verdauung noch funktioniert. Unter

«Verdauung» versteht man im eigentlichen Sinn die mechanische und chemische Aufspaltung der Nahrungsmittel in ihre kleinsten Bestandteile. Das geschieht mit Hilfe der Zähne und der Verdauungssäfte in Mund, Magen und Dünndarm. Erst wenn die Nährstoffe als winzig kleine Moleküle vorliegen, können sie durch die Schleimhaut des Dünndarmes wandern, in den Blutkreislauf einströmen und in den Körperzellen als Bau- oder Energiestoffe zum Einsatz kommen.

Die Verdauung, sehr verehrte Leserinnen und Leser, beginnt im Mund. Schließen Sie Ihre Augen, und stellen Sie sich jetzt einmal Ihre Lieblingsspeise vor, wie sie ihnen auf blütenweißem Teller an einem festlich dekorierten Tisch serviert wird. Allein der Gedanke daran wird Ihnen das «Wasser» im Mund zusammenlaufen lassen. Sie kennen den Anblick: Echte Weinkenner bzw. solche, die dafür gehalten werden wollen, stecken ihre Nase tief in den Bauch des Glases, bevor sie den ersten Schluck des auserwählten Tropfens auf die Zunge rinnen lassen. Man prüft die Reichhaltigkeit des Aromas, und der anregende Duft wird die Speicheldrüsen zur Arbeit anregen. Der Gedanke und gar erst der Anblick des schlanken Kelches, auf dem der gutgekühlte Wein die Tropfen des Kondenswassers perlen läßt, kann genügen. Wenn erst das würzige Aroma des dampfenden Bratens sich in perfekter Harmonie an den feinen, frischen Duft des Weins anschmiegt und beide vereint die Nervenendigungen des Riechorganes streicheln, können aus dem Bächlein schon mal reißende Ströme werden. Dann der erste Schluck, das Benetzen der Zunge, das Schmecken der feinen Fruchtsäuren, des harmonischen Zuckers, der flüchtigen Mandeltöne – das regt die Drüsen weiter an, der Speichelstrom schwillt noch an. Ob Sie dann essen oder nicht, er wird weiter fließen, bis zu einer Stunde oder mehr. Der Wein hat Sie eingestimmt auf das, was ihr Körper nun zu leisten hat – Verdauungsarbeit.

Der Speichel enthält die ersten Verdauungsenzyme. Die einen spalten die Stärke und die komplexen Zucker. Andere beginnen bereits damit, das Fett anzuverdauen. Je länger Sie kauen und genießen und dazu ein Schlückchen Wein nehmen, desto mehr Speichel und Verdauungsenzyme werden in Ihrem Organismus produziert. Nebenbei wird damit noch die Speiseröhre geschmiert, damit der Braten besser rutscht.

Ein weiterer Vorteil des Weins liegt in seiner prophylaktischen Wirkung vor Karies. Mundbakterien sind bekanntlich für den Zahnverfall verantwortlich. Sie stürzen sich auf alle Speisereste auf und zwischen den Zähnen und verleiben sich die übriggebliebenen Kohlenhydrate ein, verdauen diese, scheiden aber wie zur Strafe aggressive Säuren aus, die den Zahnschmelz angreifen. Zwei Abwehrstrategien gibt es folglich gegen Karies. Entweder man entfernt die Speisereste, oder man tötet die Bakterien. Ein reißender, dünnflüssiger Speichelfluß ist eine hervorragende Möglichkeit, in den Zahnzwischenräumen – da, wo keine Bürste der Welt noch schrubben kann – Speisereste wegzuspülen. Außerdem enthält Speichel all die Materialien, die der Zahnschmelz benötigt, um kleine Säureschäden wieder zu kitten. Die zweite Möglichkeit ist der Einsatz von Waffen gegen die Mundbakterien. Sie wissen es – der Wein vereint beide Strategien. Können Sie sich eine schönere Waffe gegen Karies vorstellen als ein paar Schlucke eines köstlichen Weins?

Da kommt die nächste Erkenntnis noch zupaß. Der Käse, sehr verehrte Leserin, sehr verehrter Leser, jawohl, der normale Käse schützt ebenfalls vor Karies. Jeder traditionelle Käse, von jeder beliebigen Sorte, Käse mit Löchern und ohne Löcher, hilft Löchern im Zahn vorzubeugen. Sei es nun Zufall oder Methode der Franzosen und der Italiener: Jedenfalls sollten Sie jetzt wissen, welche Nachspeisenkombination Ihre Speisefolge alleine sinnvoll abschließen kann.

Sobald der Wein in den Magen gelangt, stimuliert er dort die nächsten Drüsen. Wein lockt Magensaft und Magensäure. Das ist gut so, denn die darin enthaltene Salzsäure hilft mit, den diversen unerwünschten und möglicherweise unfreundlichen Mikroorganismen auf unserem Essen den Garaus zu machen. Außerdem bringt Wein die Magenzellen dazu, vermehrt Gastrin zu bilden. Das ist das Hormon, das wiederum die Bildung von eiweißspaltenden Enzymen im Magensaft anregt. Ganz nebenbei bringt Wein noch die Durchblutung der Magenmuskeln auf Trab, worauf diese sich stärker kontrahieren. Damit erreicht man wiederum eine verbesserte Durchmischung des Mageninhalts, und der Nahrungsbrei wird fleißig in Richtung Magenausgang geschoben.

Gerade ältere Menschen, deren Verdauungsorgane nicht mehr optimal funktionieren und dann über zu wenig Magensäure verfügen, berichten von der wohltuenden Wirkung von Wein. Er verfügt über einen natürlichen Gehalt an Säure, die in der Stärke den Magensäften sehr nahe kommt. Der Genuß eines säurebetonten Weißweins komplementiert die Verhältnisse im Magen und bremst nicht die Magensäureproduktion, sondern fördert sie. Wein zum Essen kann als einfaches und praktikables Mittel bei Magensäuremangel eingesetzt werden. Keine Angst, der Alkoholgehalt im Wein ist niedrig genug, daß damit nicht die Magenschleimhaut und ihr Schutzmantel gegen die Säure angegriffen oder gar zerstört wird. Bei Alkoholika ab 14 Vol.-% Alkoholkonzentration wird es dann für die Schleimhaut langsam ungemütlich, und das Risiko für Schäden wächst.

Schließlich stimuliert Wein auch noch die Produktion eines weiteren Hormons, des Sekretins, das seinerseits die Bauchspeicheldrüse und die Leber zur Produktion ihrer Säfte für den Verdauungsprozeß im Dünndarm anregt. Die Bauchspeicheldrüse, auch der Pankreas genannt, ist die wichtigste Verdauungsdrüse. Ihr Sekret enthält sieben verschiedene Enzyme zur Aufspaltung unserer Nahrungsmittel, und sie produziert auch noch Insulin zur Regulierung des Blutzuckerspiegels. Nach der Durchmischung des Nahrungsbreis mit den Verdauungssäften im Dünndarm findet die eigentliche Verdauung statt. Erst wenn die Nahrungsmittel in ihre kleinsten Bestandteile aufgespalten sind, können sie von der Wand des Dünndarms aufgenommen und an das Blut weitergegeben werden.

Wein kann also auch die Bildung der Pankreassekrete merklich stimulieren, und der Effekt hält nach einem Glas Wein über eine Stunde an. Das ist ein besonders berechtigter Grund, warum er als verdauungsfördernd bezeichnet wird. Außerdem weisen einige Studien darauf hin, daß der Alkohol im Wein der Bildung von Gallensteinen vorbeugen kann. Bei Frauen sollen 15 g pro Tag, das heißt ein bis zwei Gläschen Wein, und bei Männern 40 g pro Tag, also etwa bis vier Gläschen Wein, vor Cholesterin-Gallensteinen schützen.

Schließlich kommen wir doch noch einmal auf den Schlußakt des ganzen Prozesses zu sprechen. Wie Sie vielleicht selbst wissen, gehört die Verstopfung zu den weitverbreiteten Plagen der westlichen Gesellschaft. Die Gründe sind vielfältig, wobei nicht nur der oft beklagte Mangel an Ballaststoffen in der Nahrung eine Rolle spielt. Auch die angespannte Psyche schlägt uns dabei das eine um das andere Mal ein Schnippchen, vor allen Dingen, wenn wir uns auf eine Reise begeben. Und so rundet es das erfreuliche Bild eigentlich nur noch ab, wenn ich ihnen verspreche, daß der Genuß von einigen Gläschen Wein am Tag auch diesem Problem abhelfen kann. Das ist keinesfalls eine neumodische Erfindung, sondern basiert wiederum auf einer alten Volksweisheit. Sie gerät leider langsam in Vergessenheit oder wird auf Kosten der furchtlosen Einnahme staubtrockener Weizenkleie oder grauenerregender Früchtewürfel zurückgedrängt.

Wein gehört zu einem guten Essen wie das Salz zur Suppe. Wer gerne Wein trinkt, sollte ihn auch aus medizinischen Gründen unbedingt zum Essen und nicht zwischen den Mahlzeiten zu sich nehmen. In einer wissenschaftlichen Untersuchung, die amerikanische Forscher an 15 000 Italienern durchgeführt haben, kam als Ergebnis heraus, daß diejenigen, die ihren Wein zwischendurch tranken, eine allgemein höhere Anfälligkeit gegenüber verschiedenen Krankheiten aufwiesen und viermal häufiger starben als diejenigen, die Wein überwiegend zum Essen tranken.

Was lernen wir aus alledem? Ein Gläschen Wein zu unseren Speisen hebt nicht nur den Genuß, sondern fördert die Magen- und Darmfunktion und trägt damit entscheidend zu unserem Wohlbefinden und zu unserer Gesundheit bei.

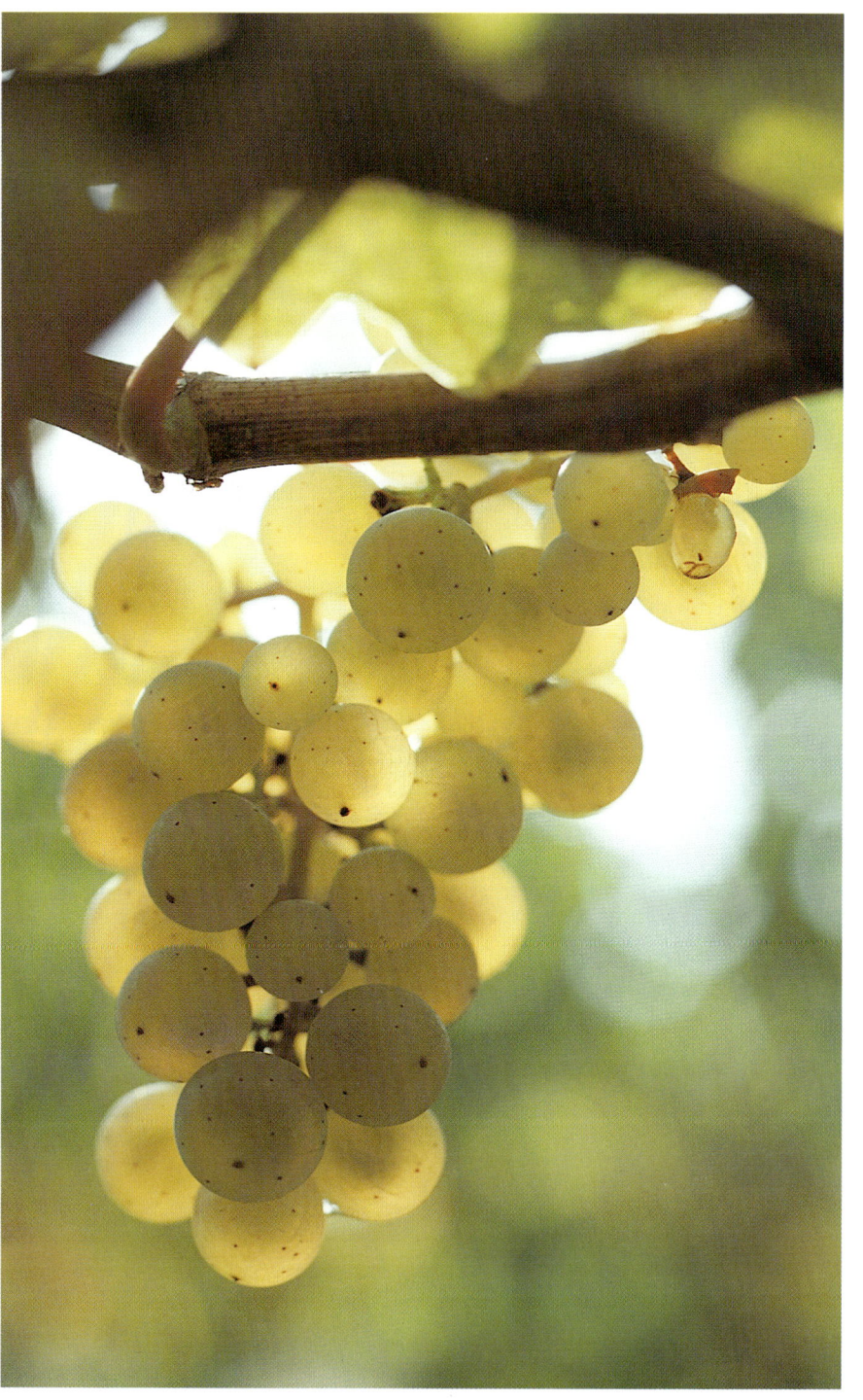

KAPITEL 9

SCHLANK MIT WEIN

Wir sind zu dick und werden immer dicker, in Deutschland wie in anderen Ländern der westlichen Welt. Das sagt uns nicht nur das Modediktat, das bestätigen auch die Mediziner. Je deutlicher das Übergewicht, desto höher das Risiko für Knochen- und vor allem für Herz-Kreislauf-Erkrankungen. Bekanntlich prädisponiert Übergewicht zu Bluthochdruck, Diabetes mellitus sowie zu hohen Blutfettwerten – allesamt Risikofaktoren für Herzinfarkt. Der Grund, so wird uns suggeriert, liegt nicht nur darin, daß wir zu viel, zu fett und zu süß essen, sondern daß wir zuviel Alkohol trinken. Es steckt auch in Alkohol verwertbare Energie, gefürchtete Kalorien, die sich in Form von Speck auf den Hüften ablagern.

Also fettarme Diät halten und weniger Alkohol konsumieren – lautet die Patentlösung. Daß Diäten allein auf Dauer wenig bis gar keine Fettschmelze bewirken, hat sich mittlerweile herumgesprochen. Den Grund hierfür möchte ich jetzt nicht erörtern. Daß aber ein genereller Verzicht auf Alkohol auch kaum jemandem sichtbar helfen wird, diese Erkenntnis ist unter den Gesundheitsaposteln noch relativ wenig verbreitet; macht ja auch keinen Sinn und darf folglich auch nicht sein. In einem Gramm Alkohol sind schließlich 7 kcal (Kilokalorien) enthalten, sogenannte leere Kalorien, da sonst keine Nährstoffe enthalten sind. Wenn man sich *die* wenigstens bei dem sonst so üppigen Essen spart, *muß* man einfach abnehmen – so das Dogma.

Peinlich nur, daß die wissenschaftlichen Untersuchungen etwas ganz anderes zeigen. Als man in verschiedenen großen Studien, an

101

Die heute weltweit verbreitete Weißweinsorte Riesling soll aus dem Rheintal stammen und bereits zu Römerzeiten angebaut worden sein.

Tausenden von Menschen, genau untersuchte, was und wie viel dicke bzw. dünne Menschen essen und trinken, stieß man wieder einmal auf ein Paradox. Es ist zum verzweifeln, aber gerade die Dicksten tranken besonders wenig Alkohol. Bei Frauen fand man sogar das Phänomen, daß sie um so schlanker waren, je mehr Alkohol sie getrunken hatten – das ist gesichert. Dieser Effekt scheint leider weniger ausgeprägt auf Männer zuzutreffen. Bei ihnen macht Alkoholkonsum in einem gewissen Bereich weder dünn noch dick.

«Ist ja logisch», werden Sie jetzt sagen, «wer viel Alkohol trinkt, der ißt dafür weniger.» Auf diese grandiose Idee sind die Wissenschaftler natürlich auch schon gekommen und haben diese Frage mit untersucht. Fehlanzeige! Die Dünnen mit Alkohol hatten nicht an Essenskalorien gespart. Unserer arg verunsicherten Logik bleibt jetzt nur noch ein Argument: Dann waren sie eben körperlich aktiver. Fehlanzeige! Denn auch das trifft offenbar nicht zu.

Zur Lösung dieses Rätsels, dieses «Alkoholparadoxes», führt allein eine schon ältere Erkenntnis. Deren Akzeptanz wird aber durch ein Dogma massiv behindert. Es steht inzwischen auf einem immer wackligeren Sockel. Stürzen wir es also: Kalorien sind nicht gleich Kalorien! Mit der Energiemenge, die in Alkohol steckt, läßt sich zwar ein Feuerchen entfachen, und sie kann im sterilen Laborversuch präzise gemessen werden. Was unser Körper jedoch mit den Alkoholkalorien treibt, ist eine ganz andere Geschichte.

In ihrer klassischen Untersuchung konnten die beiden Wissenschaftler Pirola und Lieber schon im Jahr 1972 auf die Sonderrolle des Alkohols aufmerksam machen. Unter kontrollierten Bedingungen im Stoffwechsellabor verfütterten sie zusätzlich zu einer quantitativ und qualitativ ausreichenden Kost täglich 2000 kcal, entweder als Alkohol oder als Schokolade. Während die Schokoladeesser einen starken Gewichtszuwachs beklagten, blieben die mit Alkohol Genährten schlank. Welche Mechanismen genau dahinterstecken, ist nicht aufgeklärt. Einiges weist darauf hin, daß Alkoholkalorien möglicherweise den Stoffwechsel so weit anregen, daß die Verbrennung anderer Nährstoffe damit angeheizt wird.

Eines ist jedoch schon sicher. Ab einer gewissen Dosis kann der Körper einen Teil des Alkohols nicht mehr mit Hilfe seines spezifischen alkoholspaltenden Enzyms ADH (Alkoholdehydrogenase) abbauen, sondern muß ein anderes System hinzuziehen. Es heißt MEOS (mikrosomales Ethanol-oxidierendes System) und wird in den Mitochondrien der Körperzellen angeworfen. Auf diesem Weg kann aus Alkohol keine verwertbare Energie, das heißt keine dick machenden Kalorien, erzeugt werden. Statt dessen wird sie als Wärmeenergie abgegeben. Doch Vorsicht: Wenn Sie jetzt jubilieren, weil Ihnen schon eine «Alkoholdiät» vorschwebt, muß ich Sie warnen! Dieser alternative, schlank machende Weg, der immer bei hoher Alkoholzufuhr eingeschlagen wird, genau der führt zur Bildung der gefürchteten «freien Radikale» in den Leberzellen. Die machen ihrem Namen alle Ehre und zerstören ihre «Umwelt». Langfristig sorgen sie für die nicht umkehrbare Schädigung der Leber. Deshalb sterben schwere Alkoholiker frühzeitig – wenn auch schlank.

Wie schon erwähnt, ist deutliches Übergewicht zwar ein eigenständiger Risikofaktor für Herz-Kreislauf-Erkrankungen. Aber nicht einmal «dick» ist gleich «dick». Es kommt noch auf die Verteilung des Fettes an. Schlanke Hüften und darüber einen dicken Bauch – man bezeichnet ihn gelegentlich auch als «Apfeltyp» oder etwas grober als «Bierbauch» –, vor allem für diesen Typ des sogenannten zentralen Fettansatzes ist ein erhöhtes Risiko nachgewiesen worden. Wer dagegen dazu neigt, bei schlankem Bauch eher an den Hüften, am Po und an den Oberschenkeln zuzulegen – der sogenannte «Birnentyp» –, hat ein wesentlich niedrigeres Risiko. Ein ganz einfaches Maß, das Verhältnis von Taillen- zu Hüftumfang, gibt darüber Aufschluß. Sofern Sie noch eine Taille finden, messen Sie deren Umfang und dividieren Sie diese Zahl durch den Hüftumfang. Wenn sich dabei Werte ergeben, die in Richtung 0,9 bis 1 oder sogar darüber hinaus gehen, lebt man mit einem erhöhten Risiko. Werte in Richtung 0,8 oder niedriger zeigen einen sichereren Stand an.

Die zweite Säule des Alkoholdogmas müssen wir auch gleich noch untergraben: Alkohol ist eben nicht gleich Alkohol – will sagen, daß es einen kleinen, aber feinen Unterschied für Ihre Fettzellen gibt, ob Sie Bier-, Schnaps- oder Weinliebhaber sind.

Wundern Sie sich eigentlich noch, wenn ich Ihnen jetzt belegen werde, daß es vor allem der Wein ist, der schlank hält? Es hilft alles nichts, Sie müssen umdenken! Wenn überhaupt, dann sind es eher die hochprozentigen Alkoholika und Bier, die einen dicken, runden Bauch fördern. Das zumindest ist das Ergebnis einer neuen amerikanischen Studie aus der Universität von North Carolina.

Die US-Wissenschaftler hatten die Trinkgewohnheiten von über 123 000 amerikanischen Frauen und Männern im Alter zwischen 45 und 64 Jahren untersucht. Im Vordergrund stand die Frage, ob es Unterschiede im Übergewicht und im Fettansatztyp gibt, wenn Menschen überwiegend Bier, Spirituosen oder Wein trinken. Tatsächlich konnte nachgewiesen werden, daß mit steigendem Konsum von Bier und Schnaps der Bauchumfang zunahm. Die Autoren der Studie schließen daraus, daß der verbreitete Begriff «Bierbauch» offenbar seine Berechtigung hat. Im Gegensatz dazu nahm bei den Amerikanern der Bauchumfang mit steigendem Weinkonsum kontinuierlich ab! Am stärksten kam der Unterschied bei den stark Übergewichtigen zum Vorschein. Hier schnitten die Weintrinker mit einem merklich flacheren Bauch weit besser ab als die Schnaps- und Bierliebhaber.

Da Weintrinker sich meist in vielerlei Hinsicht von Bier- und Schnapstrinkern unterscheiden, bezogen die Wissenschaftler in ihre Auswertung auch Unterschiede in Ausbildung, Beruf und Einkommen, körperlicher Aktivität, Ernährung und Rauchen ein. Trotzdem fiel das Ergebnis eindeutig aus: Wer mindestens sechs Gläser Wein in der Woche trank, hatte eine um 55 % niedrigere Wahrscheinlichkeit, einen dicken Bauch zu bekommen, im Vergleich zu denjenigen, die weniger als ein Glas Wein pro Woche tranken. Bei Bier und Schnaps war es umgekehrt. Mehr als sechs Gläser Bier oder Schnaps pro Woche steigerten die Wahrscheinlichkeit, einen dicken Bauch zu bekommen, um 40 %.

Die Wissenschaftler schließen aus ihren Ergebnissen, daß die bemerkenswerten Unterschiede offenbar nicht nur auf Fragen des Lebensstils zurückgeführt werden können, sondern daß unterschiedliche Effekte auch direkt im Getränk zu suchen sind. Alkohol hat nachweislich eine Wirkung auf das Hormonsystem, wobei bei Männern eine Abnahme der männlichen Geschlechtshormone und bei Frauen ein Zunahme der androgenen Hormone beobachtet wird. Die amerikanischen Wissenschaftler nehmen nun an, daß der ungünstige, den Fettansatz fördernde Effekt des Alkohols offenbar im Wein durch spezifische «schlank machende» Inhaltstoffe ausgeglichen wird. Für den gehäuft beobachteten typischen Fettansatz an Bauch und Brust bei hohem Bierkonsum gibt es aber auch noch andere Erklärungsversuche. Der Hopfen und auch die Bierhefe enthalten Stoffe, die ähnlich wie weibliche Hormone im Körper wirken, die Monatsregel der Frauen beeinflussen, den Sexualtrieb dämpfen und eben den Fettansatz beeinflussen.

Es dürfte somit nicht nur genetisch bedingt und auch kein Zufall sein, daß die Franzosen, obwohl sie fast genausoviel Alkohol konsumieren wie die Deutschen – wenigstens in einem Bereich sind wir heute noch absolute Weltspitze –, zu den schlanksten Völkern in Europa gehören. Die Deutschen haben dagegen in der Prävalenz von deutlichem Übergewicht alle ihre Nachbarn und offenbar sogar die USA schon überflügelt. Das Körpergewicht wird übrigens heutzutage in der Medizin bevorzugt als Körpermassenindex angegeben. Dieser ist definiert als Körpergewicht, angegeben in der Anzahl von Kilogrammen, geteilt durch das Quadrat der Körpergröße, angegeben in Metern (kg/m^2). Ein Körpermassenindex von über 30 weist starkes Übergewicht aus.

Während der Anteil an solchermaßen definierten Dicken in der männlichen und weiblichen Bevölkerung Frankreichs bei 4 % bzw. 8 % liegt, fallen in Deutschland schon 13 bzw. 15 % der Erwachsenen in diesen Bereich. Daß in den USA weniger «Dicke» leben sollen, erscheint im ersten Moment schier undenkbar. In keinem anderen Land der Welt sieht man doch solche von Kopf bis Fuß wabbelnde, wandelnde Fettmassen. Es erklärt sich jedoch über die Tücke der Statistik: Setzte man die Bezugsgröße, den Körpermassenindex, höher an, zum Beispiel bei 33 oder höher, dann würden die Amerikaner mit ihren Superdicken sicher uneinholbar an der Spitze liegen. Bei einer entsprechend niedrigeren Grenze, wie etwa bei einem Körpermassenindex größer als 30, wird die ganze Masse der «Angedickten» in die Statistik aufgenommen. Davon haben wir reichlich. Ein schlanker, erwachsener, berufstätiger Mann, vor allem wenn er in einer «gewichtigen» Position sitzt, beispielsweise als Politiker, ist inzwischen die Ausnahme.

Sie kennen sicher die berühmte Ernährungsregel: Nicht spät essen, denn das macht dick! Woher sie stammt, kann ich nicht genau sagen. Ich denke, sie wird damit erklärt, daß Kalorien, die man vor dem Schlafen zuführt, weniger verbrannt und eher ins Energiedepot als Fett abgelagert werden. Klingt plausibel, muß jedoch nicht so sein. Wenn wir wieder einmal, wie so oft in diesem Buch, gen Italien blicken, könnte man vor Neid erblassen. Dort essen sie nicht nur mit Freude und bestem Gewissen viel und fett und trinken immer ihren Wein dazu, nein, sie lieben es, ausgesprochen spät zu essen. Im Sommer findet man sich in Südfrankreich frühestens zwischen 21 und 22 Uhr zum Abendessen ein, in Spanien zwischen 22 und 23 Uhr oder sogar noch später. Natürlich muß so ein Essen in aller Gemütlichkeit mit viel Palaver zelebriert werden. Das zieht sich entsprechend hin. Wenn man so gegen Mitternacht gut genährt sein Heim ansteuert, ist auch nicht mehr viel Zeit zum Verdauen, bevor man ins Bett geht. Zumindest habe ich selten um diese Uhrzeit dort noch Menschen um die Häuser joggen gesehen, damit sie ihre späten Kalorien noch abarbeiten konnten. Was sie nach Mitternacht noch alles zu Hause treiben, um Energie zu verbrauchen, kann ich nicht sagen. Eines kann ich jedoch garantieren: Die sind im Durchschnitt alle ausgesprochen schlank! Obwohl sie nach herkömmlichen Vorstellungen alles falsch machen – etwas machen sie auf jeden Fall richtig.

KAPITEL 10

GRENZENLOSER GENUSS ODER RASCHE REUE?

Inzwischen wissen Sie, verehrte Leserin, verehrter Leser, hoffentlich besser als je zuvor, warum sie so gerne Wein trinken bzw. ihn trinken sollten. Mäßig, aber regelmäßig zum Essen genossen, hebt er den Genuß der Speisen, läßt uns besser entspannen, unterstützt die Verdauung, wirkt präventiv gegen Herzinfarkt und hilft verschiedene andere Krankheiten zu vertreiben. Seit Beginn des Buches haben wir gemeinsam das Hohelied des «gesunden Weins» gesungen. Jetzt wird es allerhöchste Zeit, daß wir uns wenigstens in einem Kapitel der Kehrseite der Medaille konzentriert zuwenden. Wo liegen die Gefahren?

Zu den Risiken und Nebenwirkungen lesen Sie dieses Kapitel, und fragen Sie bitte *nicht nur* «den Arzt Ihres Apothekers»! Eine Meinung ist keine Meinung. Allzu divergierende Positionen existieren, die gerade bei diesem sensiblen Thema weitestgehend mit Ideologien, Vorurteilen und Spekulationen belegt sind. Ich werde nun im Anschluß die wichtigsten Risiken des Alkoholmißbrauchs schonungslos auflisten und kurz abhandeln. Die Betonung liegt aber auf *kurz*, denn dieses Buch soll vor allem von den positiven Aspekten des Weingenusses handeln, da diese, gerade in Kreisen der Medizin und der Ernährungsberatung, bisher viel zu wenig bekannt sind. Über die dunkle Seite des Alkohols gibt es bereits Hunderte von profunden, kompetenten und mehr oder weniger lesbaren Werken. Einige davon habe ich für Sie bei den Literaturhinweisen aufgeführt, und mit ihnen können Sie sich entsprechend eingehender informieren.

Bei Nebenwirkungen des Alkohols wissen die meisten Leser wohl auch ohne Anleitung zu unterscheiden. Ich schätze, Sie haben zumindest die kurzfristigen schon einmal kennengelernt. Dafür muß man

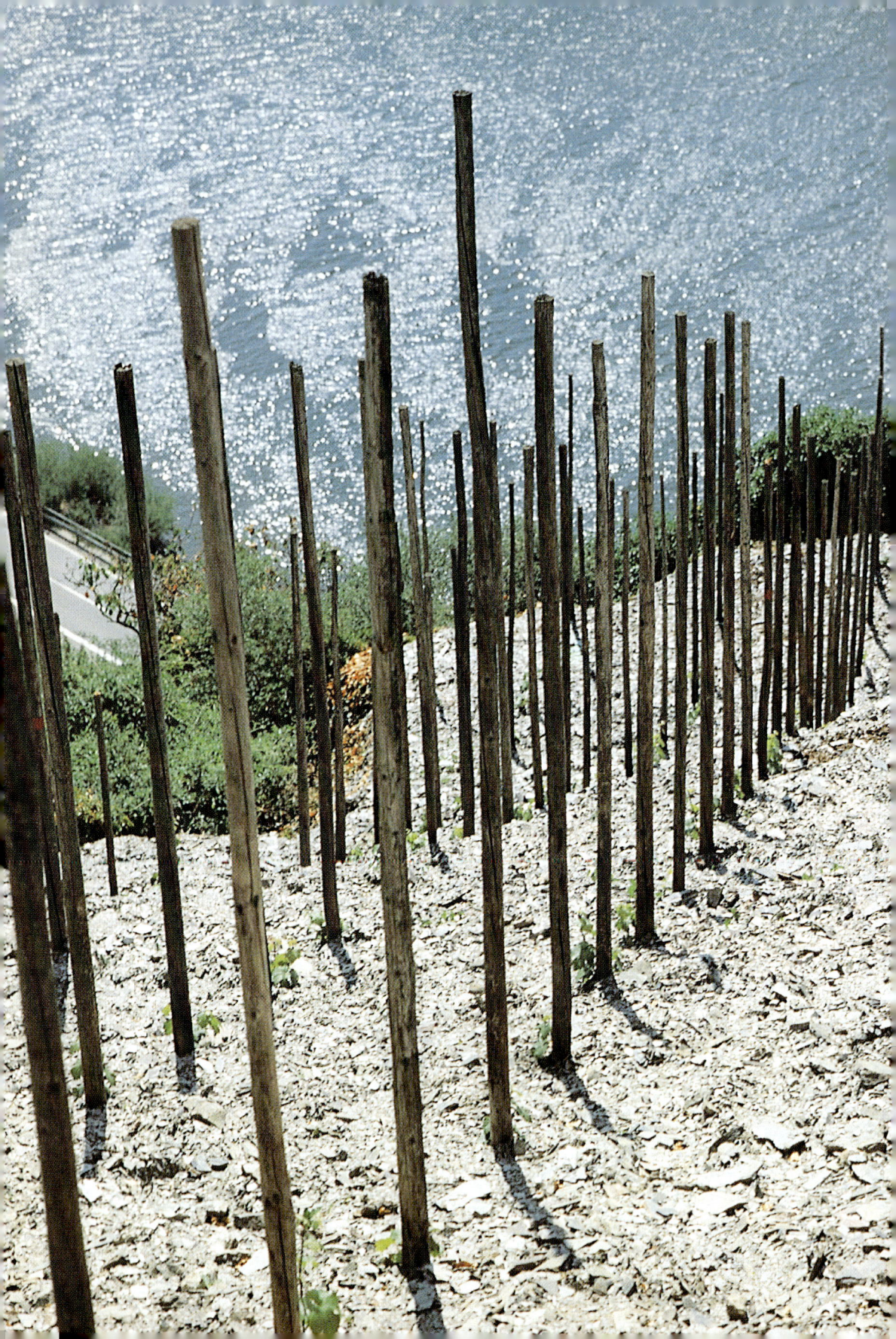

sich nicht schämen: Haben nicht auch die ganz großen Wissenschaftler ihr Wissen aus eingehenden Selbstversuchen bezogen? Wir Menschen können nur aus Schaden klug werden. Mit den langfristigen Nebenwirkungen dagegen haben Sie hoffentlich noch keine Erfahrungen gemacht, denn diese würden Sie nur schwer los.

Schon einmal richtige Reue verspürt – bohrende Kopfschmerzen, mitleiderregenden Schwindel, einen gehörigen Kater? «Nie mehr Wein», haben Sie sich geschworen. Das war dann ein schlechter, ein wenig weiser Entschluß. Denn Schuld hat (meistens) nicht der Wein, sondern Sie, weil Sie einfach zu viel getrunken oder falsch gewählt haben. Noch wahrscheinlicher ist, daß Ihr Kopf brummte, weil Sie einiges durcheinander gebechert hatten. Die unbekümmerte Mischung ist der beste Garant für einen schweren, leidenden Schädel.

Mag sein: Sie haben garantiert nur ein halbes Fläschchen von ein und demselben Wein getrunken – gefeit ist man manchmal auch dann nicht vor unschönen Nachwehen. Es können sich einige Stoffe in höherer Konzentration im Wein befinden, die für solche unerfreulichen Wirkungen verantwortlich sind. In einem qualitativ ansprechenden Wein, den Sie sich immer gönnen sollten, sind diese Substanzen in viel zu geringen Mengen enthalten, um bei moderatem Konsum irgendein Leiden auszulösen. Glauben Sie mir, ganz überwiegend liegt es am «Zuviel».

Es muß, weiß Gott, nicht immer ein «gepanschter» Wein eines bösen Winzers sein, der Ihnen die Pein zugefügt hat. In Frage kommen zunächst ganz natürlich vorkommende Stoffe wie der «Acetaldehyd», die «biogenen Amine», die «Fuselöle» oder, wenn Sie Pech haben, vielleicht sogar alles zusammen. Von den im Wein üblicher- und auch sinnvollerweise zugesetzten Stoffen, der schwefligen Säure und unter Umständen der Sorbinsäure, in den gesetzlich vorgeschriebenen Mengen haben die allermeisten Menschen keinerlei unangenehme Nebenwirkungen zu erwarten.

Der mengenmäßig wichtigste Stoff, der uns Probleme bereiten kann, ist der *Acetaldehyd*. Er entsteht einerseits als Zwischenprodukt

Die hohen Steillagen Ürzigs sind von Schiefer und seinen Verwitterungen geprägt und richten sich meist in Südlage über der Mosel aus.

der alkoholischen Gärung in jungen Weinen, anderseits als Oxidationsprodukt des Alkohols in älteren, faßgereiften Weinen. Eine hohe Konzentration stört das Geschmacksbild des Weines erheblich. Er schmeckt dann nach zerquetschten oder angestochenen Äpfeln, und der Fachmann sagt dazu, er schmecke «aldehydig». Um das zu verhindern, wird dem Wein *Schwefel* in Form von schwefliger Säure (SO_2) zugegeben. Die bindet den Acetaldehyd ab. In den meisten Weinen ist somit die Konzentration so gering, daß er nicht für Kopfweh verantwortlich sein kann. Nur in Sherry oder ähnlichen Weinen kann eine genügend hohe Konzentration an Acetaldehyd vorliegen, um unserem Kopf merkbar zuzusetzen.

Und der Schwefel? Jetzt werden Sie sich vielleicht fragen, warum der Teufel mit dem Beelzebub ausgetrieben wird. Tatsache ist aber, daß – entgegen der weitverbreiteten Auffassung – solch geringe Mengen SO_2, wie sie in der Kellerwirtschaft üblicherweise verwendet werden und übrigens auch gesetzlich erlaubt sind, für die allermeisten Menschen völlig unproblematisch sind. Zwischen 70 und 95 % der schwefligen Säure werden im Darm resorbiert, zu Sulfat oxidiert und innerhalb von 24 Stunden mit dem Harn oder dem Stuhl ausgeschieden. Nur bei beträchtlichen Überdosen (500 bis 1000 mg/l) können Kopf- und Magenschmerzen sowie Durchfälle ausgelöst werden. Bis heute kann auf die Verwendung von schwefliger Säure bei der Weinbereitung einfach nicht verzichtet werden. Sie verhindert nebenbei auch das Braunwerden des jungen Weins und sorgt darüber hinaus für die Haltbarkeit des fertigen Weins. Da bei Einhaltung der gesetzlichen Dosierungsvorschriften keinerlei Gesundheitsprobleme zu erwarten sind, besteht auch kein Handlungsbedarf, SO_2 gänzlich aus der Weinproduktion zu nehmen.

Wirklich bedenklich ist der Konsum schwefelhaltigen Weins nur für eine winzige Minderheit, die auf SO_2 mit allergischen Reaktionen, etwa mit Hautausschlägen oder Asthmaanfällen, reagiert. Diese Menschen sollten lieber keinen Wein trinken und müssen natürlich außerdem besonders auf den teilweise sehr viel höheren Schwefelgehalt in den anderen Lebensmitteln achten.

Der Acetaldehyd, der mit Abstand am häufigsten unsere Beschwerden zu verantworten hat, ist «hausgemacht». Acetaldehyd entsteht als Nebenprodukt des Alkoholabbaus. Wenn zuviel Alkohol getrunken wird, kommt es im Körper zu einer entsprechend großen Anschwemmung von Acetaldehyd. Der schädigt nicht nur die Leber, er dringt auch bevorzugt ins Nervengewebe ein und kann dort die bekannten bohrenden Kopfschmerzen, die dumpfe Benommenheit, den Schwindel und den Brechreiz erzeugen.

Eine weitere Gruppe von Substanzen, die natürlicherweise im Wein vorkommen, kann uns Probleme bereiten. Das sind die sogenannten *biogenen Amine*. Sie sind praktisch in allen Weinen in gewissen Mengen enthalten, denn sie entstehen, wenn die Bakterienkulturen während der Fermentierung Eiweißstoffe im Wein abbauen. Die Medien haben ihnen in den letzten Jahren jede Menge Schlagzeilen gewidmet, da sie angeblich der wichtigste Grund für Kopfweh, Übelkeit und Sodbrennen sein sollen. Am häufigsten erwähnt wird das Histamin, das übrigens in viel höheren Konzentrationen auch in so beliebten Nahrungsmitteln wie Sauerkraut, Schokolade, Käse, Thunfisch, Sardine und vielen mehr vorkommt. Histamin und eine Reihe anderer biogener Amine können möglicherweise bei empfindlichen Personen unspezifische Unverträglichkeitsreaktionen wie Kopfweh, Migräne, Herzklopfen und Herzrhythmusstörungen, Blutdrucksenkung, Hitzegefühl, Magen- und Darmbeschwerden oder echte allergische Reaktionen, zum Beispiel Asthma und Nesselausschläge, auslösen. Tatsächlich sind die Zusammenhänge aber bis heute wissenschaftlich nicht geklärt und zum Teil umstritten. Somit ist es unmöglich, zu diesem Thema genaue Ratschläge oder Anweisungen zu erteilen.

Biogene Amine sind auf alle Fälle unerwünschte Substanzen im Wein, denn sie bringen keinen Vorteil, höchstens Ärger. Durch den heutigen Einsatz von Reinzuchthefen zur Gärung, bei sorgfältiger, moderner kellertechnischer Verarbeitung und bei Verwendung von gesundem Traubenmaterial lassen sich die Konzentrationen an biogenen Aminen so weit mindern, daß sie normalerweise keine Probleme schaffen. Zusätzlich ist man in der Forschung bemüht, Methoden zu entwickeln, die diese Stoffe ganz entfernen oder bis auf ein Minimum vermindern lassen. Bis das Usus ist, gilt der einfache Grundsatz, daß derjenige, der Wein nicht verträgt, darauf verzichten sollte.

Von der *Sorbinsäure*, die fallweise süßen Weinen zur Verhinderung der Nachgärung in einer Menge von 200 mg/l zugesetzt werden kann und die in zahllosen Lebensmitteln als Konservierungsmittel eingesetzt werden darf, ist keinerlei bedenkliche Nebenwirkung zu erwarten. Sorbinsäure hat eine antimikrobielle Wirkung und ist wirksam gegen weinschädliche Hefen und Schimmelpilze.

Weiterhin sind als Tatverdächtige noch die berühmten *Fuselöle* zu erwähnen. Das sind höhere Alkohole, die als Stoffwechselprodukte der Hefen bei der Gärung entstehen. Der Gehalt im Wein ist stark von dem Extraktreichtum des Mostes abhängig. Am meisten Fuselöle finden sich daher ausgerechnet in den besonders geschätzten und hochpreisigen, sehr körper- und extraktreichen Weinen. In den «normalen» Weinen sind sie nur in ganz geringen Mengen vorhanden.

Seltsamerweise gilt der *Zucker* oft als Übeltäter. Ich kann Sie jedoch beruhigen: Jede Zelle unseres Körpers braucht Zucker, lebt von Zucker und liebt den Zucker. Der Zucker im Wein, das heißt der sogenannte Restzucker, besteht im wesentlichen aus Fruchtzucker. Außer den Zähnen wird Ihnen Zucker nichts Böses antun; vor allem bekommen Sie von ihm garantiert kein Kopfweh. Sonst müßten Sie nach jedem Frühstück mit Marmelade- oder Honigbrot und mit Zucker gesüßtem Tee die gleichen Beschwerden plagen.

Der *Alkohol* selbst hat es natürlich in sich. Zu viel macht Probleme. Unser Körper hat gut funktionierende Einrichtungen, um ihn immer wieder loszuwerden. Zu einem geringen Anteil wird er über den Harn, die Haut und auch über den Atem – die berüchtigte «Fahne» – ausgeschieden. Überwiegend wird er in der Leber abgebaut. Bald nach dem Genuß von Alkoholika wird diese kontinuierlich von mehr oder weniger alkoholschwerem Blut durchströmt. So lange sie noch jung und gesund ist, verbrennt sie, das heißt, eliminiert sie den Alkohol ohne größere Probleme, Milligramm um Milligramm. Ein gesunder Körper kann pro Stunde rund 10 g Alkohol abbauen. Fließt jedoch innerhalb kurzer Zeit zu viel Alkohol durch die Adern, wählt die Leber einen alternativen Abbauweg. Dieser führt zur Bildung der gefürchteten «freien Radikale» in den Leberzellen. Die sorgen für die Schädigung der Leber. Da die Leber unser wichtigstes Stoffwechselorgan ist, sollte man sie nicht unbedingt reizen. Bei chronischem

Alkoholmißbrauch sind die Schäden nicht mehr umkehrbar, womit das Lebensende eines Menschen langsam eingeläutet wird. Auf diese weniger angenehmen mittel- und langfristigen Nebenwirkungen wollen wir später noch näher eingehen.

Wein ist nicht gleich Wein. Wenn Sie gewillt sind, für eine Flasche des mühsam hergestellten Tropfens keinesfalls mehr als für eine Flasche Limo auszugeben, dann brauchen Sie sich auch nicht zu wundern, wenn sich gelegentlich gewisse Probleme einstellen. Das soll nicht heißen, daß jeder kostengünstige Wein problematisch ist. Aber die Wahrscheinlichkeit ist doch deutlich höher. An den Etiketten läßt sich die Verträglichkeit leider nicht ablesen. Dieses Problem müssen Sie nach alter Forschermanier angehen: «Versuch und Irrtum» oder «Probieren geht über Studieren». Auch «Klasse statt Masse» ist immer ein guter Tip, vor allem wenn es um Ihre Gesundheit geht.

Zurück zu den kurzfristigen Nebenwirkungen. Alkohol beeinflußt dosisabhängig unser Zentralnervensystem. Bis zu einem Blutalkoholgehalt von 0,6 ‰ werden bereits die Wahrnehmung des Auges und die Reaktionsgeschwindigkeit beeinträchtigt. Nur ein Alkoholiker fängt jetzt erst an, klar zu sehen. Uns geht es dabei aber gut, denn bis etwa 0,8 ‰ verspüren wir vor allem ein gesteigertes Wohlbefinden, Euphorie, eine gewisse Enthemmung und eine gesteigerte Kontakt- und Gesprächsbereitschaft. Zwischen 0,8 und 1,4 ‰ wird es bei vielen bereits peinlich. Da treten die ersten Sprach-, Bewegungs- und Gleichgewichtsstörungen auf. Das Ganze ist oft gepaart mit Streitlust, Angeberei und dem Gefühl, der Starke zu sein – man hat einen mittleren Rausch. Zwischen 1,4 und 1,8 ‰ verliert man jede Selbstkritik, die Risikobereitschaft und der Wagemut werden gesteigert, die Enthemmung nimmt zu. Die Sprache wird immer verwaschener, gerät zum Lallen. Gehen und Stehen fallen schwer, ein deutliches Schwanken ist nicht mehr zu verbergen. Oft treten plötzliche Stimmungsänderungen ein, das Aggressionspotential ist gesteigert, manche schlafen auch augenblicklich ein. Ab 1,8 ‰ befinden sich die meisten Menschen in einem starken Rausch. Diese Phase ist geprägt von Müdigkeit und Apathie; das Schlafbedürfnis steigt stark an. Größte Schwierigkeiten beim Gehen und Stehen, Orientierungs- und Wahrnehmungsschwierigkeiten, Übelkeit und Erbrechen sind die Folge. Ab 2,3 ‰ befindet man sich dann im Vollrausch, wobei die starke Alkoholvergiftung zu Bewußtlosigkeit, Atem- und Herzlähmung führen und der plötzliche Tod eintreten kann: «Schnaps, das war sein letztes Wort, dann trugen ihn die Englein fort!» ...

Vielleicht haben Sie sich schon einmal gefragt, warum der gebührende *Kater* Sie erst am Morgen danach und nicht schon am selben Abend befällt. Der Grund dürfte darin liegen, daß die biogenen Amine und die Fuselöle wesentlich langsamer vom Körper abgebaut werden als der reine Alkohol. Den Erfahrenen unter Ihnen wird wahrscheinlich schon aufgefallen sein, daß die Weine heute allgemein besser verträglich sind als früher. Ein sinnvoller Fortschritt – nicht alles war früher besser. Die im Rahmen der modernen Kellerwirtschaft hergestellten Weine enthalten eben nur noch so wenig von den «bedenklichen» Stoffen, daß bei den üblichen bzw. empfohlenen Trinkmengen keine Störfeuer zu erwarten sind. Vor allem in trockenen und säuerlichen Weißweinen sind sie normalerweise nur in äußerst geringen Mengen enthalten.

Alle Jubeljahre einmal einen leichten Rausch, das hält die gesunde Leber einigermaßen aus. Wenn jedoch regelmäßig zu viel Alkohol in den Körper gelangt und die Leber sich nicht mehr genügend regenerieren kann, wird es problematisch. Dann wird das Risiko für Leberentzündung, Fettleber und *Leberzirrhose* deutlich gesteigert. Dennoch werden die Gefahren für die Leber allgemein bei den Verbrauchern etwas überschätzt. Ab welcher Dosis tatsächlich Leberschäden zu erwarten sind, ist schwer zu beurteilen. Dies hängt von verschiedenen Faktoren wie Geschlecht, Veranlagung, Alter und Ernährung ab. Erstaunlicherweise erleidet rund ein Drittel der schweren Alkoholiker selbst nach jahrelangem Mißbrauch keine Leberschäden. Neue Untersuchungen zeigen, daß jemand fünf Jahre lang mindestens 160 g Alkohol (etwa 1,6 l bis 2 l Wein) jeden Tag zuführen muß, um sich seine Leber mit genügend großer Sicherheit kaputtzumachen. Umgekehrt hat man erkannt, daß sich ein Großteil der Zirrhosefälle – rund die Hälfte, sagen einige Experten – sich nicht auf Alkohol zurückführen läßt. Entsprechend kann man nach den heutigen Erkenntnissen sagen, daß das Risiko für die Leber bei moderatem Weingenuß extrem niedrig oder praktisch nicht vorhanden ist. Das bitte, sehr verehrte

Leserinnen und Leser, soll nicht als eine allgemeine Entwarnung für Alkohol mißverstanden werden. Es soll nur eine sachliche Information sein, die dem heutigen Wissensstand der Medizin entspricht. Und es gilt beim Thema Alkohol ja nicht nur die Leber zu beachten.

Ist es erst einmal zu einer Zirrhose gekommen, kann der Krankheitsablauf durch absolute Alkoholabstinenz und eine entsprechende begleitende Therapie vielleicht noch rechtzeitig gestoppt werden, so daß die Leber mit ihrer Restfunktion den Körper noch versorgen kann. Wird aber weiterhin Alkohol konsumiert, stellt die Leber eines Tages ihre Funktion ein, und der Mensch stirbt an Leberkoma.

Chronischer Alkoholmißbrauch ist möglicherweise auch eine Ursache für die chronische Entzündung der Bauchspeicheldrüse. Die genauen Zusammenhänge sind noch nicht geklärt. Auf alle Fälle ist das eine äußerst unangenehme Krankheit, die tödlich enden kann. Mäßiger Weingenuß wird dagegen eher als positiv für die Bauchspeicheldrüse gesehen. Zumindest fördert Wein über eine Hormonfreisetzung die Bildung von Fermenten für die Bauchspeicheldrüse, wodurch der Verdauungsprozeß im Dünndarm gefördert wird.

Alkoholkonsum kann bei manchen Menschen eine krankhafte Veränderung des Herzmuskels und eine dadurch verminderte Herzleistung bewirken. Unabhängig davon erleiden manche Menschen schon nach einem Glas Wein oder Bier unangenehme *Herzrhythmusstörungen*, die mitunter zu gefährlichem Herzkammerflimmern und sogar zum plötzlichen Herztod führen können. Das ist natürlich die Ausnahme. Meist kommen solche Herzrhythmusstörungen entweder nach einer exzessiven Alkoholzufuhr von mehr als 100 g oder bei regelmäßigem starkem Alkoholkonsum vor.

Insgesamt kann man heute mit Sicherheit sagen, daß Alkohol in moderaten Mengen mehr protektive als schädigende Wirkungen auf das Herz ausübt und daß eventuell bestehende Risiken nur individuell abgeschätzt werden können. Manche Menschen bekommen auch nur von gewissen Weinsorten Herzrhythmusstörungen, können also vorsichtig versuchen, einen besser verträglichen Wein auszutesten.

Bedrohlich ist der Alkoholmißbrauch auch bezüglich *Krebs*. Es wird geschätzt, daß ungefähr 3 % aller Krebsfälle auf Alkoholmißbrauch zurückzuführen sind. In den letzten 20 Jahren sind dazu weltweit zahlreiche Studien durchgeführt worden. An der Universität von Los Angeles in Kalifornien wurden sie kürzlich zusammenfassend ausgewertet. Dabei zeigte sich, daß mit übermäßigem Alkoholkonsum speziell das Risiko für Krebsleiden im Bereich der Mundhöhle, des Rachens, des Kehlkopfes, der Speiseröhre und der Leber zunimmt. Wie groß das Risiko ist, hängt neben der Dosis auch von der Existenz anderer Risikofaktoren ab. Bei einer Menge unterhalb von 20 g (etwa 0,2 l Wein) pro Tag ist ein Krebsrisiko praktisch nicht mehr nachzuweisen. Ab einer Menge von mehr als 70 g pro Tag steigt das Risiko aber drastisch, nämlich um das 3- bis 15fache, je nach der Krebsart. Für Raucher erhöht sich das Risiko durch Alkoholmißbrauch zusätzlich nochmals gewaltig. Zum Beispiel erhöhen 100 g Alkohol pro Tag das Risiko für Speiseröhrenkrebs um das 18fache. Wenn dazu 20 Zigaretten pro Tag geraucht werden, steigert sich das Risiko sogar um das 44fache!

Ob und wie stark Alkohol das Risiko für Dickdarm- bzw. Enddarmkrebs erhöht, ist nicht geklärt, wobei die vorliegenden Studien eher keinen Zusammenhang vermuten lassen. Eine gewisse, aber schwache Verbindung scheint es mit Bauchspeicheldrüsenkrebs zu geben. Keinen Einfluß durch Alkohol findet man dagegen bei Haut-, Lungen-, Blasen-, Prostata-, Magen-, Eierstock- und Gebärmutterkrebs.

«Frauen und Alkohol» ist ein besonders sensibles Thema. Erstens können Frauen organisch bedingt nicht so viel Alkohol tolerieren wie Männer; außerdem können sie ihn wahrscheinlich nicht so gut abbauen (siehe Exkurs auf Seite 118 sowie Kapitel 11). Dadurch haben Frauen schon bei niedrigem Alkoholgenuß mit höheren Blutalkoholkonzentrationen als Männer zu rechnen und müssen schon früher mit allen entsprechenden Nebenwirkungen kämpfen. Möglicherweise entwickeln sie deshalb auch leichter eine körperliche Abhängigkeit.

Ein wichtige, aber nicht endgültig geklärte Frage ist auch, ob Alkohol bei Frauen das Brustkrebsrisiko ansteigen läßt; schließlich ist Brustkrebs die häufigste Krebsform bei Frauen. Die meisten Studien zeigen mit erhöhter Zufuhr einen signifikanten, aber nur relativ leichten Anstieg des Risikos. Was hier noch fehlt, ist eine biologisch plausible Erklärung, warum Alkohol Brustkrebs verursachen sollte.

An dieser Stelle erlaube ich mir, eine sehr gute Nachricht für alle Weinliebhaberinnen einzuflechten: Im Jahre 1995 ist in den USA eine besonders gut durchgeführte Studie an 16 000 Frauen zum Thema Alkohol abgeschlossen worden. Wieder fand sich eine klare, dosisabhängige Risikozunahme bei Brustkrebs – jedoch nicht für Wein. Reine Weintrinkerinnen hatten kein erhöhtes Risiko! Das ist nunmehr schon die achte Studie, die für Bier- und Spirituosenkonsum ein Brustkrebsrisiko aufzeigt, kein Risiko oder ein deutlich gemindertes jedoch für Wein. Man versucht das darauf zurückzuführen, daß Bier und Spirituosen östrogenaktive Substanzen enthalten, die den Hormonhaushalt ungünstig beeinflussen. Wein dagegen enthält sogar einige krebshemmende Stoffe aus der berühmten Polyphenol-Familie (siehe auch Kapitel 5).

Auf welche Weise Alkohol die Krebsentstehung im Mundhöhlen-, Rachen- und Speiseröhrenbereich beeinflussen kann, ist einfach zu verstehen. Zunächst kann heute ausgeschlossen werden, daß Alkohol oder seine Abbauprodukte selbst die Auslöser der krankhaften Zellentartung sind. Man ist ziemlich sicher, daß es sich bei diesen Krebsarten um Folgen einer direkten, oberflächlich wirkenden, schleimhautreizenden Einwirkung handelt. Besonders der hochprozentige Alkohol schädigt die Schleimhaut. Alkohol ist ein gutes Lösungsmittel, und krebserregende Stoffe werden möglicherweise aus ihrer Quelle, zum Beispiel dem Zigarettenrauch, stärker herausgelöst oder aktiviert und können vermehrt in die Schleimhaut eindringen. Außerdem wird der Körper versuchen, geschädigte Schleimhautzellen schnell wieder zu reparieren. Dazu bildet er möglichst schnell viele neue Zellen. Ein Gewebe, das sich schnell teilt, ist aber besonders anfällig für krebsauslösende Substanzen.

Dazu kommt noch, daß Alkoholiker sich oft sehr mangelhaft ernähren. Bei einer Unterversorgung mit Eiweiß und bestimmten Vitaminen und Mineralien wird die Abwehr des Körpers gegen entartete Krebszellen geschwächt, und das Risiko erhöht sich weiter.

Kommen wir zum Risiko im Kreislaufbereich. Hier ist *Bluthochdruck* vielleicht der gravierendste Risikofaktor für unsere Gesundheit. Wenn der Druck in einem Wasserschlauch permanent erhöht ist, wird er eher porös, verkalkt stärker und bricht bei entsprechender

Frauen und Alkohol:
Ab wann kommt das Risiko?

Die größte und wichtigste Studie zum Thema «Frauen und Gesundheitsrisiken durch Alkohol» ist die «Nurses Study», die an 90 000 Frauen von der Harvard-Universität in den USA durchgeführt wird. Sie ergibt eindeutig, daß der tägliche Konsum von bis zu 29,9 g Alkohol pro Tag – das sind ungefähr 0,3 l Wein – bei ihnen die Gesamtsterblichkeit um 11 % gegenüber Abstinenz signifikant reduziert. Bei dieser Dosis ist die Herz-Kreislauf-Sterblichkeit sogar um 44 % gesenkt und die Krebssterblichkeit insgesamt noch nicht erhöht. Einen besonders deutlich ausgeprägten präventiven Effekt zeigt Alkohol bei Frauen im Alter über 50 Jahren und bei solchen mit bereits vorhandenen Risikofaktoren für Herzinfarkt. Wein hat dabei eine auffällig bessere Wirkung als Bier und Spirituosen – wenn auch nicht statistisch signifikant.

Allerdings erscheint das Relative Risiko für Brustkrebs bei einer Dosis von 15 bis 29,9 g Alkohol am Tag in dieser Studie schon nachweislich erhöht, ebenso jenes für Leberzirrhose und für gewaltsame Todesursachen. Bei dieser moderaten Dosis muß bei diesen Frauen demnach ein deutlich gemindertes Risiko für die häufigsten Todesursachen – die Herz-Kreislauf-Erkrankungen – abgewogen werden gegen ein erhöhtes Risiko für die im Vergleich dazu selteneren Todesursachen wie Brustkrebs, Selbstmord, Unfall und Leberzirrhose.

Bei der Gruppe von Frauen, die 30 g oder mehr Alkohol pro Tag konsumieren, steigt das Sterblichkeitsrisiko insgesamt gegenüber Abstinenz, vor allem wegen der deutlichen Zunahme von Leberzirrhosen und Krebserkrankungen.

Dieses Ergebnis muß allerdings kritisch betrachtet werden: Erstens sind in dieser Gruppe alle Frauen zusammengefaßt, die mehr als 30 g trinken, also möglicherweise auch 40, 50, 60 oder mehr Gramm am Tag. Zweitens befinden sich in dieser Gruppe doppelt so viele Raucherinnen wie bei den Gruppen mit niedrigerem Alkoholkonsum, und man muß sich fragen, wie stark bzw. realistisch dieser Einflußfaktor in die statistische Berechnung einbezogen werden kann.

Zusammenfassend bestätigt diese Studie jedoch beeindruckend, daß der *moderate* Konsum von Alkohol, also bis zu 29,9 g am Tag (etwa 0,3 l Wein), bei Frauen insgesamt eine präventive Wirkung ausübt und daß dieser Effekt um so ausgeprägter ist, je älter die Frauen sind und je mehr Risikofaktoren für Herz-Kreislauf-Krankheiten vorliegen. Wein erweist sich dabei als wirksamer als andere Alkoholika.

(Quelle: Fuchs et al. 1995)

Beanspruchung. So in etwa läßt sich dieses Bild auf unsere Blutgefäße übertragen. Bei Bluthochdruck droht besonders den Organen Gefahr, die auf eine in vielen kleinsten Gefäßen fein verteilte, gut funktionierende Durchblutung besonders angewiesen sind, wie das Herz oder das Hirn, die Niere und das Auge.

Der normale Druck in jungen, gesunden Jahren wird als Anstieg auf der geeichten Quecksilbersäule gemessen und entspricht beim Blutauswurf aus dem Herzen in die Schlagader (systolisch) 120 mm und in der Erschlaffungsphase des Herzens (diastolisch) 80 mm. Man sagt, es herrscht ein Blutdruck von 120 zu 80 (mm Hg). Ein ständiger Alterungsprozeß läßt die Gefäße immer steifer werden. Das mindert die Elastizität der Gefäßwände, und dadurch erhöht sich der Widerstand beim Durchfluß des Blutes, wodurch der Blutdruck steigt. Eine entsprechende Veranlagung – gekoppelt mit einigen Unarten unseres Lebensstils – fördert zusätzlich die frühzeitige Entstehung des Bluthochdrucks.

An erster Stelle ist das Übergewicht zu nennen, das einzige schwere Ernährungsproblem der westlichen Welt. An zweiter Stelle kommt nicht etwa das gefürchtete Salz bzw. das Natrium, sondern Alkohol. Zunächst wirkt Alkohol sogar etwas blutdrucksenkend: Wenn man sich nicht mehr als einen Drink pro Tag genehmigt, werden die Gefäße erweitert. Was darüber hinausgeht, initiiert einen stetigen, dosisabhängigen Anstieg des Blutdrucks von etwa 1,5 mm systolisch und 1 mm diastolisch für jeweils 10 g Alkohol. Der drucksteigernde Effekt des Alkohols entsteht innerhalb von wenigen Tagen, unabhängig von anderen Einflußfaktoren, und ist bei allen Sorten von Alkoholika gleich. Bei Älteren und Übergewichtigen sowie bei sehr introvertierten und unter starkem Streß stehenden Menschen ist der Effekt besonders stark ausgeprägt. Gleiches gilt für bewegungsarme Menschen und wenn man neben Alkoholmißbrauch auch noch übermäßig viel salzt. Bei sieben bis acht Drinks (etwa 80 g pro Tag), ist dann ein oberes Plateau erreicht, was bedeutet, daß der Blutdruck darüber hinaus mit Alkohol nicht mehr steigerbar ist.

Man schätzt, daß bei Männern ungefähr 10 % der Bluthochdruckfälle auf Alkohol zurückzuführen sind; bei Frauen ist es nur 1 %. Als Faustregel gilt, daß bei einem Wert von 160 zu 95 (mm Hg) die Wahrscheinlichkeit, eine blutdruckabhängige Krankheit zu erleiden, um das Dreifache, daran zu sterben um das Zweifache erhöht ist. An erster Stelle betrifft das Risiko spontane Gehirnblutungen und dadurch ausgelösten Schlaganfall. Viele Hochdruckpatienten sprechen mit einem Sinken des Blutdrucks an, wenn sie auf Alkohol verzichten.

Das Risiko für *Hirninfarkt* durch Alkoholkonsum ist schwierig zu definieren. Während man einerseits eine vorbeugende Wirkung des Alkohols gegen den thrombotischen Verschluß des Hirngefäßes erkennt, sieht es für die spontanen Blutungen bzw. für den hämorrhagischen Hirninfarkt genau umgekehrt aus. Einerseits hemmt Alkohol die Gerinnungsneigung und verhindert damit die Bildung eines Pfropfs, der im Hirngefäß steckenbleiben kann. Anderseits ist eine nicht zum Stillstand kommende Blutung an einem geplatzten Äderchen so ungefähr das letzte, was man sich wünschen kann. Hier läge die wichtigste Aufgabe der Blutgerinnung und eines Thrombus. Doch wenn ein zu hoher Alkoholpegel die Gerinnung des Blutes hemmt, funktioniert das nicht. Wer ständig zuviel trinkt, hat ein stark erhöhtes Risiko, an einem durch Hirnblutungen ausgelösten Infarkt zu sterben. Für «Säufer» ist das ein standesgemäßer Tod. Die Zusammenhänge liegen auf der Hand. Durch übermäßig genossenen Alkohol steigt der Blutdruck kräftig an. Wenn man den Druck in einem Rohr erhöht, kommt es an der schwächsten Stelle bekanntlich leichter zu einem Bruch.

Wenn man alle Studien zum Thema Hirninfarkt zusammenfaßt, zeichnet sich ab, daß lebenslange Alkoholabstinenz - insgesamt gesehen, zumindest in der westlichen Welt - ein höheres Hirninfarktrisiko mit sich bringt als regelmäßiger, aber mäßiger Alkoholkonsum. Bei uns überwiegt der Schutzeffekt gegenüber Thrombosenbildung.

Gicht ist vor allem in Wohlstandsgesellschaften anzutreffen. Als Gicht bezeichnet man ein Krankheitsbild, das bei zu hohen Harnsäurekonzentrationen im Blut entstehen kann. Es beruht auf einer Störung des Purinstoffwechsels und hat, wie man oft hört, etwas mit «gut essen und trinken» zu tun. «Gut» verwechselt man dabei wohl mit «viel», einer bekannten und weitverbreiteten Verirrung in deutschen Landen. Tatsächlich kann bei einer entsprechenden Veranlagung eine purinreiche Kost dazu führen, daß sich hohe Harnsäure-konzentrationen im Körper ansammeln. Darauf bilden sich Harnsäu-rekristalle, die sich in den Gelenken ablagern und dort Reizungen, Entzündungen, Schwellungen und schlimme Schmerzen auslösen. Übergewicht und Bewegungsmangel stören den Purinstoffwechsel und erhöhen das Gichtrisiko. Alkohol hat die unangenehme Eigen-schaft, die Bildung von Harnsäure zu fördern und die Harnsäureaus-scheidung über die Niere zu hemmen. Wer viel Alkohol trinkt, hat meist erhöhte Harnsäurewerte. Außerdem scheint er die Löslichkeit für Harnsäure im Blut herabzusetzen. Wenn alles zusammenkommt, die Veranlagung, Übergewicht, eine fettreiche und purinreiche Kost und dazu reichlich Alkohol, dann ist der erste Gichtanfall nicht mehr fern. In der Therapie für Gichtpatienten sind deshalb ein Ab-bau des Übergewichtes, eine kontrollierte Purinzufuhr und ein stark eingeschränkter Alkoholkonsum von größter Bedeutung.

Alkohol in der *Schwangerschaft* ist ein lange umstrittenes Thema. Ohne Zweifel kann durch Alkoholkonsum während der Schwanger-schaft eine ganze Reihe von Störungen ausgelöst werden. Das beginnt bei der Auslösung einer Fehlgeburt, es kann zu einem Zurückbleiben der Entwicklung mit entsprechend niedrigem Geburtsgewicht führen und geht hin bis zu schwersten Deformierungen am Embryo. Oft sind die Folgen des Alkoholmißbrauchs auch erst nach der Geburt an schweren geistigen und körperlichen Entwicklungsstörungen zu erkennen.

Aus diesen Gründen fordern viele Ärzte ein striktes Alkoholver-bot während der Schwangerschaft. Doch keine Studie konnte bisher einen negativen Effekt nachweisen, wenn eine Frau gelegentlich Wein, das heißt ein bis zwei Gläschen in der Woche, während ihrer gesam-ten Schwangerschaft genossen hatte. Es sind auch zu viele Genies aus Italien und Frankreich von gelegentlich Wein trinkenden Müttern in die Welt gesetzt worden, als daß man an eine strikte Karenz glauben müßte. Im Gegensatz dazu kann offenbar schon ein einziger schwerer Rausch zu dramatischen Störungen führen. In den zahlreichen Studien zu dieser Thematik zeigt sich, daß diese schlimmen Effekte, die sogenannte alkoholische Embryopathie, üblicherweise nur bei Kindern von schweren Alkoholikerinnen auftauchen. Besonders dramatisch ist der Effekt bei Quartalssäuferinnen, die gleichzeitig mangelhaft ernährt sind.

Ähnliches gilt für die Zeit des *Stillens*. Obwohl alles, was die Mutter aufnimmt, in ihrer Muttermilch in entsprechender Verdünnung erscheint, spielt der Alkohol hier keine große Rolle. Mit Sicherheit kann man sagen – und es gibt nicht die geringsten wissenschaftlichen Hinweise für eine gegenteilige Position –, daß ein gelegentliches Glas Wein, wie es für die Mütter in Spanien, Frankreich, Italien und Griechenland üblich ist, für sie selbst oder für das Kind kein Gesundheitsrisiko mit sich bringt. Im Gegenteil, ein Gläschen Wein wird in diesen Ländern oft von Ärzten sogar empfohlen, da es hilft, die Mütter zu entspannen und ihre Milchproduktion aufrechtzuerhalten.

Macht Alkohol dumm? Zuviel davon schon! Ab einer dauerhaften Zufuhr von mehr als 80 g pro Tag (0,8 l bis 1 l Wein) können bereits gewisse Veränderungen des *Nervensystems* und der Psyche augenscheinlich werden. Das sind zunächst Zittern, Gedächtnislücken, geistige Verwirrung bis hin zu Sexualstörungen. Bei entsprechender Veranlagung für Epilepsie, Depressionen oder bei anderen Störungen des Zentralnervensystems können schon relativ geringe Alkoholmengen diese Symptome auslösen. In Kombination mit einer häufig gefundenen Mangelernährung finden sich schwerste neurologische Erkrankungen. Bei noch höheren Dosen im chronischen Alkoholmißbrauch steigt das Risiko für eine psychische und physische Abhängigkcit. Es droht der Verfall der Persönlichkeit. Der damit verbundene gesellschaftliche Ausschluß führt zu einer verstärkten Neigung zu Depression. Das Risiko für Unfälle, Selbstmord und sogar Mord erhöht sich drastisch. Schließlich führt der ständige überhöhte Alkoholkonsum zur Zerstörung der Gehirnzellen und damit der Gehirnfunktion und zum vollständigen Verlust der Persönlichkeit.

Die Alkoholkranken stellen mit ihren vielfältigen Gesundheitsproblemen und mit der schwierigen und aufwendigen Therapie eine große Herausforderung an jede Gesellschaft dar. Offenbar trifft es immer nur eine Minderheit in unseren verschiedenen Gesellschaften. Dabei gibt es bis heute keine übereinstimmende Meinung dazu, welche Voraussetzungen gegeben sein müssen, um alkoholkrank zu werden. Entsprechend existiert auch kein Patentrezept, dem vorzubeugen. Eine staatlich gestützte Einschränkung des Alkoholkonsums oder gar das allgemeine Verbot von Alkohol, wie es häufig gefordert wird, hat sich jedenfalls schon öfter in der Vergangenheit als absolut untauglich erwiesen.

In diesem Kapitel habe ich nun die wichtigsten Risiken zusammengetragen, die durch erhöhten Alkoholkonsum entstehen können. Daraus kann man ablesen, daß Langzeitfolgen sich prinzipiell aus einerseits teilweise geminderten Risiken und anderseits aus deutlich erhöhten Risiken zusammensetzen. Es gilt also mögliche Schäden gegen mögliche Vorteile abzuwägen. Dabei läßt sich ein klarer Trend ausmachen:

Mit Weinkonsum sind generell weniger Risiken verbunden, denn Wein wird weitaus seltener als Bier und Schnaps exzessiv konsumiert. Er ist das alkoholische Getränk, das überwiegend zum Essen genossen wird und allein schon dadurch in seiner Dosierung in einem gewissen Rahmen gesteuert wird. Außerdem sind im Wein unzählige Polyphenole in pharmakologisch interessanter Dosierung enthalten, die gewisse Risiken des Alkohols offenbar kompensieren können. So ist das Krebsrisiko bei Weinkonsum weit seltener und deutlich weniger ausgeprägt als bei Spirituosen und Bier. Einige Studien fanden im Gegensatz zu Bier und Schnaps gar keinen Zusammenhang zwischen erhöhtem Weinkonsum und Krebs, was vor allem auf Brustkrebs zutrifft. Man diskutiert in der Wissenschaft sogar krebsvorbeugende Effekte durch gewisse Inhaltsstoffe im Wein, wie etwa Quercetin (siehe auch Seite 69f.). Diese Phenolsubstanz wirkt zumindest im Laborversuch eindeutig krebshemmend. Quercetin kommt zwar auch in Obst und Gemüse reichlich vor, wird aber aus Wein vom Körper weit besser aufgenommen. In Bier und Spirituosen dagegen findet man kein Quercetin.

Man muß weitere Forschungsergebnisse abwarten, um genauere Aussagen bezüglich der Unterschiede zwischen den Alkoholika in ihrer Gesundheitswirkung treffen zu können. Bis dahin kann ein wesentlicher Grundsatz vertreten werden: Bei niedrigem bis moderatem Konsum von jeder Art von Alkohol übersteigen die gesundheitlichen Vorteile bei weitem die Risiken.

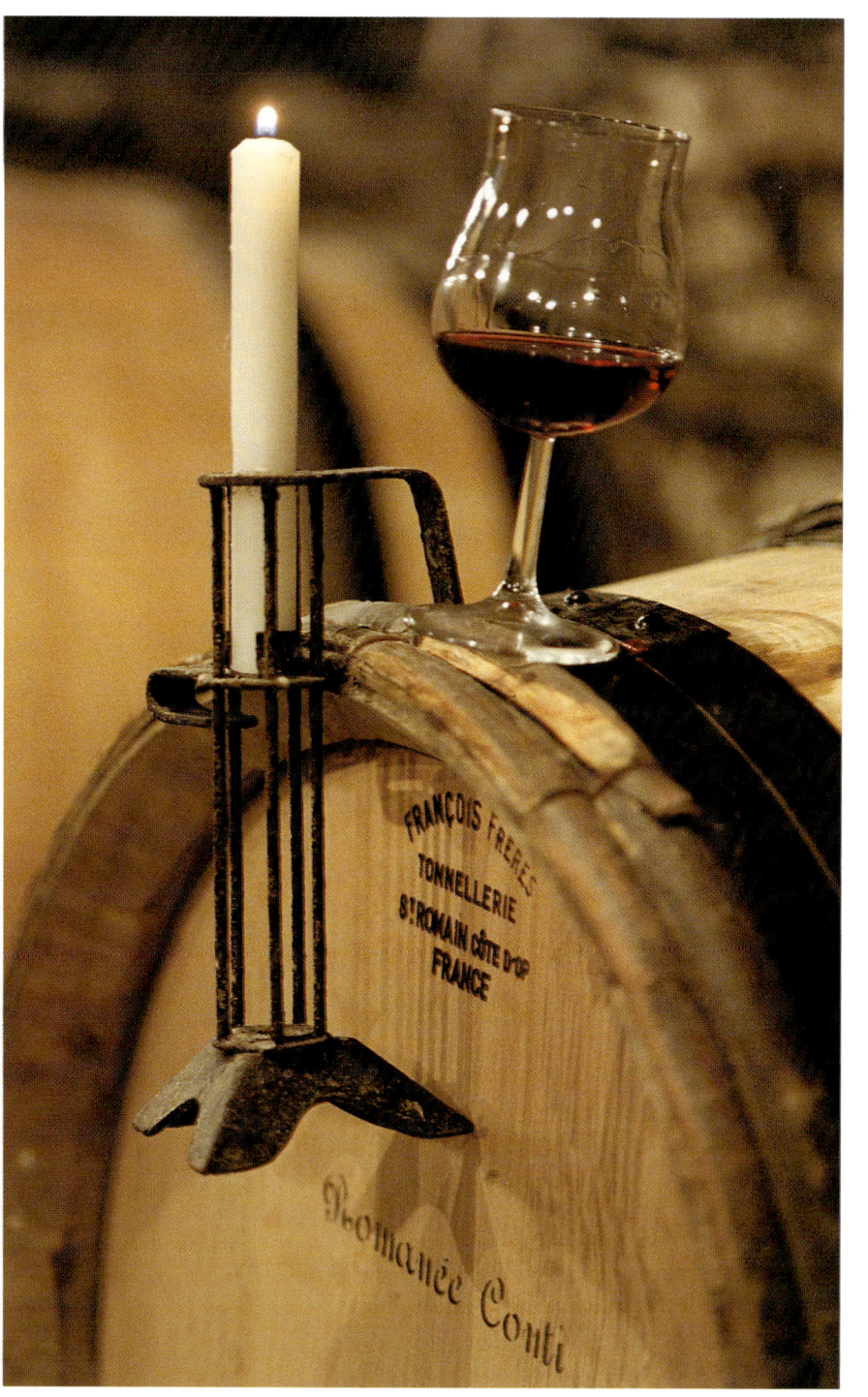

KAPITEL 11

WIEVIEL WEIN DARF'S DENN SEIN?

Wenn Sie Wein trinken, verehrte Leserinnen und Leser, so führen Sie sich ein Gemisch aus Wasser und verschiedenen Alkoholen, Zuckern, Säuren, Gerbstoffen, Aminosäuren, Vitaminen, Mineralstoffen sowie Spurenelementen zu. Das ist zunächst überaus positiv, und dagegen wäre wenig zu sagen, wenn nicht der Alkohol ab einer gewissen Dosis Probleme bereiten würde. Wie der Gehalt in Gramm ausgerechnet werden kann, haben wir in Kapitel 5 gesehen. Zur einfachen Orientierung kann man die Werte eines Weins mit 12,5 Vol.-% am besten im Kopf behalten. So ein Wein enthält pro Liter genau 100 g Äthylalkohol. Auf den kommt es an, und diese Größe läßt sich gut gedanklich umsetzen: Ein Glas mit 0,1 l Inhalt enthält folglich rund 10 g und eine 0,75-l-Flasche entsprechend 75 g.

Im Durchschnitt liegt der Alkoholgehalt im Wein aber etwas niedriger. Deutscher Wein zum Beispiel enthält im Durchschnitt nur 10 Vol.-%, also 80 g Alkohol pro Liter oder 8 g pro Gläschen. Ausländische Weine liegen im Schnitt bei ungefähr 11,5 Vol.-% oder 9 g für ein 0,1-Liter-Gläschen. Bei einem schwereren Tropfen mit 13,5 Vol.-% sind es dagegen schon 11 g. Und der Unterschied addiert sich beim nächsten Glas . . . Ziehen Sie die logische Konsequenz, wenn Sie Wein lieben, aber die Alkoholzufuhr möglichst niedrig halten wollen: bevorzugen Sie Weine mit wenig Alkohol.

Alkohol ist übrigens kein fremder Stoff für unseren Körper, im Gegenteil. Da der Mensch mit einem Enzym ausgestattet ist, das den

Mit komplexem und ausdrucksstarkem Wein gefülltes Faß bei Romanée-Conti, dem vielleicht berühmtesten Weingut an der burgundischen Côte d'Or.

Alkohol spaltet und abbaut, kann man davon ausgehen, daß er für den Umgang mit Alkohol ausgerüstet ist. Das ist auch gar nicht anders möglich, denn die im Verdauungstrakt zu Tausenden existierenden, uns durchaus wohlgesinnten Bakterien leben von den Stärke- und Zuckerresten der Nahrung. Sie sind aber keine reinen Schmarotzer, denn sie überlassen uns dafür das von ihnen produzierte Vitamin B_{12} und ein wenig Alkohol aus der Nahrungsvergärung – immerhin einige Gramm pro Tag. Dieser wird so wie jeder andere Alkohol auch von der Schleimhaut des Verdauungskanals aufgenommen und mit dem Blutweg zur Leber transportiert, wo er weiterverarbeitet wird.

Sobald Sie Ihren Wein zum Mund führen, Zunge und Mundschleimhaut damit benetzen, geht auch schon das erste Milligramm Alkohol ins Blut über. Nachdem der Wein die Speiseröhre herabgeflossen ist, wird er im Magen aufgefangen und dort eine Weile festgehalten. Wie lange, das hängt von den anderen Umständen im Magen ab, zum Beispiel, ob und wie viel und vor allem was Sie gegessen haben. Je mehr Nahrung und je fetter und eiweißreicher sie ist, desto länger liegt sie im Magen. Erinnern Sie sich an ihre letzte fette Weihnachtsgans – die langen Stunden mit Magendrücken? Wichtig ist auch, wieviel Magensäure Sie produzieren und wie gut Ihre Magenmuskeln arbeiten. Wenn alles gut funktioniert, geht dies schneller vonstatten.

Was an Alkohol nicht im Magen resorbiert wird, fließt in den Dünndarm und geht von dort aus ins Blut über. Je länger die Verweildauer von Speis und Trank im Magen, desto höher ist der Anteil des Alkohols, der direkt von dort aus ins Blut übergeführt wird. Der Magen sorgt aber anderseits auch schon für einen beträchtlichen Alkoholabbau. Bereits im Magen ist die ADH (Alkohol-Dehydrogenase), das alkoholspaltende Verdauungsenzym, am Arbeiten. Einige Forscher schätzen, daß zwischen 5 und 20 % des zugeführten Alkohols bereits im Magen abgebaut werden, bevor er also «wirksam» ins Blut übergehen kann. Es existieren von Mensch zu Mensch enorme Unterschiede in der ADH-Kapazität. Weniger Magen-ADH kann auch eine mögliche Erklärung sein, warum gleich große und gleich schwere Menschen bei der gleichen Nahrungsaufnahme und bei gleicher Alkoholmenge dennoch einen ganz unterschiedlichen

Alkoholspiegel im Blut aufweisen. Frauen haben meist weniger ADH im Magen. Dadurch erreicht ihr Alkoholspiegel schneller kritische Werte. Das dürfte auch einer der Gründe sein, warum Frauen im allgemeinen weniger Wein «vertragen» als Männer.

Offenbar hatten unsere weinliebenden Vorfahren schlechte Erfahrungen mit ihren Frauen gemacht. Im alten Rom war den Frauen jedenfalls der Weinkonsum untersagt. Irgendwelche einflußreichen Männer hatten das festgelegt, da sie Angst hatten – so ist es uns überliefert –, die Frauen könnten sonst ihre sexuelle Lust nicht zügeln. In den «Saloons» englischer Tradition findet man das Verbot für Frauen bis zum heutigen Tag. Wenn ich die dickbäuchigen, ergrauten Herren dort betrachte, kommt mir jedoch der Verdacht, daß hier andere Gründe eine Rolle spielen müssen. Die Furcht vor ungezügelten Zungen dürfte wohl größer sein als die Befürchtung, lustschäumende Frauen würden sich ihre Opfer krallen und sogleich auf die Kissen zerren.

Zurück zur nüchternen Alkoholwirkung: Höherprozentiges geht schneller ins Blut über. Auf leeren Magen genossen, bewirkt ein süßer Likör, ein trockener Sherry oder ein klares Schnapserl bei gleicher Alkoholmenge einen zwei- bis dreifach höheren Alkoholspiegel, als wenn man die gleiche Menge Alkohol aus Wein zuführt. Auch die Kohlensäure beschleunigt die Alkoholaufnahme, so daß Sie bei Bier und Champagner schneller mit Wirkung rechnen müssen. Ebenso beeinflussen die Tageszeit und der dahinter stehende Biorhythmus die Alkoholverträglichkeit. In der Frühe steigt der Alkoholpegel schneller und höher. Schließlich bleibt noch der sehr ernst zu nehmende Effekt von Medikamenten zu nennen. Manche können die Aufnahme des Alkohols drastisch beschleunigen, manche vertragen sich mit Alkohol gar nicht, so daß sie eine tödliche Wirkung haben. Wer Medikamente nimmt, sollte den Alkoholgeist in der Flasche lassen!

Wenn Sie vorhaben, mehr als ein Gläschen Wein zu trinken, aber die Wirkung des Alkohols nicht allzu schnell spüren wollen, sollten Sie in Ruhe, reichlich und nicht zu fettarm speisen. Je länger der Speisebrei im Magen verweilt, desto größer sind die Chancen, daß Ihre ADH den Alkohol im Magen schon zu einem erheblichen Teil unschädlich gemacht hat. Um so weniger geht er dann auch ins Blut über, und um so weniger haben Ihre grauen Zellen zu befürchten.

Daß Frauen generell weniger Alkohol vertragen als Männer, ist eine Binsenweisheit. Um «fahrtüchtig» zu bleiben, dürfen sie ebenfalls weniger trinken als Männer. Das liegt zunächst daran, daß sie meist kleiner sind. In «großen» Männern fließt nun mal mehr Blut als in «zarten» Frauen. Natürlich verdünnen sich 16 bis 20 g Alkohol aus 0,2 l Wein stärker in einer großen Menge Blut als in einer geringen. Aber eine Frau wird, selbst wenn sie gleich groß und gleich schwer ist wie ihr Mann, eine höhere Alkoholkonzentration im Blut aufweisen. Das liegt daran, daß der Körper einer Frau generell zu einem höheren Anteil aus Fett besteht, auch wenn beide schlank und fit aussehen. Das erfordert die Biologie der Frau, die das Fett für vielerlei Aufgaben benötigt. Fettgewebe enthält praktisch kaum Wasser. Höhere Fettanteile bedingen bei gleichem Körpergewicht weniger Körperflüssigkeit. So erklärt sich das grundsätzlich niedrigere Blutvolumen der Frau. Zusammen mit der eingeschränkten Fähigkeit, Alkohol schon im Magen zu spalten, ergibt sich der Geschlechterunterschied. Frauen dürften somit nie so viel Wein genießen wie ihre Männer – mit Verlaub gesagt, eine der wenigen ausgleichenden Gerechtigkeiten in diesem Leben und eine der wenigen Domänen, die den Männern bleiben werden. Bei Frauen wirken sich die gesundheitlichen Folgen eines Alkoholmißbrauchs natürlich auch schneller und schlimmer aus. Gottlob sind Frauen dafür sehr viel vernünftiger. Der Prozentsatz an Alkoholkranken ist bei ihnen relativ niedriger als bei Männern. Und wenn sie zum «Trinken» neigen, dann eher mit Wein, während sich die Männer bevorzugt an Hartes halten.

Ein gesunder Körper kann pro Stunde rund 10 g Alkohol abbauen. Sofern Sie es schaffen, verehrte Leserin, verehrter Leser, pro Stunde nur an einem Gläschen (0,1 bis 0,15 l) Wein zu nippen, könnten Sie auch nach größeren Mengen absolut nüchtern nach Hause fahren. Falls nicht, bitte die Hände weg vom Steuer!

Wieviel darf man eigentlich konsumieren, um nicht die berüchtigte 0,8 ‰-Grenze zu überschreiten? Viele Menschen verharren in der irrigen Ansicht, daß sie bis dahin vor einem gesetzlichen Zugriff sicher sind. Zunächst ist diese Frage auch gar nicht einfach zu beantworten. Es kommt eben darauf an, ob Sie ein Mann oder eine Frau sind, wie gut Sie mit Enzymen ausgestattet sind, wie groß und wie schwer Sie sind und was Sie zuvor gegessen haben.

Möglicherweise erfahren Sie erst durch diese Zeilen, daß Sie – zumindest in Deutschland – schon ab einer Blutalkoholkonzentration von 0,3 ‰ zur Verantwortung gezogen werden, wenn das Auge des Gesetzes Sie ertappt. Bereits bei dieser «harmlosen» Alkoholmenge drohen ihnen, sofern «Anzeichen von Fahrunsicherheit» vorliegen, ein Führerscheinentzug von bis zu sechs Monaten, eine saftige Geldstrafe und bis zu sieben Punkte in der Flensburger Sünderkartei. Sind Sie gar in einen Unfall verwickelt, ob selbstverschuldet oder nicht, drohen Ihnen zusätzlich eine Freiheitsstrafe von bis zu fünf Jahren und eine Schadenersatz- oder Schmerzensgeldzahlung an die Unfallopfer. Ob und inwieweit das gerechtfertigt ist, steht hier nicht zur Debatte. So sind die Gesetze, und ich kann bei diesen drohenden Konsequenzen nur alle ermuntern: keinen Alkohol am Steuer!

Die gesetzlichen Alkoholgrenzen sind nicht zu verwechseln mit den gesundheitlich relevanten Begrenzungen. Verschiedene Medizinerverbände und gesundheitspolitisch ausgerichtete Expertengremien in Nordamerika, Australien und England haben in jüngster Zeit versucht, die sinnvolle, als gesundheitsförderlich eingeschätzte Dosis bzw. die verantwortlichen Grenzen des Alkoholkonsums zu definieren. Im deutschsprachigen Raum existiert etwas Vergleichbares noch nicht.

Gewisse Diskrepanzen zeigen sich bezüglich der empfehlenswerten Dosis. Das fängt schon damit an, daß die Maße unterschiedlich definiert sind. In England rechnet man in «units» – eine solche «Einheit» wird offiziell mit 8 g definiert, was in 0,1 l eines leichten Weins oder in 0,25 l Bier enthalten wäre. In manchen Fachpublikationen aus England wird eine Einheit auch mit 10 g Alkohol angegeben in Australien die offizielle Einheit. In den USA wird ein «drink» dagegen üblicherweise mit 12 g Alkohol definiert. Hingegen wird in den neuen offiziellen US-Regierungsrichtlinien ein solcher «drink» mit 14 g Alkohol angegeben. Es geht also schon bei der Basis der Empfehlungen etwas durcheinander, und man muß genau hinsehen, wenn man die verschiedenen Vorschläge vergleicht. Wir sollten in diesem Buch einen goldenen Schnitt vornehmen und einen «drink» bzw. eine «Einheit» bei 10 bis 12 g Alkohol ansetzen.

In England empfahl man bisher als sinnvolle «moderate» Dosis eine Menge von 14 englischen Einheiten *pro Woche* für Frauen und 21 für Männer. Daraus ergäbe sich ein Wochenkonsum von 1,4 bis 1,6 l Wein für die Frau und 2,1 bis 2,4 l für den Mann. Das wurde kritisiert, denn die Empfehlung als «Wochenkonsum» könnte so verstanden werden, sich die 2 l Wein für den Samstagabend aufzuheben. Damit würde nicht nur ein gewaltiger Rausch provoziert, sondern die abrupte Überflutung mit Alkohol würde beim Betroffenen auch eher Schäden setzen. Nachweisliche Vorteile sind nur mit regelmäßigem, aber mäßigem Konsum zu erwarten.

Im Dezember 1995 hat das Gesundheitsministerium in England, unter Einbeziehung aller neuesten medizinischen Erkenntnisse, offizielle Alkoholrichtlinien für die Bevölkerung, die sogenannten «Sensible Drinking-Guidelines» veröffentlicht. Darin wird die Dosis, die vor Herzinfarkt schützt und der Gesundheit nicht abträglich ist, mit bis zu drei Einheiten, also 24 g für Frauen und bis zu vier Einheiten oder 32 g für Männer *pro Tag* angegeben. In Australien bezeichnet man offiziell zwei Einheiten zu 10 g für Frauen und vier für Männer als «verantwortlich», in den USA empfiehlt man 1 «drink» zu 14 g für die Frauen und zwei für die Männer pro Tag.

Ich schlage vor, wir schließen uns den neuen britischen Richtlinien an, da sie auf dem absolut neuesten wissenschaftlichen Stand sind und weil sie aus einem Land stammen, in dem es eine «Trinkkultur» gibt und das Thema weniger voreingenommen behandelt wird als in den USA, wo der «Prohibitionismus» noch so dominant nachwirkt. Betrachten wir also bis zu 24 g Alkohol täglich für die gesunde Frau und bis zu 32 g für den gesunden Mann als die «sichere» Dosis, die für die meisten Erwachsenen, insbesondere ab dem 40. Lebensjahr, insgesamt Vorteile mit sich bringt. Das wäre das berühmte Viertele für die Frau und eineinhalb Viertele für den Mann bei einem Wein mit 12 Vol.-%.

Daß diese Dosis bei Wein eher konservativer Natur ist, sollte auch erwähnt werden. Viele wissenschaftliche Hinweise legen nahe, daß die «optimale» Dosis, speziell bei Wein, wahrscheinlich etwas höher liegt:

Erstens muß man davon ausgehen, daß in allen Beobachtungsstudien die Alkoholangaben der Teilnehmer chronisch untertrieben sind, die gefundenen positiven Gesundheitseffekte sich also wahrscheinlich auf faktisch höhere Zufuhrwerte beziehen. Zweitens sind die meisten Studien bei überwiegendem Bier- und Spirituosenkonsum durchgeführt worden, wobei deren Schutzeffekte offensichtlich nicht so ausgeprägt sind. Drittens zeigen zahlreiche Studien, daß die diversen Gesundheitsrisiken mit höherem Konsum bei Wein wesentlich geringer ausfallen, vor allem das Brustkrebsrisiko bei Frauen, und diese erst mit deutlich erhöhter Zufuhr entspechend ansteigen.

Damit ließen sich die präventiv wirkenden Effekte für den Herz-Kreislauf-Bereich mit einer etwas höheren Dosis möglicherweise noch besser nutzen. Es spräche also viel dafür, die «optimale» Tagesdosis bei Wein auf bis zu 0,3 l für Frauen und bis zu 0,4 l für Männer festzusetzen. Damit wäre bei einem durchschnittlichen deutschen Wein immer noch die britische Empfehlung von 24 g (bei Frauen) bzw. 32 g (bei Männern) pro Tag exakt eingehalten. Bei einem etwas schwereren Wein läge man dann einige Gramm höher. Dies beinhaltet nach meiner Beurteilung der wissenschaftlichen Daten bei Wein kein zusätzliches Risiko. Außerdem sind die zitierten Richtlinien ja alle so formuliert, daß beim Überschreiten der Empfehlungen nicht der sofortige Tod droht. Diesbezüglich ist immer eine große Sicherheitsspanne eingebaut. Abgesehen davon ist es sowieso bis heute nicht möglich, eine Empfehlung mit 100 Prozent Genauigkeit abzugeben, welche Menge sicher und ohne Nebenwirkung ist, welche optimal und ab welcher die Bedenklichkeit beginnt. Empfehlungen können nur ganz grobe Richtlinien darstellen.

Der Verbraucher kann sowieso nichts mit Alkoholempfehlungen in Grammengen anfangen. Er wird im Zweifelsfall nicht wissen, wieviel Alkohol in seinem Gläschen Wein enthalten ist. Der Verbraucher braucht praxisnahe Empfehlungen. Damit kämen wir auch auf eine besonders realistische Dosis für die Praxis: ein Paar bestellt gemeinsam eine Flasche Wein (0,75 l) zum Essen. Der Mann trinkt meist mehr als die Frau, und so ergibt sich die natürliche, sinnvolle Dosisverteilung: rund 0,3 l für die Frau und rund 0,4 l für den Mann. Lassen Sie als Dame also trotz Emanzipation dem Herrn Ihrer Wahl den Vortritt – ganz zu Ihrem eigenen Vorteil! Und denken Sie als aufgeklärter Herr immer daran: viel hilft nicht viel, sondern schadet oft! Wer täglich *deutlich* über die genannte Dosis hinausgeht, hat mit einer Zunahme verschiedener Risiken zu rechnen, vor allem hinsichtlich Krebs im oberen Verdauungstrakt. Gänzlich unbedenklich allerdings dürfte eine Flasche sein, wenn sie – wie beispielsweise in Italien in den meisten Familien üblich – bereits beim Mittagessen einen kleinen Beitrag zum Lebensgenuß liefert, der Rest dann zum Abendessen nachgereicht wird.

Seien Sie beruhigt: Es ist wissenschaftlich gesichert, daß mit der empfohlenen Dosis bei gesunden Menschen keine Leberschäden ausgelöst werden. Die für die *Leber* noch sicherere, unbedenkliche *Obergrenze* wird heute von medizinischen Experten mit 0,7 g Alkohol pro Kilogramm Körpergewicht pro Tag für den Mann angegeben, für die Frau rund 20 % weniger. Das entspräche zum Beispiel 0,3 bis 0,4 l für eine Frau mit 65 kg oder 0,6 bis 0,7 l Wein für einen Mann mit 80 kg Körpergewicht.

Im Prinzip scheint hoher Alkoholkonsum dann besonders gefährlich für die Leber zu werden, wenn gleichzeitig die Ernährung mangelhaft ist, was typisch für viele Alkoholiker ist. In der Provence, wo Essen und Trinken das Leben bestimmen, trinken die Einheimischen mehr Wein als sonstwo auf der Welt und haben trotzdem eine auffallend niedrige Zirrhoserate. Über Mangelernährung brauchen sich die Südfranzosen keine Sorgen zu machen, wobei sie das sowieso nicht täten. Im Gegensatz zu den Südfranzosen findet man im Elsaß und in Lothringen, wo viel mehr Bier und Schnaps getrunken wird, wesentlich höhere Zirrhoseraten. Nicht daß im Elsaß die Ernährung zu beklagen wäre, doch möglicherweise fehlen bei Bier- und Schnapstrinkern wie natürlich auch bei schlecht Ernährten die Antioxidantien aus der Nahrung bzw. aus dem Wein zum Schutz der Leberzellen.

Selbstverständlich wollen weder die internationalen Expertengremien noch der Autor dieses Buches, die alle den moderaten Alkoholkonsum als gesundheitsförderlich preisen, irgend jemand zum Alkoholmißbrauch verleiten. Es geht um vorurteilsfreie Aufklärung über die gesundheitliche Wirkung. Es ist aber inzwischen auch als Ernährungswissenschaftler nicht mehr zu vertreten, daß man auf *den* Bestandteil unserer Nahrung nicht aufmerksam macht, der nachgewiesenermaßen neben einer bedarfsdeckenden Ernährung den eindeutigsten positiven Effekt auf die Gesundheit ausübt. Dazu gehört natürlich auch, daß man immer wieder auf die Dosisfrage hinweist und ausdrücklich vor den vielschichtigen Schäden des Mißbrauchs warnt, wie es im vorhergehenden Kapitel erfolgt ist.

Es geht im Endeffekt immer nur um den verantwortlichen Umgang mit Alkohol. Das kann unter Umständen erfordern, daß jemand ganz auf Alkohol verzichtet, wie man das selbstverständlich etwa von Leberkranken erwarten sollte. Ebenso ist all den Menschen, die zur Sucht neigen oder schon Alkoholiker sind, Abstinenz dringend anzuraten. Man müßte das wohl auch auf Frauen, die eine deutlich erkennbare familiäre Veranlagung für Brustkrebs haben, ausdehnen.

Für die Mehrheit der Menschen ist jedoch das «Maßhalten» die einzig wichtige Regel. Wein hilft beim gesunden Maßhalten. Er enthält wenig Alkohol und keine Kohlensäure, das heißt, er geht nicht so schnell ins Blut über und wird zu einem größeren Teil schon im Magen abgebaut. Außerdem trinkt man ihn, ganz im Gegensatz zu Bier und Spirituosen, meist nur zum Essen. Einerseits wird dadurch der Alkohol langsamer ins Blut aufgenommen und schon zu einem höheren Teil im Magen abgebaut. Anderseits ist eine Dosierung, die ans Essen gekoppelt ist, automatisch besser geregelt. Weintrinker haben generell weniger Gesundheitsprobleme als Bier- und Schnapstrinker. Ein Grund mag sein, daß Weinliebhaber moderater leben. Es ist «weise», Wein zu trinken. «Mäßigung» war schon immer die Formel der Weisen – das paßt im Lebensstil gut zusammen, und das ist auch die wissenschaftlich untermauerte Botschaft.

Oder, wie es Prof. Dr. Victor Herbert ausdrückte: «Mäßigung ist der Kern der gesunden Ernährung. Zu wenig oder zu viel von einem Nährstoff ist schädlich. Ein ‹mehr› wirkt manchmal besser oder manchmal schlechter – mehr kosten wird es immer». (Journal of Nutrition, 1996).

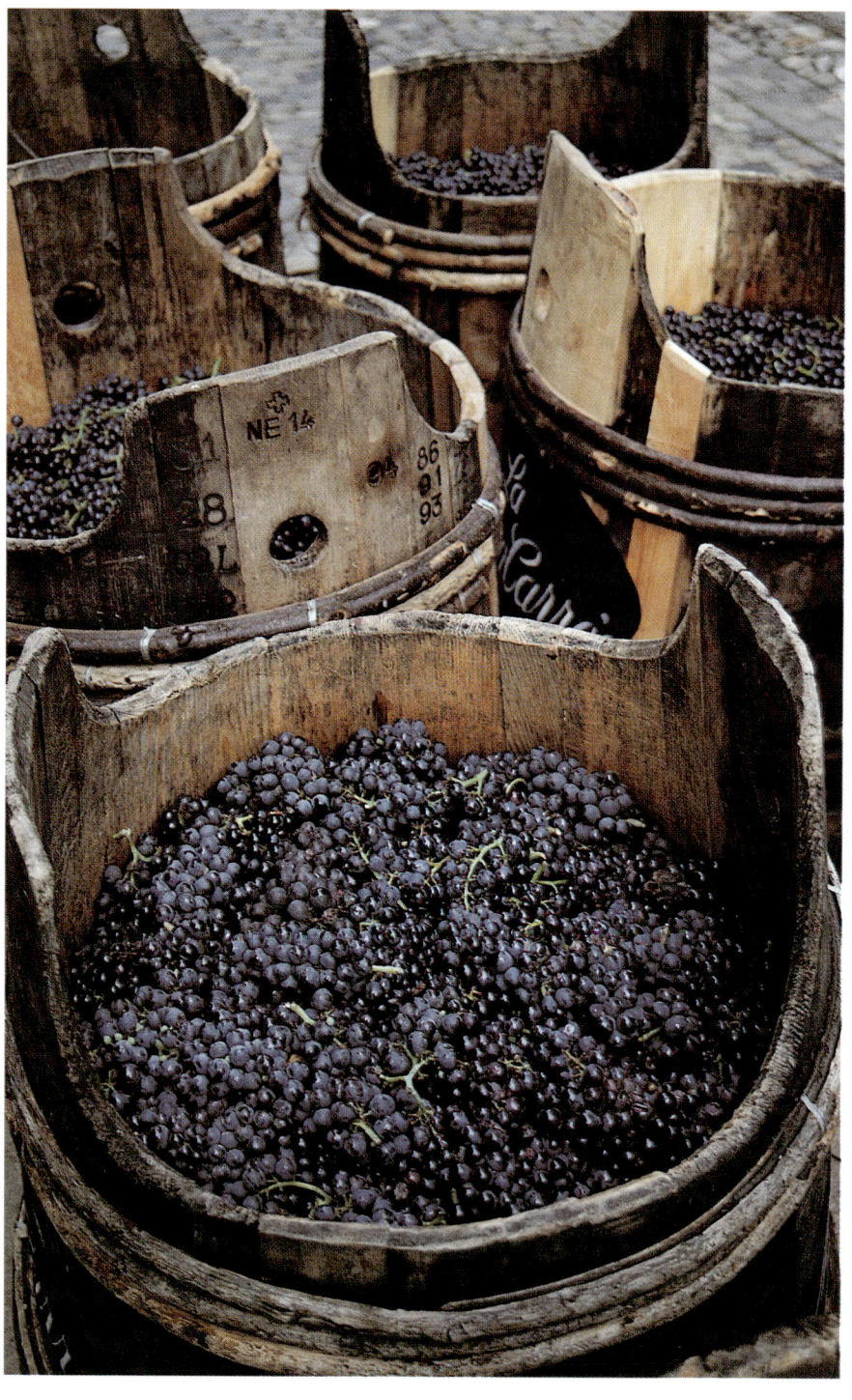

KAPITEL 12

Und die Moral von der Geschicht'

Bislang war die Geschichte schon nicht einfach zu handhaben: Alkohol ist einerseits ein Nahrungs- und Genußmittel, anderseits ab einer gewissen Dosis auch ein Rauschmittel. Man mußte deshalb genau zwischen «Gebrauch» und «Mißbrauch» unterscheiden. Während man ersteres seitens der Medizin, der Krankenkassen und der Politik augenzwinkernd irgendwie als tolerierbares Laster hinnahm, war der Alkoholmißbrauch schon mit erheblichen Konsequenzen und bedrohlichen Problemen versehen. Dabei war es schwierig genug, allein den Begriff «Mißbrauch» korrekt zu definieren. Es gibt ja Tendenzen bzw. entsprechende Selbsttestmethoden, nach denen jeder Mensch, der drei bis vier Gläser Wein in der Woche trinkt, bereits als alkoholabhängig bezeichnet und jeder, der täglich ein oder zwei Gläser Wein trinkt, schon in den Bereich des Alkoholismus gedrängt wird. Wenn dem so wäre, würden wir in der Tat in Südeuropa 200 Millionen Alkoholabhängige oder Alkoholkranke finden. Solche Definitionen führen zu großen und bedrohlich wirkenden Zahlen, die Handlungs- und Finanzierungsbedarf anzeigen. Sie führen aber auch zu einer Verwässerung der Mittel und des Problembewußtseins, die dann für den erforderlichen Einsatz bei den tatsächlich bedürftigen Alkoholkranken fehlen.

Wer die Bevölkerung nach dem Motto «Am besten ist der Verzicht auf den Konsum von alkoholischen Getränken» erziehen will, ignoriert das jahrtausendealte Bedürfnis der Menschheit nach psychoaktiven Substanzen. Ein Scheitern ist vorprogrammiert. Der Warnhinweis

Dieses in traditionellen Bottichen gesammelte Weingut wird am Neuenburger See am Fuß des Schweizer Juras zu einem gefragten Wein gekeltert.

«Rauchen ist gesundheitsschädlich» auf der Zigarettenverpackung hat nachweislich die wenigsten zum Aufhören bewegen können. Außerdem ist Tabakrauch schon bei relativ geringen Dosen eine Gesundheitsbedrohung. Noch niemand hat für moderates Rauchen einen Gesundheitsvorteil entdecken können.

Nun kommt genau durch dieses Argument eine weitere Dimension in die Alkoholdiskussion hinein: Alkohol – in richtiger Dosis – fördert ja nachweislich die Gesundheit! Jetzt erst wird es richtig schwierig werden. Mit der einfachen Einteilung in klar getrennte Denkschemen, in Schwarz und Weiß, in Gut und Böse, ist es nun endgültig vorbei. Den Konsum von Alkohol pauschal als höchst überflüssiges, wenn nicht sogar gefährliches Übel abzutun wird kaum mehr möglich sein. Nachdem jetzt wissenschaftlich unzweifelhaft geklärt ist, daß eine bestimmte Menge Alkohol vor allem im Bereich der Herz-Kreislauf-Erkrankungen, dem häufigsten und deshalb teuersten Gesundheitsproblem unserer Gesellschaft, eindeutig präventiv und somit enorm kostendämpfend wirkt, wird man den mühsamen Weg einer Differenzierung wohl gehen müssen.

Professor Evans in Belfast hat nachgewiesen, daß Alkohol das sogenannte Cholesterin-Ester-Transferase-Protein (CETP) reduziert. Bei Menschen mit einer genetisch bedingten hohen Konzentration von CETP ist ein ungewöhnlich niedriger HDL-Cholesterin-Spiegel die Folge. Das ist ein eindeutiger, ausgeprägter Risikofaktor für Herzinfarkt. Alkoholzufuhr ab einer Dosis von 25 g pro Tag kann diese genetische Schwäche kompensieren, und es kommt in Folge zu einer deutlichen Anhebung des HDL-Cholesterins. Daneben kann Alkohol auch noch weitere, unabhängige Risikofaktoren für Herz- und Hirninfarkt reduzieren (siehe Kapitel 6). Wissenschaftler haben berechnet, daß bis zu 50 % der Bevölkerung durch einen entsprechenden Alkoholkonsum ihr genetisch bedingtes Risikoprofil für Herzinfarkt gezielt verringern können!

Mit diesem Wissen wird es in Zukunft aus ethisch-moralischen wie auch aus wirtschafts- und gesundheitspolitischen Aspekten nicht mehr zu verantworten sein, pauschal eine Reduzierung oder eine weitgehende Einschränkung des durchschnittlichen Alkoholkonsums in der Bevölkerung zu fordern. Bekanntlich will man damit einen

Rückgang der Alkoholkranken erreichen. Diese illusionäre Forderung wird regelmäßig in die Alkoholdiskussion gebracht. Mit einer entsprechenden Alkoholbesteuerung und staatlich verordneten Regulativen soll der Zugang zu Alkohol für die Bürger entsprechend so erschwert werden, daß der Alkoholkonsum effektiv abnimmt. Ein Rückgang des durchschnittlichen Alkoholkonsums in Europa um 25 % wird aufgrund dieser Philosophie von einigen Organisationen gefordert bzw. angestrebt.

Die Diskussion um dieses «Bevölkerungs-Präventionsmodell» dürfte nun endgültig hinfällig sein. Das schon immer umstrittene Konzept beruht auf der sogenannten «Ledermann-Theorie», die im Jahr 1955 formuliert wurde. Sie fußt auf der berühmten «Gaußschen Verteilung», nach der der Extremkonsum zurückgehe, wenn der Durchschnittskonsum reduziert würde. Die Ledermann-Theorie ist inzwischen mehrfach widerlegt worden, unter anderem von Ledermann selbst, da sie nämlich diese Theorie für eine homogene Gesellschaft formulierte, die es aber offensichtlich nicht gibt. Genügend Beispiele auf der Welt zeigen, daß hoher durchschnittlicher Alkoholkonsum mit niedrigen Alkoholikerraten einhergehen kann und umgekehrt.

Die schlechten Erfahrungen in verschiedenen Ländern mit staatlich gelenkten Regulativen, beispielsweise die Prohibition in den USA oder das skandinavische Modell der Gegenwart, lehren uns eines besseren: Je verbotener, desto interessanter! Das war schon immer so, und die Menschen waren auch immer klug und erfinderisch genug, sich entsprechenden Ersatz zu verschaffen. In Finnland zum Beispiel, wo hohe Steuern, Werbeverbote und Absatzkontrollen strikt eingehalten werden, wird um so häufiger illegal selbstgebrannter Schnaps konsumiert. Betrunkene gehören dort zum normalen Straßenbild, und die alkoholbedingten Verhaftungen sind höher als in irgendeinem anderen europäischen Land. Auch die Fälle von akuter Alkoholvergiftung sind in Finnland etwa fünfmal höher als in Dänemark, wo die Alkoholgesetze wesentlich liberaler sind.

Es gibt zur Zeit in Deutschland angenommene 2,5 Millionen stark alkoholgefährdete Menschen oder behandlungsbedürftige Alkoholkranke. Rund 40 000 Todesfälle und 25 % aller Verkehrs-, Arbeits-

und Haushaltsunfälle werden auf Alkoholmißbrauch zurückgeführt. Erschreckende Zahlen, die, wenn sie auch nur annähernd der Realität entsprechen, zu großer Sorge Anlaß geben. Alkoholmißbrauch schadet nicht nur der Gesundheit und kostet Menschenleben, sondern hat immense Finanzierungsprobleme zur Folge, die die Gesellschaft zu tragen hat – allein über 30 Milliarden Mark in Deutschland pro Jahr. Dem Mißbrauch sollte deshalb mit allen Mitteln entgegengewirkt werden. Doch wie? Mit Reglementierungen und Gesetzen, mit Abgaben und Paragraphen? Ist damit das Verhalten der Menschen zu ändern?

Der deutsche Gesundheitsminister Horst Seehofer hat am 5. November 1995 in Bonn vor dem Verband der Spirituosenindustrie eine überaus bemerkenswerte Rede zum Problem des unkontrollierten Alkoholkonsums gehalten, die ich an dieser Stelle zitieren möchte. Zur Bekämpfung des Mißbrauchs sagte er: «Das verändern wir nicht durch Paragraphen, durch Vorschriften, sondern nur durch eine andere Bewußtseinswelt ... Wir brauchen Vorbilder für einen vernünftigen Umgang mit Alkohol in der Familie, im Freundeskreis. Ich sage, das ist mehr wert als viele Gesetze und Tausende von Paragraphen. Mit Gesetzen schafft man keine Vorbilder. Daß uns allen hier noch nicht der richtige Weg eingefallen ist – der perfekte Weg, möchte ich sagen –, heißt nicht, daß wir ruhen dürfen und daß es diesen perfekten Weg vielleicht nicht gibt.»

Alkoholmißbrauch ist zunächst nicht die Ursache, sondern die Folge von menschlichen, sozialen und gesellschaftlichen Problemen. Wer die Zahl der Alkoholkranken reduzieren will, der muß das Übel an den Wurzeln packen.

Vielleicht nicht den perfekten, aber einen sehr viel erfolgreicheren Weg geht man in Südeuropa, allen voran in Italien. Dort trinkt man zwar nach den Franzosen am meisten Wein, hat aber mit am wenigsten Alkoholprobleme auf der Welt. Die Italiener trinken zum Beispiel 25 % mehr Alkohol pro Kopf und Jahr als die Amerikaner, haben aber nur ein Siebentel der dortigen Alkoholikerrate. Wie schaffen die das? Zunächst muß man sagen, daß Wein in diesen Ländern die absolute Normalität ist. Mit Wein können sie keine Illusionen und attraktive Fernwelten und positive Erlebnisse bei Jugendlichen assoziieren. Wein steht jeden Tag im Leben einer mediterranen Familie auf dem Tisch – zweimal sogar. Vater und Mutter trinken jeden Tag Wein, aber nie mehr als ein paar Gläschen. Jugendlichen wird bereits in frühen Jahren der Wein, zum Teil mit Wasser verdünnt, als adäquates Getränk zum Essen angeboten. Wein wird auch überwiegend bei Tisch oder bei gewissen Feierlichkeiten und höchst selten außerhalb der Essenszeiten getrunken. Wein ist dort kein Rauschmittel, sondern ein Bestandteil des Essens wie das Brot, das Wasser und der Kaffee. Ist das Essen zu Ende, trinkt man auch keinen Wein mehr.

Der Genuß von Wein ist in diesen Mittelmeerländern Bestand einer Eßkultur und ist eingebunden in familiäre Rituale. Wer zu viel trinkt, ist gesellschaftlich nicht akzeptiert. Ich kann mich nicht erinnern, in Italien oder Frankreich jemals einen Gast betrunken aus einem Restaurant torkeln gesehen zu haben, außer es waren Deutsche, Schweizer, Holländer, Engländer, Finnen ... Wein ist das Getränk, das auch bei uns am wenigsten mit Mißbrauch in Beziehung steht. Mit Wein betrinken sich die wenigsten. Bei Verkehrsdelikten mit Alkohol hat Wein den geringsten Anteil. Wer seinen Rausch sucht, greift gehäuft zu Bier und Spirituosen.

«Sport ist gesund!» Diese Botschaft erhält breite Zustimmung, erntet wohlwollendes Schulterklopfen, darf auf die Unterstützung von Politik und Verbraucherverbänden rechnen, und die Krankenkassen nehmen den Slogan in ihr Präventionsprogramm auf. Tatsächlich ist der Verzicht auf Sport ein Risikofaktor für Herz-Kreislauf-Erkrankungen. Sport hilft uns, gesünder länger zu leben, wenn die richtige Dosis «regelmäßig, aber mäßig» gewählt wird.

Anderseits ist es nun einmal eine Tatsache, daß Sport wie Alkohol ein hohes Gesundheitsrisiko beinhaltet und bei Tausenden jedes Jahr sogar tödlich enden kann. Hunderttausende von Sportunfällen verschlingen immense jährliche Behandlungskosten. Eine Überdosierung von Sport schädigt Gefäße, Herz, Muskeln, Gelenke und Knochen. Ich will die Probleme nicht direkt vergleichen und nicht verharmlosen. Doch die Parallelen sind verblüffend. Nach der gleichen Logik, die beim Thema «Alkohol» angewendet wird, müßte man also den Anteil der Sport treibenden Menschen oder die durchschnittliche

Sportdauer in einer Bevölkerung reduzieren, damit die Unfallopfer und die damit verbundenen Kosten für die Gesellschaft reduziert werden können.

Kein vernünftiger Mensch würde auf die Idee kommen, allen Bürgern zu empfehlen, weniger Sport zu betreiben. Man würde auf den präventiven Effekt des Sportes bei richtiger Dosierung hinweisen. Es würde als unethisch eingestuft, den Zugang zu Sportplätzen zu erschweren, nur weil sich dort jedes Jahr Hunderte in übertriebenem Eifer zu Invaliden machen oder gar zu Tode rennen. Man würde auf bessere Information setzen, effektivere Aufklärungskampagnen starten, und man würde vor allem auf die individuelle Verpflichtung und die Möglichkeit der Körper- und Sporterziehung in Elternhaus und Schule verweisen.

Auch Wein sollte als Kulturgetränk gepflegt und nicht als «Einstiegsdroge» diskreditiert werden. Was wir benötigen, ist eine Alkoholkultur, eingebettet in familiäre Rituale mit nachahmenswerten Vorbildern. Der gepflegte und kontrollierte Umgang mit Alkohol muß zu Hause erlernt werden. Kinder und Jugendliche müssen erleben, wie man Wein, mit Maß genossen, als Luststeigerung beim Essen erleben kann, ohne in unkontrollierte oder zerstörerische Konsummuster zu verfallen.

Neben der Bekämpfung wirtschaftlicher und sozialer Probleme können nur die Prägung zu einem maßvollen Umgang in der Familie sowie eine begleitende Erziehungs- und Aufklärungsarbeit durch Schule, öffentliche Institutionen und Medien langfristig die Lösung der Alkoholprobleme in einer Gesellschaft erreichen. Die Eß- und Trinkkultur im Mittelmeerraum bietet sich hierfür als Vorbild an.

KAPITEL 13

Nichts Paradoxes am «Französischen Paradox»?

Das «Französische Paradox« ist in aller Munde. Kaum eine Zeitschrift, die noch nicht Professor Serge Renaud, den «Mister French Paradox», bei einem demonstrativ üppigen Mahl in seiner Lyoner Heimat interviewt hätte. Fernseh- und Radioberichte künden auf allen Kanälen davon, und ein amerikanisches Buch gleichen Titels hat es inzwischen weltweit zum Millionenbestseller gebracht. Wer genau mithört oder mitliest, wird sich wundern, daß seltsamerweise jedesmal eine etwas modifizierte Variante des «French Paradox» vorgestellt wird. Die grobe Rohversion, die man sich inzwischen auch schon an niederbayerischen Stammtischen erzählt, lautet kurzgefaßt ungefähr wie folgt: «Die Franzosen bekommen keine Herzinfarkte, obwohl sie so viel Sahne, Butter, Eier, Fleisch, Würste, Pasteten und gestopfte Gänseleber essen. Das liegt daran, daß sie so viel Rotwein trinken. Dafür sterben sie aber alle an Leberzirrhose.»

Nun könnte ich inzwischen ein eigenes Buch füllen über die zahlreichen weiterführenden, feineren Varianten, über die wundersamen Kuriositäten, über die schlichte Unlogik, über die ärgerlichen Widersprüche und über die krassen Falschaussagen, die mit dem «Französischen Paradox» allseits verknüpft werden.

Zunächst ein paar Kuriositäten: Bis vor kurzem hielt sich in einigen Ärztekreisen hartnäckig das Gerücht, daß es das «Französische Paradox» gar nicht gäbe, daß die Franzosen gar nicht so wenige Herzinfarkte hätten, wie immer behauptet, sondern daß die französischen Ärzte ganz einfach Herzinfarkt nicht diagnostizieren könnten oder wollten und eine andere Diagnose auf den Totenschein schrieben. Mit dieser Mär war es zu Ende, als die WHO die niedrige Herzinfarktrate in Frankreich mit ihrer streng kontrollierten MONICA-

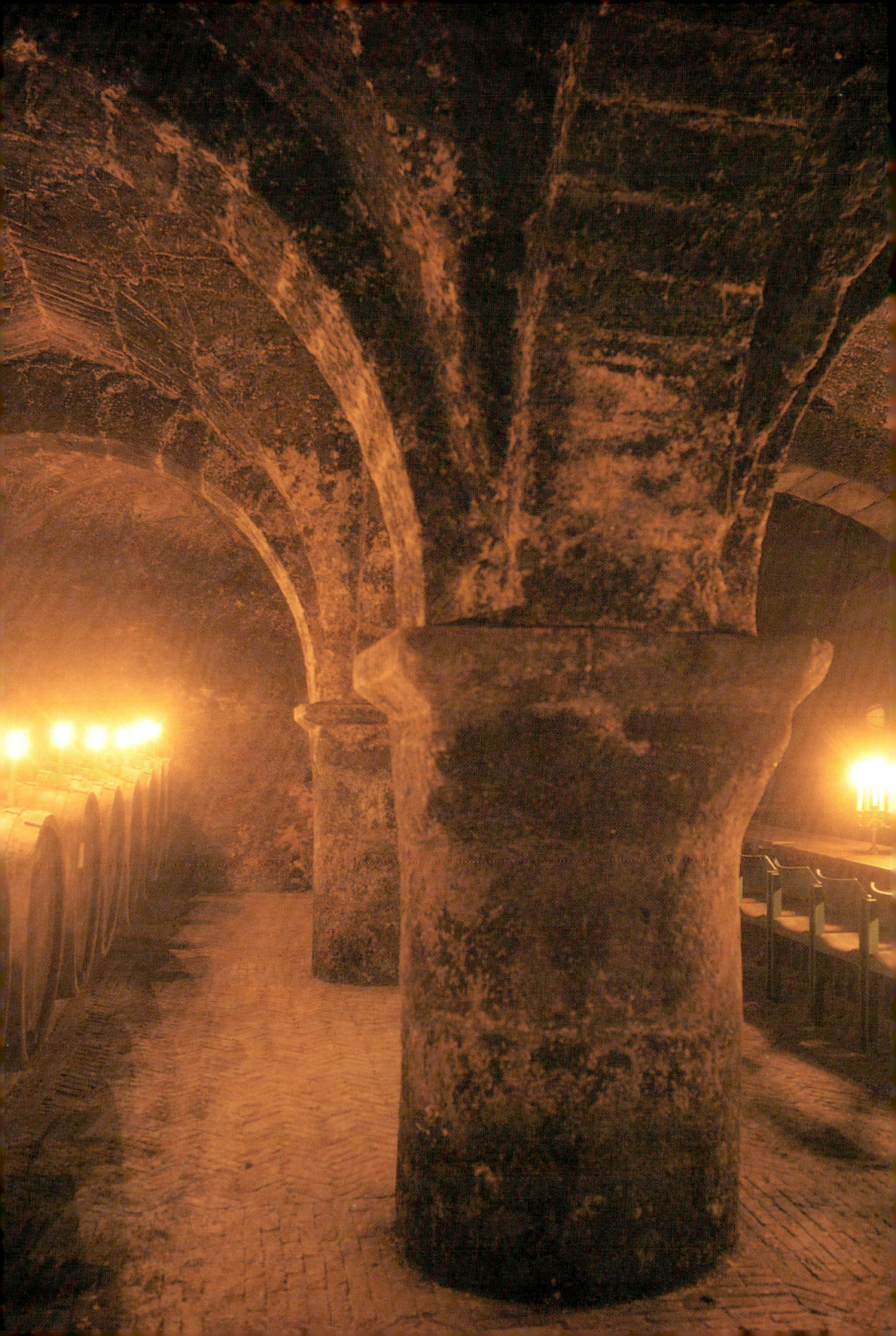

Studie, in der Menschen aus 35 Gebieten in insgesamt 19 Ländern nach den gleichen Kriterien diagnostiziert wurden, als tatsächlich sehr niedrig bestätigen konnte.

«The French Paradox» erreichte weltweit Berühmtheit, nachdem Professor Renaud aus Lyon in der bekanntesten TV-Dokumentationssendung der USA, «60 Minutes», im November 1991 darüber berichten durfte. Über Nacht stieg der Umsatz an Rotwein in Nordamerika um sage und schreibe 40 %! Die Amerikaner sind eben doch die weitaus dynamischsten Anhänger aufblühender Gesundheitstrends.

Die eigentliche Kernaussage des «Französischen Paradoxes», daß nämlich die Franzosen *trotz* des hohen Konsums an den verteufelten tierischen Fetten so wenig unter Herzinfarkten leiden, basiert auf einem – gelinde gesagt – gravierenden Widerspruch bzw., plastischer ausgedrückt, auf einem ausgemachten Unsinn. Das ist leider weithin unbekannt. Aus der Aussage des «Französischen Paradoxes» ließe sich ja logischerweise schließen, daß der Verzehr der allseits beliebten fettreichen Kost, der gesättigten Fettsäuren oder des Cholesterins in der Nahrung in entsprechenden wissenschaftlichen Untersuchungen als eindeutige, dosisabhängige Risikofaktoren für Herzinfarkt festgemacht worden wäre. Denn nur unter dieser Voraussetzung wäre die Situation in Frankreich in der Tat als «paradox» zu bezeichnen. Doch dem ist gar nicht so!

Statistiken der WHO und der FAO weisen schon seit vielen Jahren aus, daß es zwischen der unterschiedlichen Herzinfarktsterblichkeit und dem Konsum gesättigter bzw. «tierischer» Fettsäuren in den verschiedenen Ländern der Welt keinen signifikanten Zusammenhang gibt – weder zur Zeit noch im Trend der letzten zwei Jahrzehnte. Noch wesentlich bedeutender ist aber die Erkenntnis, daß bis auf zwei Ausnahmen in keiner der zahlreichen großen Langzeitstudien, die mit Tausenden von Menschen innerhalb der verschiedenen Länder durchgeführt worden sind, ein direkter, signifikanter Zusammenhang zwischen dem Verzehr von gesättigten Fettsäuren bzw. von tierischem Fett und einem erhöhten Herzinfarktrisiko belegt werden

143

Ein Blick in die herrlichen Kellergewölbe der Vereinigten Hospitien am Krahnenufer von Trier, der über 2000 Jahre alten Hauptstadt der Mosellande.

konnte. Doch prägen diese Ausnahmen unsere Lehre, und die Regel wird ignoriert. Vor allem bei Menschen über 60 Jahren ist gar kein Zusammenhang ersichtlich. Aus genau diesem Grund wird der Konsum gesättigter Fettsäuren bzw. tierischer Fette bis heute nicht offiziell zu den «etablierten Risikofaktoren» gezählt. Vergleichbar ist die Situation mit dem berüchtigten Cholesterin in der Nahrung: Bis auf drei Ausnahmen zeigen alle prospektiven Untersuchungen bis heute keinen Zusammenhang zum Herzinfarkt. Entsprechend konnte auch der Konsum der «verdächtigen» Nahrungsmittel, wie Eier oder Butter, Schmalz oder Fleisch, in prospektiven Studien bis heute noch niemals mit einem erhöhten Herzinfarktrisiko in Beziehung gebracht werden (siehe auch Kapitel 14).

Aus dem Gesagten folgt haarscharf, daß das, was als «Französisches Paradox» bezeichnet wird, offensichtlich gar nicht so paradox ist! Eine berechtigte Frage für Sie, verehrte Leserinnen und Leser: Wie ist es dann zu dieser «fetten Ente», die weltweit immer noch für Schlagzeilen sorgt, gekommen?

Die Verknüpfung tierisches Fett – gesättigte Fettsäuren – hoher Cholesterinspiegel – hohe Herzinfarktrate ist ein uraltes Dogma, an dem zu rütteln kaum jemand wagt. Auch wenn diese Bezugskette ohne entsprechende Differenzierung im Detail falsch, im allgemeinen fraglich und bezogen auf die Situation in verschiedensten Gesellschaften sogar ganz offensichtlich unsinnig ist, wird sie aufrechterhalten, weil sie einem alt eingefahrenen, bequemen und merkantil erfolgreichen Konzept entspricht. Belege für meine forsch tönenden Aussagen kann ich Ihnen gerne liefern:

Erstens enthält tierisches Fett nicht generell überwiegend gesättigte Fettsäuren. Im Gegenteil, in verschiedenen tierischen Fetten sind die gesättigten Fettsäuren in der Minderzahl, etwa im Schweineschmalz bei 40 % und im Hühner-, Enten- und Gänsefett bei nur 30 %. Umgekehrt sind die ungesättigten Fettsäuren mit rund 60 bzw. 70 % deutlich in der Überzahl. Diese Fette haben für die meisten Westeuropäer eher einen cholesterinsenkenden als einen -steigernden Effekt. Geflügelfette werden aus diesem Grund inzwischen von einigen weniger dogmatischen Dickschädeln, darunter Professor Renaud, als «unproblematisch» angesehen. Haben Sie schon einmal beobachtet, wie viel

Geflügelfett die Franzosen über ihre Pasteten und Gänselebern mit Begeisterung verzehren? Das dürfen Sie, verehrte Leserinnen und Leser, auch tun: gelegentlich mit großem Genuß und bestem Gewissen ein wenig Gänseschmalz auf das Brot streichen.

Zweitens erhöhen nur gewisse gesättigte Fettsäuren den Cholesterinspiegel, aber nicht nur das «böse» LDL, sondern immer auch das «gute» HDL-Cholesterin. Das entscheidende Verhältnis von LDL- zu HDL-Cholesterin wird durch diese gesättigten Fettsäuren kaum verschlechtert.

Drittens beweisen neue Ergebnisse aus der MONICA-Studie, daß die riesigen Unterschiede in den Herzinfarktraten zwischen Frankreich und dem Rest der Welt nicht im geringsten über den Cholesterinspiegel erklärbar sind. In Frankreich hat man tatsächlich einen ungefähr gleich hohen Cholesterinspiegel wie etwa in den USA, in der Schweiz, in Deutschland, in England oder in den meisten anderen westlichen Ländern, aber alle diese Länder weisen weitaus höhere Herzinfarktraten aus, vor allem die Länder im Norden Europas.

In Irland findet man die höchste Herzinfarktsterblichkeit Westeuropas. Im Frühjahr 1996 konnte ich Professor Evans, einen der leitenden Wissenschaftler der Sektion Belfast innerhalb der Studie, bei unserer OIV-Expertentagung in Paris erleben. Er präsentierte dort einen direkten Vergleich zwischen Belfast (Nordirland), der Gemeinde mit der höchsten, und Toulouse (Südfrankreich), der Gemeinde mit der niedrigsten Sterblichkeit an Koronarer Herzkrankheit (KHK) im europäischen Teil dieser Studie. Die klassischen Risikofaktoren Cholesterinspiegel, Rauchen, Blutdruck, Diabetes und Übergewicht sind in beiden Gemeinden ungefähr gleich stark vertreten. Das mit den Risikofaktoren errechnete bzw. zu erwartende Herzinfarktrisiko ist in beiden Gebieten absolut identisch. Trotzdem findet sich tatsächlich eine um 400 % höhere Herzinfarktrate in Belfast!

Auch innerhalb Frankreichs gibt es übrigens dieses Nord-Süd-Gefälle beim Herzinfarkt. In Straßburg, an der deutschen Grenze, ist die Herzinfarktrate um 50 % *höher* als im Süden an der Mittelmeerküste. Unangenehmerweise kommt hinzu, daß in Straßburg der Cholesterinspiegel der Menschen *niedriger* ist als in Toulouse, wie die MONICA-Studie dokumentiert hat.

Dabei entpuppte sich auch ein innerfranzösisches Paradox: Tierische Fette würden laut Dogma den Cholesterinspiegel gefährlich erhöhen, was wiederum das Herzinfarktrisiko drastisch ansteigen ließe. In Straßburg essen die Bürger traditionell weit mehr tierisches Fett und mehr gesättigte Fettsäuren als in Südfrankreich, wo pflanzliche Kost und Olivenöl die provenzalische Küche dominieren. Seltsamerweise haben die Straßburger trotz der «falschen» Kost die niedrigeren Cholesterinwerte. Und trotz der «günstigeren» Cholesterinwerte haben sie deutlich mehr Herzinfarkte. Nun wird exakt wegen dieser höheren Rate den armen Straßburgern ständig von den zuständigen Ernährungsexperten die Empfehlung mit Nachdruck indoktriniert, sie hätten den Konsum ihrer geliebten tierischen Fette einzuschränken! Das verstehe, wer will – ich jedenfalls nicht. Dafür schlage ich vor, dieses Kuriosum als das «einzig wahre französische Paradox» zu bezeichnen!

Viertens postuliert das Dogma für den Konsum der ungesättigten Linolsäuren bzw. für die überwiegende Verwendung von pflanzlichen Fetten einen «Herzschutz». Bis heute ist jedoch in keiner Studie im Ländervergleich oder an einer Bevölkerungsgruppe ein eindeutig niedrigeres Herzinfarktrisiko beim überwiegenden Konsum dieser gesunden Fette nachgewiesen worden. Selbst die zahlreichen klinischen Studien, in deren Zusammenhang man mit einer strengen Diät und mit diesen «gesunden Fetten» zahlreiche Menschen jahrelang behandelt hatte, sind überwiegend ohne nachweisbaren Erfolg geblieben.

Für all die scheinbaren Widersprüche in der enervierenden Diskussion um das angeblich «gesunde» und «ungesunde» Fett findet sich eine einfache Antwort: Das Fett in unserer Nahrung spielt ganz offensichtlich nicht *die* wichtige Rolle für Herzinfarkt, die ihm viele Jahre lang zugedacht war. Es gibt offensichtlich einige andere Nahrungsbestandteile, die eine weit größere Bedeutung in diesem Hinblick haben. Davon bin ich nicht nur überzeugt, sondern dafür gibt es genügend wissenschaftliche Belege. So wie ich weist eine ganze Reihe von Autoren in zahlreichen Veröffentlichungen schon seit Jahren darauf hin. Die angebliche Existenz eines «Französischen Paradoxes» konnte nur dadurch in die Welt gesetzt werden, weil viele Fakten, die nicht in das Dogma passen, immer chronisch verdrängt wurden.

Im Prinzip ist das «Französische Paradox» doch gerade ein weiterer, besonders guter Hinweis dafür, daß es keinen spezifischen, bedeutenden Zusammenhang zwischen dem Konsum tierischer Fette und Herzinfarkt geben kann bzw. daß der Zusammenhang möglicherweise so schwach, so unbedeutend ist, daß er mit wissenschaftlichen Studien nicht eindeutig nachweisbar ist oder durch andere, wesentlichere Nahrungsfaktoren überdeckt wird. Es sollte deshalb mit aller Kraft nach anderen, wesentlicheren Einflußfaktoren gesucht werden.

Im bereits erwähnten Vergleich zwischen den Städten Belfast und Toulouse findet Professor Evans bezüglich der Ernährungsgewohnheiten einige wesentlich größere Unterschiede als bei der Zufuhr von Fett: In Toulouse konsumiert man signifikant mehr Alkohol, vor allem mehr Wein, aber auch mehr Käse, mehr Früchte und Gemüse, und hier vor allem mehr Tomaten und Äpfel. Für all diese Nahrungsfaktoren lassen sich biologisch plausible, präventive Effekte formulieren. Diese neuen Daten stützen natürlich meine alte Position, die nichts Paradoxes im «Französischen Paradox» erkennen kann.

Die niedrigen Herzinfarktraten in Frankreich und in anderen Mittelmeerländern lassen sich weitgehend durch eine ganze Reihe eindeutig belegter gesundheitsrelevanter Faktoren erklären. Dabei spielt das Thema «Cholesterin» gar keine Rolle. Dieser berühmte Risikofaktor, der dazu geführt hat, daß die ganze westliche Welt in Panik vor Eiern, Butter und Fleisch geraten ist, kann nicht einmal als eindeutiger Risikofaktor gelten. Für unsere älteren Mitbürger, ungefähr ab 65 oder 70 Jahren, hat er zum Beispiel gar keine gesundheitliche Bedeutung mehr. Das heißt, ob normale oder sehr hohe Werte, ab diesem Alter ist über den Cholesterinspiegel kein Herzinfarktrisiko mehr ablesbar. Die Herzinfarkthäufigkeit ist bei hohen wie bei niedrigen Werten ungefähr gleich hoch.

Bei Frauen ist die Situation sogar noch komplizierter. Bei den jüngeren ist Cholesterin zwar ein nachweislicher Risikofaktor. Im Gegensatz zu Männern haben Frauen jedoch im jungen und mittleren Altersbereich, selbst bei solch hohen Cholesterinwerten wie 300 oder 400 mg/dl, immer noch ein äußerst niedriges Herzinfarktrisiko. Ein natürlicher biologischer Mechanismus schützt die gebärfähigen Frauen. Selbst mit diesen hohen Cholesterinwerten läßt sich bei ihnen nach neuesten wissenschaftlichen Erkenntnissen die relativ teure Behandlung mit den neuen und sehr effektiv wirkenden cholesterinsenkenden Medikamenten nicht verantworten. Ab 65 Jahren zeigt dann nur noch eine niedrige Konzentration des «guten» HDL-Cholesterins im Blut ein deutlich erhöhtes Herzinfarktrisiko für Frauen an: Ein Wert unter 50 mg/dl verdoppelt das Infarktrisiko im Vergleich zu Werten über 60 mg/dl!

Das ist in der Tat für Frauen eine äußerst brisante Erkenntnis, denn jede «Cholesterindiät» senkt nachweislich den HDL-Spiegel. Je strenger, fett- und cholesterinärmer die Kost und je mehr Fette mit hohem Anteil an ungesättigten Fettsäuren (pflanzliche Öle, Diätmargarinen) eingesetzt werden, desto stärker sinkt auch das HDL-Cholesterin! Über die Hälfte unserer Bevölkerung sind Frauen, und der Anteil an Älteren steigt ständig. Bekanntlich sind es die Frauen, und zwar gerade die älteren, die sich besonders viele Gedanken um Gesundheitsfragen machen. Millionen von ihnen sorgen sich täglich um ihren Cholesterinspiegel. Sie entsagen ihrer geliebten Buttersemmel und dem traditionellen Frühstücksei. Sie verwenden cholesterin- und fettreduzierte «Kunstprodukte», und sie meinen, dank entsprechender «Aufklärungskampagnen» der Diätindustrie, sich damit etwas besonders Gutes für ihre Gesundheit anzutun.

Wer seinen erhöhten Cholesterinspiegel senken muß, weil er aufgrund von verschiedenen anderen vorliegenden Risikofaktoren wie Bluthochdruck, Rauchen und Diabetes ein deutlich erhöhtes Herzinfarktrisiko aufweist, der ist – nach allem, was man heute weiß – am effektivsten mit den neuen cholesterinsenkenden Medikamenten (Statinen) zu behandeln. Sie senken das LDL drastisch, erhöhen aber zugleich das HDL-Cholesterin und zeigen darüber hinaus noch eine ganze Reihe von Wirkungen, die ebenfalls das Herzinfarktrisiko senken. Mit der klassischen, «cholesterinbewußten» Diät erreicht man das nicht – eher das Gegenteil. Wer tatsächlich über eine Ernährungsumstellung dem Herzinfarkt vorbeugen will, der sollte das Thema «Cholesterin» den Medikamenten überlassen und bei der Ernährung an all die anderen Bereiche denken, bei denen die präventive Wirkung viel eher zu erwarten ist. Mehr darüber in Kapitel 15.

Cholesterin: ein Risikofaktor für alle?

Ist ein erhöhter Cholesterinspiegel als Risikofaktor für Herzinfarkt bei allen Menschen gleich einzuschätzen, bei Frauen wie bei Männern, bei jungen Menschen wie bei alten? Diese Frage ist inzwischen relativ gut geklärt. Mit steigender Cholesterinkonzentration im Blut steigt auch das Herzinfarktrisiko bei Frauen und Männern im mittleren Alter. Doch haben Frauen vor den Wechseljahren, trotz eines möglicherweise sehr hohen Cholesterinspiegels, im Vergleich zu den Männern immer ein allgemein sehr niedriges Herzinfarktrisiko. Ein natürlicher biologischer Mechanismus schützt sie vor Herzinfarkt. Eine gesunde Frau, die nicht raucht und jünger als 54 Jahre ist, hat selbst mit hohen Cholesterinwerten zwischen 300 und 400 mg/dl ein insgesamt so geringes Risiko, daß die relativ teure Behandlung mit den neuen und sehr effizienten cholesterinsenkenden Medikamenten von führenden Wissenschaftlern nicht empfohlen wird.

Mit höherem Alter nimmt der Anstieg des Risikos durch einen erhöhten Cholesterinspiegel immer mehr ab; bei Frauen über 65 und bei Männern über 70 ist ein hoher Cholesterinwert nicht mehr als «Risikofaktor» nachweisbar, das heißt, ihr Risiko für Herzinfarkt erweist sich als unabhängig davon, ob sie einen hohen oder niedrigen Cholesterinspiegel haben.

Im Gegensatz dazu hat sich eine niedrige Konzentration des «guten» HDL-Cholesterins (kleiner als 40 mg/dl) bei beiden Geschlechtern bis ins hohe Alter als signifikantes unabhängiges Risiko erwiesen. Für Frauen gilt, daß ein HDL-Wert unter 50 mg/dl das Infarktrisiko im Vergleich zu Werten über 60 mg/dl fast verdoppelt!

Es gibt inzwischen eine weitgehende Übereinstimmung unter Wissenschaftlern, daß man zur Beurteilung bzw. zur Vorhersage des Herzinfarktrisikos nicht mehr allein den Gesamtcholesterinspiegel heranziehen soll. Wesentlich präziser wird die Prognose, wenn das Verhältnis von LDL- zu HDL-Cholesterin betrachtet wird.

Als gleich präzise in der Vorhersage, aber einfacher und billiger verfügbar für die tägliche Praxis des Arztes, hat sich die Verwendung des Verhältnisses von Gesamtcholesterin zu HDL-Cholesterin erwiesen. Ein Mensch mit einem Gesamtcholesterin von 260 mg/dl und einem HDL-Wert von 60 mg/dl (Quotient: 260/60 = 4,3) hat ein wesentlich niedrigeres Risiko als jemand, der einen Gesamtcholesterinwert von 200 mg/dl aufweist, aber gleichzeitig nur einen HDL-Wert von 35 mg/dl (Quotient: 200/35 = 5,7).

Regelmäßiger Konsum von Alkohol, Ausdauersport, «ideales» Körpergewicht, der Verzicht auf Zigarretten und eine ausgewogenen Mischung von gesättigten und ungesättigten Fettsäuren sind die Lebensstilfaktoren, die das so entscheidende Verhältnis von Gesamtcholesterin zu HDL-Cholesterin verbessern helfen.
(Quellen: Hulley 1992, Hulley 1993, Hulley 1994, Krumholz 1994, Haq 1995, Walsh 1995, Garber 1996)

Wenn Sie nun meinen, ich sei ein armer Irrer mit einer abstrusen Außenseitermeinung, kann ich sie beruhigen. Ich stehe keinesfalls allein da. Nur benötigen manche Dinge eben ihre Zeit, bis sie sich bei der trägen Mehrheit durchsetzen. Oft saß ich gerade mit französischen Kollegen zusammen und habe bis spät in die Nacht das Thema diskutiert. Die Franzosen wissen ja die Geschichte um das «Französische Paradox» durchaus zu schätzen. Sie haben sowieso keine Probleme damit, ihre Lebensweise, vor allem ihre Küche und ihren Wein, als einzig Wahres zu betrachten – womit sie durchaus Recht haben könnten. In ihrer Besessenheit vom guten Essen und Trinken sind sie Weltspitze. Alles «falsch» machen zu dürfen – zu rauchen wie die Schlote, zu essen wie «Gott in Frankreich» und zu trinken, wie Bacchus es empfahl – und trotzdem besonders gesund zu sein, das ist fürwahr eine feine Sache.

Mit meinem Freund Paul Sachet, Professor für Ernährungswissenschaft und Arzt am Hôpital Bichat in Paris und einer der bekanntesten Ernährungsexperten Frankreichs, erforsche ich bei jeder Gelegenheit das Paradox «in praxi». In Pariser Restaurants läßt sich vortrefflich über die gesundheitlichen Vorzüge eines feinen Enten-Confits und die präventiven Wirkungen eines guten Weins diskutieren und angeregt all die verschiedenen Faktoren studieren, mit denen man die niedrige Herzinfarktrate in ganz Frankreich (und in praktisch allen Mittelmeerländern) weitgehend und plausibel erklären kann:

Überall schlanke Menschen! Deutliches Übergewicht ist beispielsweise ein markanter Risikofaktor für Herzinfarkt – das steht inzwischen außer Zweifel. Die Franzosen, die Italiener, die Spanier, alle sind im Durchschnitt sehr viel schlanker als die Deutschen, die Österreicher, die Schweizer, die Engländer, die Amerikaner usw. Wie sie das machen, bei ihrer Freude am guten Speisen, kann ich Ihnen auch nicht erläutern, aber statistisch dürften sie zu den schlankesten Völkern der westlichen Welt gehören.

Wunderbare Salate und knackiges Gemüse! Die Franzosen essen wie auch die Spanier, Italiener und Griechen viel Obst und Gemüse, fast doppelt soviel wie die Deutschen und fast dreimal soviel wie die noch nördlicher lebenden Skandinavier. Auch das ist für die Herzinfarktprophylaxe bedeutsam.

Naturreines Fett! Die Franzosen und die anderen Mittelmeeranrainer führen von den sogenannten trans-ungesättigten Fettsäuren mit 3 g pro Tag nur etwa halb soviel zu wie die Nordeuropäer. Die Amerikaner konsumieren sogar um die 10 g davon pro Tag. Diese Fettbestandteile sind deshalb ziemlich unerfreulich, weil sie eine Reihe von unerwünschten, gesundheitsbedenklichen Nebenwirkungen auslösen können (siehe auch Kapitel 14).

Traditionelle Küche! Die «McDonaldisierung» Frankreichs hält sich, Gott sei Dank, in Grenzen, und die Franzosen essen wesentlich seltener industriell gefertigte Zwischenmahlzeiten. Sie sparen sich damit überflüssige Kalorien in Form der in Mittel- und Nordeuropa und in den USA so beliebten Süßwaren und haben so mehr Platz für größere und sinnvollere Obst- und Gemüsebeilagen zu den Hauptmahlzeiten. Außerdem erklärt der geringe Konsum an industriell gefertigten Zwischenmahlzeiten in Frankreich zugleich auch ihre bei weitem geringere Aufnahme der gesundheitsbedenklichen trans-Fettsäuren und zum Teil auch ihre schlanke Linie.

Die Weine! «Last, but not least» trinken die Franzosen nicht nur genügend, sondern auch den richtigen Alkohol – ihren geliebten Wein. Der durchschnittliche Alkoholkonsum der Franzosen liegt zwischen 20 und 30 g pro Tag, was inklusive aller Babys, Frauen, Greise und Krankenhausinsassen berechnet ist. Die erwachsenen Männer trinken durchschnittlich 60 g Alkohol pro Tag, wovon 70 % aus Wein stammen. Das sind rund 0,4 l Wein, und den trinken sie tatsächlich täglich. Kein Mittag- oder Abendessen vergeht, ohne daß eine Flasche Wein auf den Tisch kommt. Das heißt durchaus nicht, daß die Flasche immer bis zur bitteren Neige geleert wird. Die Franzosen haben, im Gegensatz zu uns Deutschen, keine Probleme damit, nach einem Glas einzuhalten und bei nächster Gelegenheit weiterzutrinken. Die 0,4 l Wein pro Tag für die Männer und etwas weniger für die Frauen, das ist, wie Sie sich sicherlich entsinnen können, exakt die Dosis, die gesundheitsförderlich ist und für die eine Senkung des Herzinfarktrisikos um bis zu 40 % wissenschaftlich errechnet wurde!

«Dafür sterben sie aber alle an Leberzirrhose.» Leider muß ich nun auch noch das Ende des Märchens um das «Französische Paradox» dementieren. Der Alkoholkonsum ist dort mit knapp 12 l pro

Kopf und Jahr praktisch gleich hoch wie in Deutschland, das zur Zeit in dieser «Disziplin» Weltmeister ist. In der Bundesrepublik kommt man aber gar nicht auf die Idee zu behaupten, wir würden alle an Leberzirrhose sterben. In Frankreich liegt die Zirrhoserate mit 3 % aller Todesursachen zwar doppelt so hoch wie in den USA, aber ihren Vorteil bei Herzinfarkt, der nur rund 10 % aller Todesursachen ausmacht, verlieren die Franzosen damit längst nicht. Sie kompensieren ihre niedrige Herz-Kreislauf-Todesrate nur bedingt, und so bleibt «netto» für die Gesamtsterblichkeit ein klarer Vorteil zu ihren Gunsten übrig. Darauf stoßen wir an: «Santé – zum Wohl auf Ihr Herz!»

Ich hatte an der hier mehrmals erwähnten OIV-Expertentagung im März 1996 Gelegenheit, mit Professor Renaud über den Begriff «Französisches Paradox» zu sprechen. Auf den Widerspruch und die Tatsache, daß tierische Fette sich nicht als Risiko für die Koronare Herzkrankheiten bestätigen lassen, aufmerksam gemacht, hat er mir ohne Wenn und Aber zugestimmt! Er rechtfertigte sich nur damit, daß «man» über diese entsprechenden Erkenntnisse erst heute verfüge. Falls da ein Sinneswandel zu erkennen ist, wäre das zwar sehr erfreulich. Doch trifft seine Begründung natürlich nicht ganz zu. Es gibt außer mir eine ganze Reihe Kundiger, die seit nunmehr 15 oder 20 Jahren mit wissenschaftlich fundierten Daten und Argumenten für die «Entkriminalisierung» der tierischen Fette und des Eies kämpfen.

Was können wir für Schlüsse aus all dem ziehen? Die niedrigen Herzinfarktraten im mittleren Alter in Frankreich und in den anderen Mittelmeerländern werden so lange «paradox» erscheinen, als man die starre und unhaltbare Fixierung auf die tierischen Fette als Ursache des Übels nicht aufgibt. Wir dürfen begründet annehmen, daß sich verschiedene Faktoren in der Ernährung, aber auch im Lebensstil der Bewohner von Mittelmeerländern finden, die aktiv am Herzschutz teilhaben und die trotzdem mit einer genußvollen und gesunden Ernährung und freudvollen Lebensweise vereinbar sind. Sie nachzuahmen würde sich lohnen. Pech werden wir Menschen in den Alpen- und Nordländern nur mit dem Kopieren einiger Faktoren haben, die wahrscheinlich ebenfalls für einen Teil ihrer niedrigen Herzinfarktrate verantwortlich sind: die richtigen Gene, das schöne, warme Klima und die sonnige Mentalität.

KAPITEL 14

Mehr Paradoxes und Kurioses

Die zahlreichen Anhänger des «Französischen Paradoxes» in
aller Welt haben offenbar jahrelang übersehen, daß südwest-
lich von Frankreich ein noch schöneres blüht, das «Spanische Paradox». In diesem sonst so stolzen Land schließt man im
Zeichen des Tourismus und der «McDonaldisierung» immer mehr
Ingredienzen der guten, alten, traditionellen Küche aus. Zwischen
Anfang der sechziger und Anfang der neunziger Jahre ist ein dramatischer Rückgang im Verzehr von Brot, Reis, Nudeln, Kartoffeln und
Zucker zu verzeichnen. Beim Wein sank der Konsum von weltmei-
sterlichen 131 l pro Kopf und Jahr auf moderate 69 l. Auch beim
gesunden Olivenöl gab es in gleichem Zeitraum fast eine Halbierung
auf 37 l.

Um nicht zu verhungern, mußten die Spanier etwas anderes essen.
Also verzehrten sie rund 6 % mehr Gemüse und fast 100 % mehr
Obst. Das hat sie offensichtlich nicht satt gemacht. So richtig zuge-
griffen haben die Spanier erst bei tierischen Nahrungsmitteln: Ihren
Fleischkonsum steigerten sie um rund 300 %, bei Geflügel waren es
sogar 400 %, bei Fisch «nur» 40 %, bei Milch «nur» 70 %, dafür beim
Käse wiederum satte 350 %.

Das ist eine Entwicklung, die eigentlich nicht weiter verwunderlich ist und die, wie überall auf der Welt, parallel mit einem Zuwachs
an Wohlstand verläuft. Bemerkenswert wird das Ganze erst dann,
wenn man diese Veränderungen mit «gesunder» Ernährung in Beziehung setzt. Mit diesem stetigen Wandel der Ernährungsgewohnheiten
hat man es fertiggebracht, inzwischen Tag für Tag 50 % mehr von den
«ungesunden tierischen», gesättigten Fetten als Anfang der sechziger
Jahre zuzuführen. Der mittlere Cholesterinspiegel hat sich dabei in

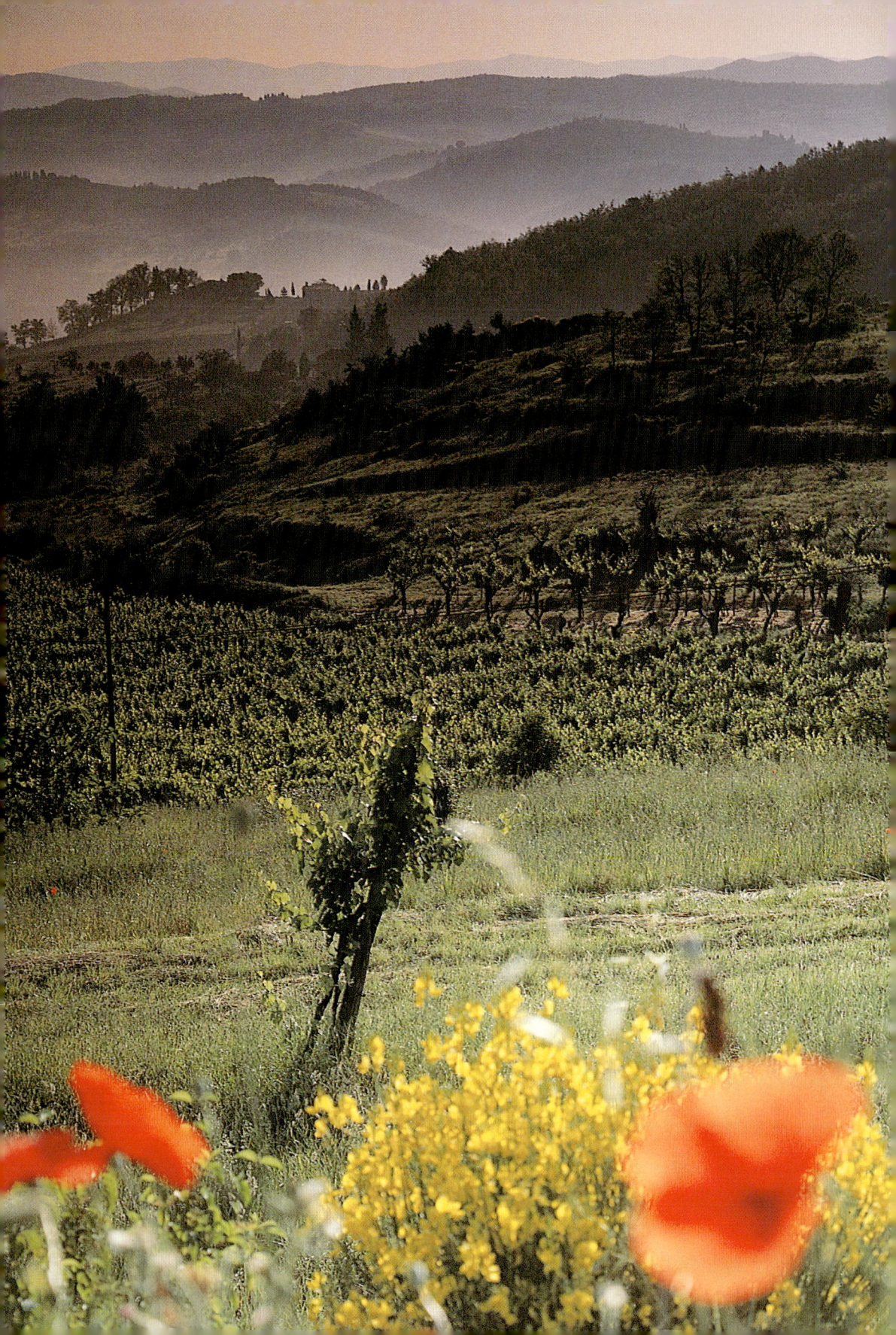

Spanien zunächst leicht erhöht, dann aber auf gleichbleibendem Niveau eingependelt.

Auch das wäre noch nicht weiter schlimm, wenn man nicht in Spanien eine parallele, ständig wachsende «Gesundung» feststellen würde. Die Herz-Kreislauf-Sterblichkeit hat nämlich seit Beginn der siebziger Jahre bei Männern und Frauen bis heute um 30 bis 40 % abgenommen. Am stärksten war daran der Rückgang der Hirninfarkt-rate beteiligt: Zwischen den Jahren 1976 und 1991 waren es bei Frau-en genau –42 %, bei Männern –39 %. Der gleichzeitige Rückgang der Herzinfarkte lag «nur» bei –18 % bzw. –13 %. Wenn man die Zunah-me im Verzehr an gesättigten Fettsäuren in den einzelnen Regionen Spaniens mit der jeweiligen Entwicklung der Herzinfarktraten in Beziehung setzt, kommt man auf eine einfache, aber eindeutige Erkenntnis: Je mehr «ungesunde» Fette im Essen vorhanden waren, desto stärker nahmen die Herzinfarkte ab!

Das, liebe Ernährungsbewußte, ist ein Paradox, dem die Schlagzei-len eigentlich gebührten! Da kann man erst so richtig ins Grübeln kommen. Nebenbei sind die Spanier mit ihrer Fleisch-, Geflügel- und Käsemast auch noch schlanker geworden. Sie machen nun wirklich fast alles «total falsch» und profitieren sogar noch mehr davon als ihre französischen Nachbarn.

Und was ist mit dem Wein? Wenn man in den sechziger Jahren durch Spanien reiste, war es keine Seltenheit, Arbeiter oder Bauern in aller Herrgottsfrühe bereits vor ihrem zweiten Glas Rotwein sitzen zu sehen. Mit über 130 l pro Kopf der Bevölkerung muß der Durch-schnittserwachsene, vor allem der männliche, mit einem entspre-chend höheren Durchschnittskonsum, eigentlich ständig ziemlich al-koholisiert gewesen sein. Ob das mit dem Frust unter Franco zu tun gehabt hatte? Auf alle Fälle kann man davon ausgehen, daß diese Mengen weder für das Hirn noch für das Herz der Spanier besonders gesund gewesen sein konnten. Von «moderat» ist hier nicht mehr zu reden. Und so dürften die Spanier sehr davon profitiert haben, von

Eine Landschaftsstudie vom Chianti Classico, dem klassischen italienischen Anbaugebiet zwischen Florenz und Siena, woher ja auch die strohumflochtenen Flaschen (fiaschi) stammen, deren alleiniger Anblick uns schon südliche Lebensfreude vermittelt.

einem risikoreichen, übermäßigen Weinkonsum auf moderate, sinnvolle sechzig und ein paar Liter pro Kopf und pro Jahr heruntergekommen zu sein. Daß gerade die Hirninfarktrate dort so stark abgenommen hat, spricht ganz für diese Überlegung. Ob und welche Ernährungsfaktoren daran noch beteiligt waren, ist schwer zu sagen.

Mit dem höheren Einkommen bzw. dem höheren Lebensstandard werden sich mit Sicherheit unzählige weitere Faktoren verändert haben, vor allem auch im Bereich der Lebenshaltung, der Hygiene und in der medizinischen Versorgung, die allesamt für mehr Gesundheit gesorgt haben dürften. Jedenfalls müssen sich irgendwelche Lebensbereiche positiv verändert haben, die möglicherweise mittelbar mit Ernährung zu tun haben können. Doch dieses spannende Feld werde ich lieber Experten aus dem Wissenschaftsbereich der Soziologie überlassen.

Wer den Franzosen noch den Ruhm um das größte ernährungsmedizinische Paradox streitig macht, aber auch noch nicht so erfolgreich damit in den Medien renommieren konnte, sind die Japaner. Was dort seit Anfang der sechziger Jahre passiert, ist nicht von minderer Brisanz für unsere dogmatischen Ernährungspäpste. Japan hat, seitdem die Sterbestatistiken international abgestimmt werden, schon immer die niedrigste Herz-Kreislauf-Todesrate aller Industriestaaten auf der Welt gehabt. Jene für Herzinfarkt liegt ungefähr viermal niedriger als in Deutschland und zehnmal tiefer als bei ihren Nachbarn in der Sowjetunion.

Japan machte in der Zeit nach dem Zweiten Weltkrieg eine ungeheure «Westernisierung» durch, wobei insbesondere der amerikanische Lebens- und Ernährungsstil Einzug fand. Mit den Yankees kamen die Big Macs und die Milchshakes, die Ice Creams und das Cola, der Käse und die Sahnetorten. Zwischen 1960 und 1990 hat sich die Zufuhr an Fett, gesättigten Fettsäuren, Cholesterin und tierischem Eiweiß vor allem durch Fleisch mehr als verdoppelt. In dieser Zeit stieg nicht nur der durchschnittliche Cholesterinspiegel der Bevölkerung von rund 180 auf etwas über 200 mg/dl, auch der Prozentsatz der Japaner mit «bedenklich» hohen Werten zwischen 220 und 260 mg/dl hat sich von 17 auf rund 30 % erhöht. Jeder Präventivmediziner sähe hier eine Katastrophe sich anbahnen.

Doch siehe da: zwischen 1964 und 1990 hat die schon extrem niedrige Herzinfarktrate noch einmal um rund 60 % abgenommen! Lag die Lebenserwartung der Japaner im Jahre 1965 für Männer bei 67 und für Frauen bei 73 Jahren, so erreichte sie im Jahre 1990 mit 76 bzw. 81 Jahren die damals höchste der Welt.

Nachdem die Japaner über die Jahre auch kaum weniger rauchen, finden die Epidemiologen nur zwei etwas schwächliche Erklärungen. Erstens den Bluthochdruck: Der nimmt kontinuierlich ab und erklärt zumindest einen kleinen Teil (laut statistischer Hochrechnung sind es 14 %) der phänomenalen Gesundung. Zweitens den Cholesterinspiegel: In Japan stirbt man besonders häufig an akuter Hirnblutung bzw. an hämorrhagischem Hirninfarkt. Ein niedriger Cholesterinspiegel ist dafür ein Risikofaktor, so daß man mit der ansteigenden Entwicklung des Cholesterinspiegels eigentlich zufrieden sein könnte, wäre da nicht die Gattung der Präventivmediziner, die natürlich für die Zukunft das durch Fett und Cholesterin ausgelöste Inferno in Aussicht stellt.

Wenn Sie, liebe Leserin, lieber Leser, vielleicht glauben, daß Japaner wegen genetischer Vorteile für Herzinfarkt immun sind, so muß ich auch das dementieren. Wenn sie auswandern, bekommen auch sie ihre Herzinfarkte, und zwar um so mehr, je weiter östlich sie in Richtung USA über Hawaii nach Kalifornien ziehen. Irgendetwas an der Umwelt hat da einen gravierenden Einfluß, nur keiner kennt es. Und was trinken die Japaner? Außer ihrem Tee überwiegend Reiswein, Bier – und Wein. Nicht immer, aber immer öfter. Und sie trinken gerne und regelmäßig, wenn der Augenschein einen nicht trügt. An der Statistik mit dem Pro-Kopf-Konsum ist das nicht abzulesen. Der liegt mit knapp 8 l pro Jahr eher im internationalen Mittelfeld. Doch Japaner sind bekanntlich keine ausgesprochenen Riesen und außerdem extrem schlank. Wenn man den Alkoholkonsum nicht pro Kopf, sondern auf die durchschnittliche Körpermasse beziehen würde, dann dürften die Japaner schon internationale «Spitze» sein.

Weil wir gerade beim Thema Fett und Cholesterin und bei den gesunden bzw. ungesunden Fetten sind, möchte ich nur noch kurz auf zwei Leckerbissen aus dem Kuriositätenkabinett der Ernährungswissenschaft hinweisen.

«Cholesterinbewußt» sei es, tierische Fette – weil sie angeblich überwiegend aus gesättigten Fettsäuren bestünden – gegen pflanzliche, die angeblich überwiegend ungesättigte Fettsäuren enthielten, auszutauschen. Eifrig tun sich die Margarinehersteller damit hervor, ihre Produkte demgemäß als «gesund» und «wertvoll» zu preisen. Am allergesündesten sollen ja die Reformhausmargarinen sein, denn bei ihnen wird im Gegensatz zur herkömmlichen Konkurrenz weder raffiniert noch gebleicht noch desodoriert noch chemisch gehärtet noch enthalten sie «gefährliche» trans-Fettsäuren noch, noch, noch …

So weit sehr löblich, bis sich die Zeitschrift «Öko-Test» (Ausgabe 2/96) einmal auch für deutsche Reformhausmargarine näher interessierte. Man analysierte zwei Produkte: Das Gesamtfett des noch in der althergebrachten Würfelform hergestellten («Vitaquell – die Klassische») hatte einen Anteil von 57 % gesättigten Fettsäuren, und fast die Hälfte des Fettes bestand aus eben den drei gesättigten Fettsäuren, die den Cholesterinspiegel ansteigen lassen. So viel bringt davon keine Butter, kein Schmalz und keine konventionell gehärtete Pflanzenmargarine auf den Tisch. Gerechterweise muß man sagen, daß die meisten andern Reformhausmargarinen weniger gesättigte und dafür deutlich mehr ungesättigte Fettsäuren enthalten. «Öko-Test» wies etwa für das beliebte Produkt «Eden Spezial» 34 % gesättigte und somit 66 % ungesättigte aus.

Sie werden sich nun fragen: Warum überhaupt so viele gesättigte? Die Erklärung ist ganz einfach: Bei «Reformhausmargarine» mischt man, statt chemisch zu härten, Palmöl, Palmkern- und Kokosfett zu. Das sind Fette, die von Natur aus 50 bis 90 % gesättigte Fettsäuren enthalten und natürlich fest sind. Durch Mischung mit Pflanzenölen erreicht man dann die gewünschte streichfähige Konsistenz.

Wer sich einmal den Spaß macht und die Fettsäurenwerte des viel geschmähten Schmalzes betrachtet, wird sich möglicherweise wundern: Das ganz normale Schweineschmalz besteht zu 56 % aus ungesättigten und das besonders delikate Gänseschmalz sogar zu 68 % aus ungesättigten Fettsäuren, das heißt entsprechend nur zu 44 % bzw. nur zu 32 % aus gesättigten Fettsäuren!

Wenn man sich überlegt, wie viele Mütterchen sich aus Angst vor dem «bösen» tierischen Fett das wunderbar duftende Schmalz ihrer

Der Einfluß der Fette auf den Cholesterinspiegel

Lange Zeit galten gesättigte Fettsäuren bzw. «tierische Fette» als ungesund, ja sogar als Risiko für Herz- und Hirninfarkt sowie für Darm- und Brustkrebs. Diese Annahme basierte auf alten Länderstudien, deren Bewohner mit hohem Verzehr von tierischen Fetten auch die höhere Sterblichkeit an den genannten Krankheiten aufwiesen. Die neuesten Ländervergleiche können aber die früheren Ergebnisse nicht mehr bestätigen. Vielmehr zeigen sie auf, daß Fett für diese Erkrankungen ein eher unbedeutender Faktor ist. Doch diese Länderstudien sind immer schwierig zu interpretieren. In den «reichen Ländern» werden mehr tierische Produkte verzehrt, und deren Einwohner unterscheiden sich bekanntlich in unzähligen Bereichen von jenen «ärmerer Länder», nicht nur im Konsum tierischer Fette.

Die wesentlich aussagefähigeren Langzeit-Beobachtungsstudien (prospektive Studien), in denen das Risiko einzelner Nahrungsfaktoren innerhalb einer Gesellschaft überprüft wird, zeigen seit jeher in ihrer großen Mehrzahl, daß weder gesättigte Fettsäuren noch «tierische Fette» mit Herz-Kreislauf-Krankheiten oder auch mit Darm- oder Brustkrebs in Beziehung stehen. Gleiches gilt auch für das «berüchtigte» Cholesterin in der Nahrung.

Trotz dieser gegenteiligen Erkenntnisse wird von verschiedenen Seiten immer noch vor dem Konsum von tierischen Fetten gewarnt – wegen ihres angeblich hohen Gehaltes an gesättigten Fettsäuren und an Cholesterin.

Dabei ist die Annahme, daß tierische Fette überwiegend aus gesättigten Fettsäuren bestehen, eindeutig falsch. Unter Bezugnahme auf den Bundeslebensmittelschlüssel der Bundesrepublik Deutschland (oder auf jedes andere seriöse Werk der Lebensmittelanalytik) ist festzustellen, daß der Anteil von ungesättigten Fettsäuren zum Beispiel in Gänseschmalz bei rund 70 %, der von gesättigten Fettsäuren dagegen bei etwa 30 % liegt. Für Schweineschmalz sind rund 60 % ungesättigte und 40 % gesättigte, für Rindertalg jeweils rund 50 % gesättigte und ungesättigte Fettsäuren ausgewiesen. Das intramuskuläre Fett besteht bei Hühnerfleisch zu rund 38 %, bei Schweinefleisch zu ungefähr 39 %, bei Truthahnfleisch zu rund 43 % und bei Rindfleisch zu etwa 46 % aus gesättigten Fettsäuren – insgesamt also überwiegend aus ungesättigten Fettsäuren. Daraus folgt eindeutig, daß Fette vom Schlachttierkörper generell zu über 50 % aus ungesättigten Fettsäuren bestehen, also überwiegend ungesättigt sind.

Von den tierischen Fetten enthält allein das Milchfett mit rund 60 % überwiegend gesättigte Fettsäuren. Anderseits liegen aber aus zahlreichen wissenschaftlichen Arbeiten überzeugende Hinweise dafür vor, daß der Konsum von Milchprodukten, vor allem der fermentierten wie etwa Joghurt, keinen cholesterinsteigernden, sondern im Gegenteil einen cholesterinsenkenden Effekt ausüben.

Die immer noch weit verbreitete Annahme, daß alle gesättigten Fettsäuren den Cholesterinspiegel anheben, ist eindeutig falsch. Nur drei von ihnen wirken tatsächlich cholesterinsteigernd. Das ist vor allem die Myristinsäure(C 14:0) und – weniger ausgeprägt – die Laurinsäure (C 12:0) sowie die Palmitinsäure (C 16:0). Doch steigern sie nicht nur das «böse» LDL-, sondern immer auch das «gute» HDL-Cholesterin. Der entscheidende Faktor, das Verhältnis von LDL- zu HDL-Cholesterin, wird durch ihren Konsum nicht oder nur geringfügig verschlechtert. Umgekehrt senken die «gesunden» ungesättigten Fettsäuren das LDL-Cholesterin, aber auch das HDL-Cholesterin, so daß auch sie das Verhältnis LDL/HDL nicht oder nur minimal verbessern. Wie neue Forschungsarbeiten ergeben haben, erreicht man den besten LDL-HDL-Quotienten offensichtlich bei einer Zufuhrmenge der drei (angeblich ungesunden) gesättigten Fettsäuren im Bereich von 10 bis 12 % der Energie und einer Zufuhr der mehrfach ungesättigten Linolsäure im Bereich von 5 bis 7 % der Energie. Die Vorstellung, daß es «gesunde» und «ungesunde» Fettsäuren gibt, ist absurd. Der Körper benötigt die verschiedenen Fettsäuren, gesättigte wie ungesättigte, für einen optimalen Cholesterinstoffwechsel!

Die schlechtesten Blutfettwerte sind bei einer extrem fettarmen, kohlenhydratreichen Kost zu erwarten. Der Cholesterinspiegel sinkt bei einer solchen Ernährungsweise zwar deutlich, doch wird das HDL-Cholesterin überproportional stark gesenkt, und eine deutliche Verschlechterung des Verhältnisses von LDL- zu HDL-Cholesterin tritt ein. Außerdem führt dies zur Bildung der sogenannten kleinen, dichten LDL-Partikel, die als besonders atherogen, das heißt Atherosklerose fördernd, gelten sowie zu einem starken Anstieg der Triglyceride und somit zu einer weiteren Steigerung des atherogenen Risikos.

Im Prinzip gilt, daß das «gute» HDL-Cholesterin um so stärker sinkt, je fettärmer und kohlenhydratreicher die Diät, je geringer der Anteil an gesättigten Fettsäuren und Cholesterin und je höher die Anteile an ungesättigten Fettsäuren (pflanzliche Öle, Diätmargarinen) sind.

Der Verzehr von Schweine- oder Geflügelschmalz wirkt beim Durchschnitt der Bevölkerung eher cholesterinsenkend, indem es das LDL- und das HDL-Cholesterin heruntersetzt. Allerdings würde das Verhältnis von LDL- zu HDL-Cholesterin dadurch kaum verändert werden. Die stärkste Senkung erzielt man mit Pflanzenölen, wie zum Beispiel mit Distel-, Sonnenblumen- und Sojaöl; allerdings sinkt hierbei auch das HDL am stärksten, und das Verhältnis LDL zu HDL wird wiederum kaum verbessert.

Die neuen wissenschaftlichen Erkenntnisse führen somit zu der Forderung nach einer gemischten Fettzufuhr: ein wenig von jedem Fett ist erlaubt – aber von keinem sollte man zu viel essen! Etwas Butter oder Schmalz auf das Brot, ein Entrecote oder Käse zum Abschluß eines Essens, all dies darf man mit bestem Gewissen und großem Genuß verzehren, jedoch in Maßen – von nichts zu viel und nichts zu oft. Zum Gemüse oder auf den Salat gibt es dafür immer Oliven- oder Raps-, Weizenkeim- oder Sonnenblumenöl, je nach Geschmack und

Gutdünken. Es empfiehlt sich auch, regelmäßig Nüsse, Weizenkeime und Sonnenblumenkerne zu knabbern, denn das ist die beste Quelle für eine hohe Vitamin-E-Zufuhr bei gleichzeitig genügender Versorgung mit den verschiedenen ungesättigten Fettsäuren.

(Quellen: Jacobs et al. 1992, Bellizzi et al. 1994, Criqui 1994, Yarnell 1993, Fehily 1993, Ravnskov 1995, Katan et al. 1994, Sundram et al. 1995, Hayes 1996)

Weihnachtsgans schweren Herzens verkneifen und sich lieber auf ihre älteren Tage für viel Geld noch etwas «besonders Gutes» ihrer Gesundheit zuliebe aufs Brot streichen, dann kann einen schon das schiere Verzweifeln packen.

Kurios und paradox ist die «Story» um die Margarine – als die angeblich viel gesündere Alternative zur Butter – von Anfang an. Denn diese Gretchenfrage ist tatsächlich erst in den 90er Jahren in vier entsprechend aussagefähigen Studien untersucht worden. Daß die Margarineindustrie ihre Gesundheitsargumentation seit den 50er Jahren über Jahrzehnte führen konnte, ohne jemals einen eindeutigen Beweis dafür geliefert zu haben, spricht zumindest für außerordentlich clevere Marketingabteilungen und für hochprofessionelle Agenturen.

Vier wissenschaftliche Untersuchungen mit einem direkten Butter-Margarine-Vergleich sind also bisher veröffentlicht worden, und alle zeigen übereinstimmend, daß der Verzehr von Margarine zu einem erhöhten Risiko für Herzinfarkt geführt hat! Im Gegensatz dazu war der Genuß von Butter ohne Risiko! Noch weitere Studien wiesen in den letzten Jahren für Margarinekonsum mit steigender Dosis ein signifikantes Herzinfarktrisiko nach, allerdings ohne Vergleich zur Butter. Man könnte diese unfaßbaren Ergebnisse mit etwas Humor vielleicht dahingehend interpretieren, daß jene Menschen gehäuft Margarine essen, die besonders viel Angst vor Herzinfarkt haben. Dann könnten sie ja möglicherweise an den Folgen der Angst und nicht wegen der Margarine gestorben sein ... Umgekehrt existiert bis heute noch keine Studie, die direkt oder dosisabhängig ein erhöhtes Herzinfarktrisiko für irgendein tierisches Fett aufzeigte.

Anders ausgedrückt: Es ist ein unglaublicher Skandal! Welche Ernährungswissenschaftler haben in den letzten Jahrzehnten nicht empfohlen, zur Senkung des Herzinfarktrisikos «wertvolle» pflanzliche Margarinen mit hohem Anteil an den mehrfach ungesättigten Fettsäuren statt Butter zu verwenden – ohne daß die wissenschaftliche Literatur diese Empfehlung auch nur mit einer einzigen Langzeitstudie gerechtfertigt hätte. Ich kenne jedenfalls weltweit nur eine Handvoll Mutige, die sich dagegen wehrten, und die haben es gerade deshalb auch immer äußerst schwer gehabt.

Als mögliche Ursache hinter dem Herzinfarktrisiko durch Margarine steht eine ernstzunehmende Hypothese. Die marktüblichen Margarinen enthalten reichlich von den trans-ungesättigten Fettsäuren. Der Verbraucher in Mittel- und Nordeuropa und in den USA will ja nicht Öl aufs Brot kippen, sondern Fett aufstreichen. Dazu muß Pflanzenöl industriell gehärtet werden, wobei diese trans-Fettsäuren entstehen. In der Zwischenzeit wurde in Europa ihr Gehalt in pflanzlichen Streich- und Bratfetten gesenkt und liegt jetzt zwischen 10 und 20 %, zumindest in Deutschland. Die Industrie mußte in den letzten Jahren auf einmal ganz schnell reagieren, nachdem die Negativpresse wohl umsatzschädigend geworden war. In den USA finden sich immer noch bis zu 50 % in entsprechenden teilgehärteten Fetten. In den meisten großindustriell verwendeten Pflanzenfetten kommen diese trans-Fettsäuren natürlich auch noch reichlich vor, und mit entsprechenden Anteilen ist dann in den damit hergestellten Süß- und Backwaren zu rechnen.

Auch in Milchfett und Rindfleisch findet man solche trans-Fettsäuren, da sie von Mikroorganismen im Pansen der Kuh hergestellt werden, allerdings in geringen Mengen. Sie unterscheiden sich zudem chemisch etwas und scheinen eher harmlos zu sein.

Trans-Fettsäuren haben unerwünschte Nebenwirkungen. Zum Beispiel steigern sie – obwohl ungesättigt – das LDL-Cholesterin und senken das HDL-Cholesterin. Sie wirken damit gerade konträr zu dem, was man von einem «gesunden Pflanzenfett» erhofft. Sie stören den Stoffwechsel von lebenswichtigen Gewebshormonen (Prostaglandinen), steigern Lp (a), einen weiteren Herzrisikofaktor im Blut, und wirken toxisch für die Zellmembran.

Soviel zur «Margarine-Story». Der geringe Konsum an gehärteten pflanzlichen Streichfetten und an industriell produzierten Fertig- und Zwischenmahlzeiten führt in den Mittelmeerländern zu einer geringeren Aufnahme an gesundheitsbedenklichen trans-Fettsäuren. Das wird als eine weitere Erklärung für die niedrigeren Herzinfarktraten ihrer Bewohner angesehen.

Welche Regel der «gesunden Ernährung» wird in Mittelmeerländern grundsätzlich immer mißachtet? Früh am Abend zu essen! Wie wir alle wissen, macht ja spät essen dick. Waren Sie schon einmal um 20 Uhr in einem Restaurant von Barcelona oder Madrid? Wenn Sie überhaupt ein geöffnetes Lokal gefunden haben, saßen Sie sicher einsam und verlassen herum. So gegen 22 Uhr füllt es sich langsam, und zwischen 23 und 24 Uhr ist Hochkonjunktur für die Küche. Zugegeben, so extrem wie in Spanien ist es nirgendwo. Aber vor 21 Uhr essen die Franzosen, Italiener und Griechen auch nur im Winter. Und wieso sind sie nicht dick? Man muß dort wirklich schon suchen, um einen dicken Mann zu finden. In Deutschland ißt man früh, aber dafür ist es nicht leicht, einen Schlanken zu finden. Wer wohl auf diese Ernährungsregel gekommen ist?

Ich will hier nicht länger unser Nest beschmutzen. Mit ähnlichen Kuriositäten ist die Ernährungswissenschaft reichlichst bestückt. In meinem Kasten stapeln sich bereits seit Jahren solche Anekdoten und Verquernisse. Leider waren mir zwischenzeitlich einige geschätzte Kollegen und Nestbeschmutzer schon zuvorgekommen mit einem schönen Buch, das sie treffend im Untertitel «Krank durch gesunde Ernährung» benannten. Ich bin zuversichtlich, es wird nicht lange dauern, bis sich wieder genügend jüngferlicher Stoff für ein weiteres Buch zu diesem Thema angesammelt hat.

Zum Schluß vielleicht noch ein paar Kuriositäten, die zwar weniger mit «gesunder Ernährung» zu tun haben, eher schon mit Trinkgewohnheiten, vor allem aber beängstigend viel mit Gesundheit. Sie sind sehr besorgniserregend vor allem für uns Männer. In drei der ganz großen und sehr angesehenen epidemiologischen Langzeitbeobachtungsstudien (Kohortenstudien) wurden während der letzten Jahrzehnte alternative Risikofaktoren für Herzinfarkt erforscht und die Ergebnisse jetzt veröffentlicht: Die berühmte Framingham-Studie

zum Thema «Glatzenbildung und Herzinfarkt», die von Weinliebhabern geschätzte Copenhagen City Heart Study zum weiterführenden Thema «Glatze, graue Haare, Gesichtsfalten und Herzinfarkt»
und die British Regional Heart Study zu «Familienstand und Herzinfarkt». Es kommt, wie es kommen mußte: Je frühzeitiger die
Glatzenbildung, je ausgeprägter die Glatze und je grauer die (verbleibenden?) Haare, desto größer ist das Herzinfarktrisiko – unabhängig
von den anderen, klassischen Risikofaktoren. Sie sollten sich also
niemals über irgendetwas graue Haare wachsen lassen und auf gar
keinen Fall Ihre Stirn in Runzeln werfen. Denn wessen Gesicht frühe
und tiefe Falten trägt, der wird mit größerer Wahrscheinlichkeit eher
an einem Herzinfarkt sterben als ein «Babyface».

Aber damit nicht genug. Sind Sie geschieden oder gar ein über-
zeugter Single: schlechte Aussichten, kann ich da nur sagen! Richtig
gesund sind offenbar nur die glücklich verheirateten Männer mit
glatter Haut und voller Haarpracht. Es sind seltene Exemplare.

Die ewigen Singles, die sich für ihr Glück nie entscheiden konnten, haben ein viel höheres Herzinfarktrisiko. Relativ schlecht steht es
auch für Männer, die gerade eine Scheidung hinter sich haben.
Der Herzinfarkt droht auch ihnen! Was ist also den zahlreichen
gutsituierten, alleinstehenden Herren mit grauer Schläfe und Porsche-
Cabrio zu raten? Wäre es sinnvoll, wenn sie sich ihre Falten vom
Schönheitschirurgen glätten ließen, oder sollten sie doch lieber heira-
ten? Was macht ein geplagter, von seiner Frau dauergestreßter Mann,
der sich endgültig entschlossen hat, die Scheidung einzureichen?

Professor Apfelbaum, einer der bekanntesten Ernährungsmedizi-
ner Frankreichs mit reichlich einschlägiger Erfahrung, weiß Rat.
Er empfiehlt den Männern in solchen Situationen: «Schauen Sie in
den Spiegel! Wenn Sie nur noch spärlichen Haarwuchs erkennen können, der auch noch immer grauer wird, wenn Ihre Sorgen tiefe
Furchen hinterlassen haben, dann bleiben Sie unter allen Umständen
bei Ihrer Frau – ansonsten der Tod euch vielleicht scheidet!»

KAPITEL 15

UND ES SCHMECKT DOCH, WAS GESUND IST!

Was heißt gesund? Dieser Begriff ist äußerst schwer zu definieren. Die WHO hat ihn inzwischen recht weit gefaßt und bezieht neben der Entwicklung und der körperlichen Funktionsfähigkeit auch das geistige Wohlbefinden und die soziale Funktionsfähigkeit mit ein. Wenn wir von «gesund» im Zusammenhang mit Ernährung sprechen, dann wird es schon einfacher. Zunächst einmal gilt, daß Essen ganz allgemein sehr gesund ist. Es gibt keinen Zweifel: *Nichts zu essen* wäre wirklich sehr ungesund. Ohne Nahrung baut der Körper ab, und alle Lebensfunktionen brechen zusammen! Alle natürlichen Nahrungsmittel können als gesund gelten. Es existiert keines, das wir nicht innerhalb einer ausgewogenen, gemischten Kost mit gutem Gewissen essen dürften. Bei all den Horrormeldungen in Presse, Rundfunk und Fernsehen haben das viele Mitbürger schon vergessen.

Nie wurden unsere Lebensmittel so sorgfältig geprüft wie heute. Wenn sich eines begründetermaßen als nicht «sicher» oder nachweislich «gesundheitsbedenklich» herausstellt, nimmt man es gewöhnlich schnell vom Markt – spätestens nach einer entsprechenden, von der Konkurrenz lancierten Meldung in den Medien. Das war früher bei weitem nicht so. Was hat man da nicht – mangels besseren Wissens – alles an schadstoffbelasteten Nahrungsmitteln jahre- oder jahrzehntelang verzehrt. Die Analytik war früher gar nicht fähig, all die Stoffe zu finden, die heute ganz schnell beanstandet werden. Trotzdem ist zu fordern, daß die Nahrungsmittel noch sicherer werden und daß mit möglichst wenig risikobehafteter Chemie produziert wird.

Wir kennen heute rund 50 Stoffe, die der Körper zum Leben benötigt. Diese sogenannten «essentiellen Nährstoffe» werden alle

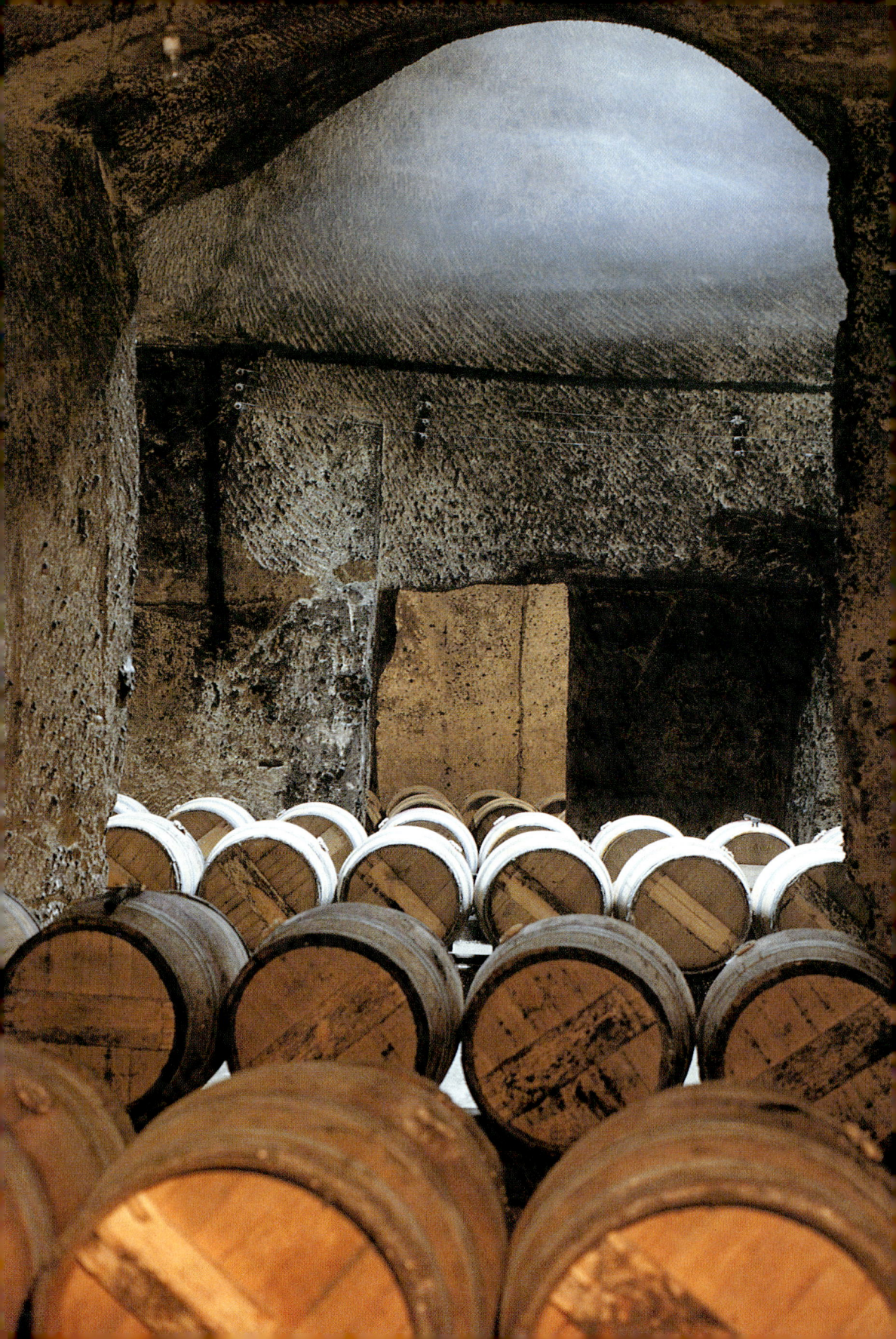

über unsere Grundnahrungsmittel dem Organismus zur Verfügung gestellt.

Das sind unter anderem essentielle Aminosäuren im Eiweißanteil der Kost, zwei essentielle Fettsäuren im Fettanteil der Kost, mindestens zwölf Vitamine, fünf Mineralstoffe und eine ganze Palette an Spurenelementen. Dazu kommt noch das Wasser. Die Kohlenhydrate dagegen kann der Körper im Bedarfsfall selbst herstellen, doch eine Versorgung mit ihnen erleichtert den Gehirnstoffwechsel merklich. Und Ballaststoffe sind zwar auch nicht lebensnotwendig, aber sie verbessern die Verdauungsfunktion beträchtlich.

Kein Nahrungsmittel liefert uns das alles und noch dazu in der richtigen Menge und im richtigen Verhältnis zueinander. Keines ist «vollwertig». Deswegen gibt es auch kein Nahrungsmittel, das als «besonders gesund» oder gar «gesünder als andere» gelten kann. Als einzig sinnvolle Lösung dieses Problems bleibt, daß wir immer möglichst viele der verschiedenen Nahrungsmittel, in schöner Abwechslung und ausgewogen miteinander kombiniert, verzehren. Das ist die einzig wichtige Grundregel der Ernährung, da mit ihr die Versorgung mit allem Benötigten am besten sichergestellt wird.

Von den Grundnahrungsmitteln mit wirklich alter Tradition gibt es anderseits auch keines, das als «ungesund» gelten kann. Schädliche Wirkungen entpuppen sich gewöhnlich im Laufe der Entwicklung innerhalb der verschiedenen Eßkulturen. Entweder man entwickelt dann entsprechende Verarbeitungs- oder Zubereitungsmethoden, um die Schädlichkeit zu beseitigen, oder die Nahrungsmittel werden tabuisiert. Sehr «ungesund» können natürlich Nahrungsmittel durch Bakterien- oder Schimmelpilzbefall oder durch Rückstände von illegal und unkontrolliert eingesetzten giftig wirkenden Stoffen werden. «Ungesund» kann unsere Nahrung allerdings auch durch die Menge werden. Mit einem Zuviel kann der Mensch sich mit allem schaden. Wir vergessen gerne, daß Wirkstoffe, die in bestimmter Dosis gut, verträglich oder sogar lebensnotwendig sind, in hoher Dosis nicht immer noch besser, sondern oft sogar schädigend wirken. Zum Bei-

Kellergewölbe auf Château Ausone in St-Emilion, dem Erzeuger von hervorragendem Premier Grand Cru Classé.

spiel Vitamine: Zweifellos sind sie gesund, sogar eine Voraussetzung zum Leben. Doch Vorsicht! Auch mit zuviel Vitaminen kann man sich vergiften.

Was ist mit dem neuen «Designer-Fitness-Food»: zuckerfrei, fett- und cholesterinfrei, vitamin- und mineralstoffangereichert? Ist eine «Kinder-Fischschnitte» gesund, weil Fischeiweiß, Jod, Fluor und ein paar Vitamine in ein mit viel «Kunst» hergestelltes Produkt gepreßt werden? Niemand kann das beantworten, denn niemand würde diese noch zu erfindende «kleine Mahlzeit» entsprechend aussagefähig testen. Dafür müßten einige Hundert Kinder einige Jahre lang Kinder-Fischschnitte bekommen. Ihre Entwicklung müßte dann mit der von entsprechend vielen Kindern ohne diese Schnitte bei sonst gleichen Lebensbedingungen verglichen werden. Welche Störungen, Beschwerden, Krankheiten, Todesursachen tauchen auf? Finden sie sich bei höherem Verzehr der Kinder-Fischschnitte gehäuft, oder kommen bestimmte Krankheiten und Störungen bei denjenigen «ohne» häufiger vor? Sind diese Ergebnisse statistisch abzusichern? Erst nach Abklärung dieser Fragen dürfte man eigentlich mit gutem Gewissen in den Werbeaussagen den Begriff «gesund» verwenden.

Es ist daher äußerst schwierig, konkrete und abgesicherte Aussagen zum Gesundheitswert von Nahrungsmitteln zu treffen, vor allem wenn sie ganz neumodisch sind, also keine lange Tradition besitzen. Da wir in diesem Buch das Thema etwas eingrenzen, weil wir uns vor allem für die Herz-Kreislauf-Krankheiten als die hauptsächlichen Krankheits- und Todesursachen interessieren, ist die Sachlage schon beträchtlich einfacher zu überblicken. Seit 50 Jahren wird systematisch der Zusammenhang von Ernährung und Herz-Kreislauf-Krankheiten mit den Mitteln der Epidemiologie untersucht. Es gilt die Frage zu klären, ob Ernährungsfaktoren zu finden sind, die das Krankheitsbild fördern bzw. bremsen. Die Anfänge waren schwer, und je weiter die Wissenschaft sich entwickelte, desto präziser und aussagekräftiger wurden die Methoden. Im Prinzip können die neuen Studien tatsächlich als wesentlich relevanter gelten als die alten.

Neben der Grundlagenforschung werden in der Epidemiologie Zusammenhänge zwischen Ernährung und Gesundheit nach wie vor mit den drei Stufen der wissenschaftlichen Beweisführung überprüft:

erstens dem Vergleich zwischen Ländern bzw. zwischen Bevölkerungsgruppen aus verschiedenen Ländern, zweitens der Langzeitbeobachtung innerhalb einer Bevölkerungsgruppe und drittens der kontrollierten klinischen Studie mit der zu prüfenden Wirksubstanz gegen
die Placebo- bzw. Kontrollsubstanz. Strenggenommen gilt, daß erst
dann, wenn in allen drei Beweisstufen die gleichen Zusammenhänge
auftauchen, und zwar möglichst dosisabhängig, und wenn ein biologisch plausibler Wirkmechanismus dafür bekannt ist, mit genügend
großer Sicherheit von einem «wissenschaftlichen Beweis» zur Gesundheitswirkung einer Substanz oder eines Nahrungsmittels gesprochen
werden kann.

Wenn wir, mit diesem kritischen Wissen ausgestattet, nun an die
Frage herantreten, welche Nahrungsmittel oder Nahrungsbestandteile
sich bis heute im Bereich Herz–Kreislauf tatsächlich als präventiv
wirksam bzw. als krankheitsfördernd herausgestellt haben, dann lich-
tet sich der Urwald an Spekulationen, Meinungen und Glaubensbekenntnissen ganz schnell. Zunächst müssen wir unsere eigenen,
strengen Richtlinien etwas lockern, sonst gäbe es kein einziges Nahrungsmittel, für das ein Effekt nachgewiesen ist! Danach finden sich
wenigstens einige Ernährungsfaktoren, für die sich (über die bedarfs-
deckende Ernährung hinausgehend) ein relativ gut gesicherter Zusammenhang zur Herz-Kreislauf-Gesundheit herstellen lassen. Mit dieser
eingeschränkten Betrachtungsweise lassen sich heute drei «Schutzfaktoren» identifizieren, bei denen mit steigender Zufuhr innerhalb
eines gewissen Bereichs eine Abnahme des Risikos zu beobachten ist.
Nur für diese drei ist die Datenlage so, daß sie kaum mehr begründe-
te Zweifel begleiten. Anderseits sind bis heute auch nur ganz wenige
«krank machende» Ernährungsfaktoren gefunden worden, für die
man eindeutig und dosisabhängig innerhalb eines bestimmten
Bereichs ein zunehmendes Risiko beobachten kann.

Die eindeutigen «Schutzfaktoren» im Herz-Kreislauf-Bereich sind
erstens *Alkohol*, zweitens *Vitamin E* und drittens *Obst und Gemüse*.
Dahinter kommen noch einige spezifische Ernährungsfaktoren, bei
denen eine schützende Wirkung relativ wahrscheinlich und biologisch recht gut begründbar ist: zum Beispiel Fisch bzw. omega-3-
Fettsäuren, Olivenöl und Knoblauch.

Alkohol ist der Schutzfaktor, der von den drei etablierten wohl am längsten und ausführlichsten erforscht wurde und die eindeutigsten Ergebnisse erbracht hat. Ihn umgibt allein noch die Schwäche, daß bis heute keine klinisch kontrollierte Studie mit Alkohol im Vergleich zu Placebo durchgeführt worden ist. Das wird es mangels Placeboalkohol wahrscheinlich auch nie geben. Anderseits sind die weltweite Konsistenz der positiven Ergebnisse in allen Studien, die Dosisabhängigkeit der Wirkung und die Tatsache, daß die Ergebnisse um so besser ausfallen, je mehr andere Risikofaktoren vorliegen, ein weitgehender Ersatz für die fehlende dritte Beweisstufe. Zudem existiert ein überaus überzeugender, biologisch plausibler Wirkmechanismus, den wir in Kapitel 5 ausführlich beschrieben haben.

Für *Vitamin E* sind alle drei Beweisstufen inzwischen relativ überzeugend demonstriert worden. Im Frühjahr 1996 sind endlich auch die ersten placebokontrollierten klinischen Studien vorgelegt worden, die statistisch eindeutig eine Senkung der Gefäßverkalkung bzw. der Herzinfarktrate mit 400 bis 800 mg Vitamin E pro Tag bei Herzpatienten nachwiesen. Es existiert auch ein sehr plausibler Wirkmechanismus: Vitamin E verhindert unter anderem die Oxidation des LDL-Cholesterins im Blut und schaltet damit eine der Ursachen für arteriosklerotische Gefäßverschlüsse weitgehend aus. Das Vitamin E beziehen wir aus Fett – wo kein Fett, da kein Vitamin E. Eine betont fettarme Kost ist schon aus diesem Grund sehr fragwürdig. In den Mittelmeerländern liegt der Fettanteil der Kost bei 38 bis 40 % der Kalorien, und erst mit diesem hohen Konsum von Fett bzw. Öl läßt sich ihre besonders hohe gesundheitsfördernde Versorgung mit Vitamin E auf natürliche Weise realisieren.

Bei der Bewertung der Fette und Öle als Vitaminquelle muß man aufpassen und darf sich nicht auf Werbeaussagen verlassen. Entscheidend ist nicht die Gesamtmenge an Vitamin E in dem Öl, sondern das sogenannte Netto-Vitamin E. Die ungesättigten Fettsäuren im Öl benötigen ihr eigenes Vitamin E, auch nach der Aufnahme in unseren Körper, um sich selbst vor Oxidation zu schützen. Netto-Vitamin E ist folglich die Menge, die übrigbleibt und dem Körper des Menschen im Gewebe zur freien Verwendung zur Verfügung steht. Die beste Quelle für Netto-Vitamin E ist Weizenkeimöl, gefolgt von Son-

nenblumen-, natives Olivenöl extra, Baumwollsaat-, Saflor-, Mais-
keim-, Raps-, Traubenkern-, raffiniertes Oliven- und Palmöl. Tatsächlich gibt es auch negative Netto-Vitamin-E-Quellen, die weniger liefern, als ihre Fettsäuren selbst verbrauchen, und so unserem Körper
praktisch Vitamin E rauben. Primär zu nennen sind das Leinöl, gefolgt von Sesam-, Soja- und Erdnußöl. Weltweit dürfte Soja das wichtigste Ausgangsprodukt für Öle und Margarinen sein. Die Industrie
macht mit Sojaöl und Margarinen sowie deren Vitamin-E-Gehalt
Reklame. Was man davon zu halten hat, haben Sie jetzt erfahren.

Obst- und Gemüsekonsum ist natürlich ein sehr unspezifischer Faktor, der zwar statistisch eindeutig, aber noch nicht genauer faßbar ist.
Jedenfalls sind die beiden ersten Beweisstufen seit Jahren eindeutig
demonstriert worden: In Ländern mit hohem Obst- und Gemüsekonsum ist die Herz-Kreislauf-Rate niedrig und umgekehrt. In den Mittelmeerländern Griechenland, Spanien, Italien und Frankreich wird
eineinhalb- bis dreimal so viel frisches Obst und Gemüse verzehrt wie
in Mittel- und Nordeuropa. Auch innerhalb einer Bevölkerung steht
hoher Obst- und Gemüsekonsum mit niedrigen Herz-Kreislauf-
Todesraten statistisch signifikant in Bezug. Und es gibt zwei klinisch
kontrollierte Studien, die unter anderem mit hochdosiertem Konsum
von Obst und Gemüse eine signifikante Senkung der Herzinfarktrate
und der Gesamtsterblichkeit nachgewiesen haben.

Bei einer so komplexen Angelegenheit wie «Obst- und Gemüsekonsum» von einem Wirkmechanismus zu sprechen, ist unmöglich.
Es sind viele verschiedene plausible Wirkmechanismen bekannt, die
sich wahrscheinlich sogar sinnvoll ergänzen. In Obst und Gemüse
findet man Tausende von bioaktiven Substanzen. Die meisten Obst-
und Gemüsesorten enthalten interessante Mengen von Vitamin C,
ein Antioxidans mit vielfacher Wirkung, das insbesondere zur ständi-
gen Regeneration von Vitamin E benötigt wird. Dann sind natürlich
die berühmten Polyphenole zu erwähnen, die sich als hochwirksame
Antioxidantien herausgestellt haben und die im Bereich Blutfette
und Blutgerinnung außerordentlich stark eingreifen (siehe Kapitel 5).
Oder die verschiedenen Karotine, von denen man neben ihrer antioxidativen Wirkung auch krebshemmende und die Immunabwehr
stärkende Wirkungen kennt. Oder die Folsäure, ein B-Vitamin, das

überwiegend mit grünem Blattgemüse zugeführt wird. Sie kann sehr effektiv hohe Blutkonzentrationen an Homocystein, das ein Produkt des Eiweißstoffwechsels ist, senken. Bei solchen Störungen kann dieses Homocystein die Gefäßinnenwand angreifen; im Blutkreislauf entsprechend sind kürzlich solch hohe Werte als unabhängiges, gravierendes Herzinfarktrisiko mit einer vergleichbaren Ausprägung wie Cholesterin erkannt worden. Andere Pflanzeninhaltsstoffe wirken entzündungshemmend oder blutdrucksenkend, wieder andere können Mikroorganismen abtöten. Es ist übrigens eine unsinnige und wissenschaftlich unhaltbare Meinung, daß man Rohkost generell bevorzugen sollte. Viele Stoffe werden erst durch die Gärung für den Körper aufschließbar und damit wertvoll. Anderseits verliert man natürlich durch die Hitzeeinwirkung Vitamine.

Als probate Lösung bietet sich eben auch hier eine abwechslungsreiche Mischung an: mal roh, mal gegart. Kürzlich wurde auch für die sogenannten Ballaststoffe aus Obst, Gemüse und Getreide eine Risikosenkung im Herz-Kreislauf-Bereich demonstriert. Das ganze Thema «Obst und Gemüse» ist hochinteressant, sprengt aber den Rahmen dieses Buches bei weitem.

Kommen wir nunmehr zu den schon wesentlich unsichereren Kandidaten. Da ist als erstes *Fisch* zu erwähnen. Bei Fisch macht ja schon seit Jahren der «Eskimobeweis» die Stammtischrunde. Eskimos bekommen deshalb keinen Herzinfarkt, weil sie so viel Fisch essen, heißt es. Abgesehen davon, daß da wahrscheinlich einiges Wahres daran ist, mutet das Beispiel doch kurios an: Als man das herausfand, war die Lebenserwartung der Eskimos so niedrig bzw. die Sterblichkeit in jungen Jahren so hoch, daß sie ihren Herzinfarkt gar nicht erleben konnten! Tatsächlich geht es bei diesem Thema nicht um «Fisch», zum Beispiel aus Mosel oder Rhein, sondern um Tiefseefisch mit entsprechenden Anteilen an bestimmten hochungesättigten Fettsäuren, den sogenannten omega-3-Fettsäuren oder auch n-3-Fettsäuren. Diese Fettsäuren haben einen besonders niedrigen Schmelzpunkt. Dadurch bleiben sie auch bei kältesten Temperaturen noch flüssig. Sie verhindern damit, daß das Fischchen erstarrt, wenn es in die kalten Tiefen abtaucht. Für uns Menschen sind diese Fettsäuren essentiell. Wir benötigen mindesten 1 bis 2 g täglich davon.

Auch für die n-3-Fettsäuren sind alle drei Beweisstufen schon einigermaßen überzeugend demonstriert worden. Ein bis zwei Fischmahlzeiten pro Woche senken das Herzinfarktrisiko in einer westlichen Bevölkerung signifikant. Und in einer klinisch kontrollierten Studie an Herzinfarktpatienten ist diese Rate mit einer «Makrelendiät» deutlich, aber nicht ganz statistisch signifikant, dafür aber die Gesamtsterblichkeit signifikant gesenkt worden. Allerdings existieren auch einige widersprechende Studienergebnisse, so daß eine endgültige Klärung bis heute aussteht. Als Wirkmechanismus sieht man eine Verbesserung der Fließfähigkeit des Blutes, eine Hemmung der Thromboseneigung sowie eine blutdruck- sowie eine blutfettsenkende Wirkung.

Wie haben die Bewohner der Alpenländer ohne diese Fischfette überlebt? Nun, es gibt diese Fette auch in gewissen Mengen in einigen Pflanzen, beispielsweise in Leinsamen. Früher haben Wildschweine, Rinder, Schafe und Lämmer im Wald und auf der Wiese bestimmte Farne und Gräser gefressen, die auch Spuren von diesen Fetten enthielten, die sich so in deren Depotfett ablagern konnten. Indem wir Menschen diese Tiere verspeisten, hatten wir mit dem Tierfett eine ausreichende Quelle für n-3-Fettsäuren. Heute ist das anders, weil die Tiere nun mit Kraftfutter gefüttert werden, in dem solche Fette kaum enthalten sind. Daher sind wir auf andere Quellen angewiesen. Die effektivsten sind Lachs, Makrele, Hering und Sardine. Daneben gibt es jetzt neue Lebensmittel, zum Beispiel die sogenannten DHA-Eier, die von Hühnern stammen, denen man natürliche, n-3-haltige, geruchs- und geschmacksneutrale Algen ins Futter gibt – eigentlich sehr sinnvoll, um den alten natürlichen Nahrungskreislauf auf diese Weise wieder zu beleben. Wer keinen Fisch und auch keine DHA-Eier mag, sollte gelegentlich einmal eine Lachsölkapsel einwerfen. Doch aufgepaßt: Je mehr ungesättigte Fettsäuren, auch n-3-Fettsäuren, desto mehr Vitamin E benötigt man zum Schutz vor Oxydation!

Olivenöl, seit Jahrhunderten begehrt und nun berühmt als «Herzschutz», ist mit Sicherheit in seiner Bedeutung als aktive Substanz jahrelang etwas überschätzt worden. Nicht daß ich es nicht auch als das sinnvollste und für mich persönlich mit Abstand das liebste, geschmackvollste Öl bezeichnen würde. Ich habe das immer getan und werde das auch weiter so halten. Aber seine gesundheitliche Bedeutung muß man doch etwas relativieren.

Jetzt werden Sie vielleicht enttäuscht sein. Ist nicht das «Französische Paradox» auch schon oft mit dem Olivenöl erklärt worden? Gerade das Olivenöl soll doch so günstig für den Cholesterinspiegel sein und deshalb als aktiver Herzschutz wirken? Dazu ist zu sagen: Erstens konsumieren die Franzosen relativ wenig Olivenöl, dafür mehr andere Öle. Richtig viel Olivenöl verwenden nur die Griechen, gefolgt mit einigem Abstand von den Spaniern und den Italienern; sie haben alle höhere Herzinfarktraten als die Franzosen. Zweitens hat sich der «besonders günstige Effekt» auf den Cholesterinspiegel als Fehleinschätzung herausgestellt. Neuerdings wurde endgültig geklärt, daß die im Olivenöl reichlich enthaltenen einfach ungesättigten Fettsäuren den Cholesterinspiegel in gleicher Weise beeinflussen wie die mehrfach ungesättigten: Setzt man sie an Stelle von gesättigten Fetten ein, sinkt sowohl der LDL- als auch der HDL-Spiegel. Bringt man sie an Stelle von Kohlenhydraten zum Einsatz, steigt der HDL-Spiegel, aber nicht so stark wie bei gesättigten Fettsäuren. Der Austausch von gesättigten gegen einfach oder mehrfach ungesättigte Fettsäuren hat insgesamt kaum einen Einfluß auf das entscheidende Verhältnis von LDL- zu HDL-Cholesterin. Der Ruf der ungesättigten Fettsäuren als Herzschutzmittel konnte noch in keiner Studie untermauert werden.

Die wichtigsten Effekte des Olivenöls scheinen in anderen Bereichen zu liegen. Olivenöl ist eine gute Quelle für Netto-Vitamin E und eine ausreichende Quelle für essentielle Fettsäuren. Je mehr Olivenöl, desto höher die Vitamin-E-Versorgung. Ein weiterer herausragender Vorteil des Olivenöls gegenüber vielen anderen Ölen liegt darin, daß es nur kalt abgepreßt werden muß. Durch den Verzicht auf das Raffinieren kann man das Vitamin E vollständig erhalten. Außerdem bleiben verschiedenste Polyphenole und andere pharmakologisch wirksame Substanzen, die bei der Pressung der Olive in das Öl übergehen, erhalten. Sie schützen ebenfalls vor Oxydation. Auch sie üben die zusätzlich bekannten günstigen Effekte aus. Also immer kaltgepreßtes, das heißt «natives Olivenöl extra», verwenden – außer Sie wollen etwas sehr hoch erhitzen, zum Beispiel lange braten oder fritieren. Dann würde ich ein raffiniertes Olivenöl bevorzugen, da im gereinigten Öl keine wertvollen Schwebestoffe vorkommen, die verbrennen und mögliche ungünstige chemische Reaktionen hervorrufen können.

Noch ein Vorteil zeigt sich beim Olivenöl gegenüber vielen anderen Pflanzenölen. Die einfach ungesättigten Fettsäuren darin erweisen sich nach ihrem Einbau in unsere Körperzellen als besonders stabil gegenüber unerwünschten Oxidationsreaktionen. Sie sind zumindest wesentlich stabiler als die mehrfach ungesättigten Fettsäuren aus Distel-, Sonnenblumen-, Soja-, Weizenkeim- oder Maisöl. Ein weiterer Vorteil der einfach ungesättigten gegenüber den mehrfach ungesättigten Fettsäuren ergibt sich wiederum aus einem «passiven» Effekt: Sie entfalten auch bei sehr hohen Zufuhrmengen keine unerwünschten Nebenwirkungen. Diese Fettsäuren können, im Gegensatz zu den anderen, von unserem Körper selbst hergestellt werden, sind für ihn also weniger «Fremdstoff». Mehrfach ungesättigte dagegen führen bei Überdosierung zu einer Reihe von unerwünschten Nebenwirkungen, so daß sich deren reichlicher Verzehr nicht empfiehlt.

Für alle, die Olivenöl geschmacklich nicht schätzen oder die Gerichte zubereiten wollen, wo dieser sehr spezifische Geschmack objektiv stören würde, kann ich das *Rapsöl* empfehlen. Es enthält ebenfalls überwiegend einfach ungesättigte Fettsäuren und ist eine akzeptable Vitamin-E-Quelle, dabei aber absolut geschmacksneutral. Neuerdings gibt es Rapsöle, zumindest im Ausland, die dazu noch höhere Anteile an pflanzlichen n-3-Fettsäuren enthalten, was sicherlich sinnvoll ist.

Knoblauch: Wenn es mir bei diesem Thema schon etwas mulmig wird, dann nicht etwa, weil ich als begeisterter Hobbykoch ihn nicht schätzen oder vertragen würde. Ganz im Gegenteil, meine Bedenken kommen alleine aufgrund meiner kritischen Haltung und der wissenschaftlich strengen Kriterien, die ich bisher an die anderen Nahrungsfaktoren angelegt habe. Die wissenschaftliche Datenlage bei Knoblauch ermutigt zwar zu begründetem Optimismus, doch keinesfalls zu sicheren Aussagen. Ich werde Knoblauch trotzdem in meine Liste aufnehmen, weil es so gut zum Thema Mittelmeerernährung paßt, weil ich Knoblauch überaus schätze, weil er in mein kulinarisches Weltbild paßt und weil tatsächlich eine ganze Reihe sensationeller Erkenntnisse vorliegt, die nach «mehr» aussehen.

Knoblauch ist wie Wein schon seit Jahrtausenden ein Bestandteil der Volksmedizin. In Ländern mit hohem Knoblauchkonsum ist die Herz-Kreislauf-Sterblichkeit üblicherweise niedrig; nur in den osteuropäischen Ländern stimmt das nicht mehr. Als wesentliche Wirksubstanzen sind *Allicin* und das *Ajoen* entdeckt worden. Knoblauch zeigt in zahlreichen Studien, am Tier wie auch am Menschen, starke pharmakologische Effekte, die plausibel in das Thema Herz-Kreislauf-Prophylaxe hineinpassen. Knoblauch – und ähnliches gilt übrigens auch für die Zwiebel – hemmt zum Beispiel die Verklumpung der Blutplättchen und damit die Thrombose, außerdem fördert es die Auflösung von Blutgerinnseln. Knoblauch verbessert auch die Fließeigenschaften des Blutes, senkt den Blutdruck und wirkt Herzrhythmusstörungen entgegen. Knoblauch hemmt die körpereigene Cholesterinproduktion und senkt damit das LDL-Cholesterin, hebt hingegen das HDL-Cholesterin. Das sind Wirkungen, die sonst nur von Alkohol und den modernen cholesterinsenkenden Medikamenten erreicht werden. Schließlich wirkt Knoblauch als starkes Antioxidans, ein Thema, das hier schon mehr als genug angesprochen wurde. Was dem Knoblauch fehlt, sind prospektive Studien, die den Knoblauchkonsum mit den Krankheits- bzw. Todesursachen in Beziehung setzen, sowie Studien, die Knoblauch gegen Placebo bezüglich Krankheiten testen, was in diesem Fall mit ausgezeichnet wirksamen Präparaten möglich wäre. Alles spricht also für Knoblauch, aber ob mehr Gesundheit mit ihm erreicht wird, ist bis heute nicht gesichert.

Damit sind wir am Ende der «Herzschutzernährung». Lassen Sie mich nun die andere Seite etwas beleuchten: die «Herzkrankernährung», die Ernährungsweise, die man möglichst vermeiden sollte, um einem Herzinfarkt vorzubeugen. Wiederum möchte ich nur die Faktoren anführen, für die genügend methodisch akzeptable, wissenschaftlich einigermaßen aussagekräftige Studien vorliegen, wo also kaum mehr größere Zweifel vorliegen. Sie werden überrascht sein, aber davon gibt es ebenfalls nur drei: *Übergewicht, Alkohol* und, mit Einschränkungen, *trans-Fettsäuren*. Nur bei diesen drei Faktoren unserer täglichen Ernährung kann man einigermaßen sicher davon ausgehen, daß sie ursächlich bedingt und biologisch plausibel das Herzinfarktrisiko erhöhen.

Übergewicht ist zwar kein Nahrungsfaktor, aber immerhin durch Ernährung mitbedingt. Es führt bei Männlein wie Weiblein «dosisabhängig» schnell und direkt zu erhöhtem Herz-Kreislauf-Risiko. Zu meinem eigenen großen Kummer beginnt der Anstieg schon recht deutlich von den unteren Gewichtsklassen an. Die Wirkmechanismen sind relativ gut bekannt. Übergewicht, vor allem beim Fettansatz vom «Apfeltyp», erhöht den Blutdruck, die Harnsäurekonzentration, verschlechtert den Zucker- und den Blutfettstoffwechsel, verschlechtert die Blutfließeigenschaften und erhöht die Gerinnungsneigung. Damit fördert Übergewicht eine ganze Reihe von Risikofaktoren für Herzinfarkt. Umgekehrt lassen sie sich bei Abbau von Übergewicht, sofern das gelingt, meist wieder normalisieren. Bisher gibt es kaum ausführliche, geeignete Ländervergleiche. Es wird – aus ethischen Gründen wohl auch in Zukunft – keine klinisch kontrollierte Studie geben, die bei Menschen eine starke Gewichtszunahme provozieren und nach einigen Jahren die Auswirkungen auf die Sterblichkeit im Vergleich zu den Normalgewichtigen vergleichen wird. Einer der herausragenden Unterschiede zwischen den Mittelmeerländern und Mittel- bzw. Nordeuropa liegt jedenfalls im Anteil an Übergewichtigen. Die Südländer sind durchschnittlich viel schlanker.

Alkohol: Da ist er wieder mit seiner U-förmigen Beziehung, die er im Hinblick auf unsere Gesundheit eingeht. Ab dem zweiten Drink am Tag steigt der Blutdruck. Zunächst überwiegen aber noch bei weitem die gefäßschützenden Effekte des Alkohols. Je mehr darüber hinaus getrunken wird, desto stärker steigt das Risiko durch den erhöhten Blutdruck bzw. durch andere Effekte, und die Vorteile werden gegen die damit verbundenen Risiken ausgeglichen. Trinkt man noch mehr, übertreffen die Risiken für Herz und Hirn den Schutzeffekt. Dieses Thema habe ich in Kapitel 10 ausführlicher behandelt, so daß ich hier nicht weiter darauf eingehen will.

Trans-Fettsäuren sind erst in den letzten Jahren in die Schlagzeilen geraten. Ein hoher Verzehr von trans-ungesättigten Fettsäuren hat sich in mehreren, jedoch nicht in allen großen Studien als ein signifikanter Risikofaktor für Herzinfarkt herausgestellt. Sie zeigen im Cholesterinstoffwechsel das ungünstigste Reaktionsmuster aller Fettsäuren. Wegen ihrer bedenklichen Nebenwirkungen wird die biologische Plausibilität für eine ursächliche Beziehung zum Herzinfarkt ernsthaft diskutiert. Kontrollierte Studien, die gezielt eine hohe trans-Fettsäure-Zufuhr über einige Jahre hinweg testen, wird es aus ethischen Gründen nicht geben. Man muß sich mit den spärlichen Hinweisen aus den Ländervergleichen und aus den vorliegenden Fallkontroll- bzw. Langzeit-Beobachtungsstudien begnügen.

Wenn es sich endgültig herausstellt, daß trans-Fettsäuren tatsächlich risikosteigernde Effekte ausüben, kann man davon ableiten, daß das Herzinfarktrisiko um so stärker sinkt, je weniger trans-Fettsäuren man verzehrt. Am effektivsten vermeidet man sie durch den Verzicht auf handelsübliche Margarinen und auf alle mit «gehärteten Fetten» hergestellten Backwaren, Chips, Pommes frites, Süßwaren usw.

Das wäre es vorerst gewesen. Die vielen anderen Ernährungshypothesen, die so die Medienrunde machen, sind entweder viel zuwenig erforscht, um konkrete, verantwortbare Aussagen zu machen, oder sie sind längst widerlegt. Viele Leser werden sich jetzt fragen: Was hat es denn mit dem berühmten Argument *zu viel, zu fett, zu süß, zu salzig und zu cholesterinreich* auf sich, das man uns immer vorhält?

Auch wenn Sie es nicht glauben, es läßt sich für keinen dieser Faktoren ein Herz-Kreislauf-Risiko überzeugend, das heißt zweifelsfrei, nachweisen! Eine traurige, aber wahre Geschichte.

Zu viel? Übergewicht ist klar ein Risikofaktor, doch wurde in verschiedenen Studien immer wieder gezeigt, daß Dicke nicht unbedingt mehr essen. In mehreren Studien wurde sogar demonstriert, daß die Teilnehmer mit einer deutlich erhöhten Kalorienzufuhr ein niedrigeres Herz-Kreislauf-Risiko aufwiesen! Das, sehr verehrte Leserinnen und Leser, ist nicht seltsam, sondern (bio-)logisch. Das waren dann natürlich nicht die Dicken, sondern diejenigen, die viele Kalorien gebraucht hatten, offensichtlich weil sie körperlich aktiver waren. Außerdem versucht der Körper eine Überladung mit Kalorien immer mit gesteigerter Verbrennung loszuwerden. Alles klar? Viel zu essen – alleine als Kalorienzufuhr gemessen – ist jedenfalls kein Risikofaktor. Stark risikobehaftet ist der mangelnde Energieverbrauch. Zahlreiche wissenschaftliche Hinweise haben mich davon überzeugt, daß es zweifelsfrei belegt werden wird: wir werden größtenteils nicht vom zuviel Essen, sondern von zuwenig Energieverbrauch dick.

Zu fett? Was als Dogma durch die wissenschaftliche Literatur geistert, ist bisher durch nichts Überzeugendes belegt worden. Je älter und schlechter die Studien, desto eher wurde ein Zusammenhang vermutet. In den neueren, wesentlich besseren Untersuchungen sieht es anders aus: Weder in den jüngsten Studien mit Ländervergleichen noch in der überwiegenden Zahl der prospektiven Studien konnte der Gesamtfettverzehr oder die Zufuhr gesättigter Fettsäuren direkt als signifikantes Risiko bestätigt werden. Darüber hinaus hat keine einzige der zahlreichen klinisch kontrollierten Studien mit fettreduzierter Kost im Vergleich zur Normalkost eine signifikante Senkung der Herzinfarktrate ergeben. Wenn ein Risiko bestehen sollte, dann ist es zumindest so gering, daß es sich bis heute nicht eindeutig wissenschaftlich nachweisen läßt und im Vergleich zu anderen Nahrungsfaktoren unbedeutend ist.

Die Fettstory ist wissenschaftlich betrachtet ein grandioser Flop, aber das gutdressierte Bewußtsein der Öffentlichkeit will es nicht wahrhaben. Man kann weiterhin die Fettfrage als «primär entscheidend» verkaufen. Zuviel Geld und Pfründe hängen an dem Dogma, als daß die Meinungsbildner einfach umschwenken würden. Weder die Franzosen noch die Italiener noch die Spanier noch die Griechen halten eine fettarme Kost ein. Ihre beneidenswert niedrigen Herzinfarktraten sinken sogar weiterhin, obwohl sie parallel dazu immer fettreicher gelebt haben. Fett bewirkt hohe HDL-Werte und bringt genügend Vitamin E ins Essen. Auch daß man angeblich nur vom Fett fett wird, widerlegen unsere südländischen Nachbarn bestens.

Zu süß? Der viel geschmähte Zucker beinhaltet ein einziges nachweisbares Risiko: Karies. Zum Herz-Kreislauf-Bereich gibt es trotz zahlreicher Studien keine gesicherten Erkenntnisse, nur zweifelhafte Vermutungen. Und als Dickmacher? Kompletter Unsinn, was sich inzwischen sogar in der Ernährungslehre etabliert hat. Um aus Zucker Körperfett zu machen, muß der Körperstoffwechsel so ineffektiv arbeiten, daß er es nur ungern tut. Haben Sie den Eindruck, daß wir zum Beispiel in Deutschland, Österreich und der Schweiz seit dem regen Gebrauch von «light» und «zuckerfrei» schlanker geworden sind? Im Gegenteil, die Deutschen wie ihre Vorbilder aus den USA werden offensichtlich immer fetter, je «lighter» sie essen. Das ist belegt! Die ganzen Folgen des Diätwahns und des Ernährungsterrors werden wir erst in einigen Jahren überblicken.

Zu salzig? Die lange verbreitete Ansicht, daß salzreiche Kost Bluthochdruck bei gesunden Menschen entstehen läßt, gilt inzwischen als widerlegt. Der Zusammenhang zwischen Kochsalzverzehr und Blutdruckverhalten ist bei Gesunden nur sehr schwach. Stärkeren Einfluß üben Übergewicht und Alkoholkonsum aus. Umgekehrt aber scheinen bei Bluthochdruckkranken Zusammenhänge eher zutreffend: 30 bis 40 % der Menschen, die aus genetisch bedingten Gründen zum Bluthochdruck neigen oder bereits Bluthochdruck haben, können unter Umständen bei einer salzarmen Diät mit einem leichten Absinken des Blutdruckes rechnen und somit die blutdrucksenkende Therapie etwas unterstützen. Bevölkerungsweite Empfehlungen zur Kochsalzeinschränkung sind unbegründet, extrem salzarme Kost ist sogar eher gesundheitsbedenklich.

Was ist mit Fleisch? «Fleischlos essen ist gesund» heißt es neuerdings ständig. Als Beleg werden Vegetarierstudien angeführt. Doch Vegetarier pflegen meist eine allgemein gesündere Lebensweise als die Durchschnittsbürger: Sie rauchen nicht, trinken nie übermäßig Alkohol, vermeiden Streß, betreiben aktive Entspannung, essen maßvoll bis wenig, sind nicht übergewichtig usw. Daß man mit diesem Lebensstil gesünder alt wird, sollte niemanden wundern. Daß allein der Fleischverzicht einen gesundheitsfördernden Effekt ausübt, kann bezweifelt werden. Die Mormonen sind dafür ein gutes Beispiel. Sie leben ebenso gesundheitsbewußt wie die typischen Vegetarier, essen jedoch regelmäßig Fleisch – und sie haben eine noch höhere Lebenserwartung als die Vegetarier.

Wenn ein Risiko bei Fleisch diskutiert wird, dann am ehesten bezüglich Darmkrebs, wobei nicht das Fleisch an sich, sondern eher gewisse Verarbeitungs- bzw. Zubereitungsweisen wie Pökeln, Räuchern, Grillieren usw. im eigentlichen Verdacht stehen. Das Nahrungsmittel «Fleisch» ist als wertvoll einzustufen. Es liefert innerhalb einer abwechslungsreichen Mischkost einen bedeutenden Beitrag zur Versorgung mit Nährstoffen, vor allem mit Zink und Eisen sowie allen B-Vitaminen, und erleichtert damit das Einhalten einer vollwertigen Ernährung. In jüngster Zeit hat man eine Fettsäure entdeckt, die es praktisch nur in Fleisch und Milchprodukten gibt. Sie heißt CLA (konjugierte Linolsäure) und wirkt im Tierversuch krebs- und arteriosklerosehemmend.

Daß Fleisch zu »fett« sei, ist eine äußerst dumme Behauptung. Sie brauchen doch nur hinzusehen! Sie erkennen den Fettgehalt an der rot-weißen Farbmarkierung. Sehen Sie nichts Weißes, ist auch kein Fett drin, außer dem intrazellulären Fett, und das liegt bei etwa 1 g pro 100 g Fleisch. Die Tatsachen sind also ganz einfach: Fettreiche Fleischstücke können bis zu 30 % Fett enthalten. Dagegen enthält reines Muskelfleisch, wie etwa Schnitzel und Filet, nur 1 bis 2 % Fett. Im Vergleich dazu ein als «gesund» gepriesener Müesliriegel: Nach offiziellen Angaben enthält er, wie auch Vollkornkeks, pro 100 g im Durchschnitt 20 g Fett – das sind genau zehnmal soviel wie im Schweineschnitzel! Vorsicht: die Angaben zum Fettgehalt von Fleisch in den gebräuchlichen Nahrungsmitteltabellen stammen oft noch aus den fünfziger Jahren und sind dann viel zu hoch!

Daß das Fleischfett, allem voran das Schweineschmalz, so ein schlechtes Gesundheitsimage hat, kann man nicht rational, sondern nur emotional nachvollziehen. Ich frage nun auch schon 15 Jahre lang vergeblich nach einem plausiblen Wirkmechanismus, mit dem dieses Fett, in normalen Mengen genossen, uns schaden sollte.

Immerhin ist das Fett des armen Schweins meinem und auch Ihrem Fett, liebe Leserin, lieber Leser, verdächtig ähnlich. Das Schwein ist, wie wir auch, ein Allesfresser. Bei einer gemischten Kost baut der Stoffwechsel des Schweins als Energiereserve für schlechte Zeiten Depotfett auf – so wie wir auch. Es braucht den Fettmantel genau wie wir als mechanischen bzw. klimatechnischen Schutz. Das Schwein baut sein Fett überwiegend aus einfach ungesättigten Fettsäuren auf – wie wir auch, sonst wäre es bei Kälte ganz schön hart. Außerdem könnten wir das Schmalz sonst nicht so schön aufs Brot streichen. Mehrfach ungesättigte Fettsäuren braucht es auch, aber die muß man ihm füttern – wie uns auch. Den Rest des Fettes baut das Schwein aus gesättigten Fettsäuren auf – wie wir auch. Auch unser gesunder Körper stellt in großen Mengen gesättigte Fettsäuren her. Sie dienen vor allem der Energiespeicherung, der Energiegewinnung im Muskel und dem Aufbau wichtiger Zellstrukturen. Im Endeffekt ähnelt das Schweinefett dem Menschenfett nicht ganz zufällig. Wo bitte ist die biologische Plausibilität, daß ausgerechnet der Stoff, den unser Körper grundsätzlich und freiwillig als sein wichtigstes Langzeitenergiedepot selbst herstellt, uns umbringen soll?

Tierisches Fett erhöht den Cholesterinspiegel! Nun, über dieses Thema möchte ich mich jetzt wirklich nicht mehr auslassen. Nur zur Auffrischung: Erstens stimmt das so nicht, zweitens haben gesättigte Fettsäuren wie auch das Nahrungscholesterin innerhalb der üblichen, gemischten Kost nur einen minimalen Einfluß auf den Cholesterinspiegel, und drittens bedeutet eine Erhöhung des Cholesterins immer eine solche im LDL- und im HDL-Anteil.

Wir sollen auch weniger Milch und Milchprodukte konsumieren, denn sie werden immer wieder wegen ihres hohen Anteils an gesättigten Fettsäuren verdächtigt, Herzinfarkt zu provozieren. Diese Einschätzung begründet sich aber wiederum nur mit dem Blick auf die Nährwerttabelle: reich an gesättigten Fettsäuren, dann muß auch ein Infarktrisiko darin stecken! Ignoriert werden die vielen Studien, die in Langzeitbeobachtungen überprüft haben, ob Menschen, die viel Milch trinken und viel Milchprodukte essen, gefährlich hohe Blutfettwerte oder sonst bedenkliche Entwicklungen zeigen. Nichts zu finden. Die Milch-, Käse- und Butterliebhaber sterben keineswegs gehäuft an Herz-Kreislauf-Erkrankungen.

In jüngster Zeit mehren sich die Erkenntnisse, daß fermentierte Milchprodukte wie Joghurt, Kefir und viele Käsesorten möglicherweise über die Milchsäurebakterien eine Reihe gesundheitsförderlicher Wirkungen ausüben könnten. Im Gespräch ist unter anderem eine krebshemmende und immunstabilisierende Wirkung. Zusätzlich gibt es ja auch die Konjugierte Linolsäure (CLA) in Milchprodukten. Wie wollte man außerdem ohne Milchprodukte die Kalziumversorgung gewährleisten? Soll man diesen wichtigen Schutzfaktor gegen Osteoporose einfach vernachlässigen? Daß Kalzium mit relativ großer Wahrscheinlichkeit aktiv gegen Darmkrebs schützt, interessiert offenbar auch nicht.

Fassen wir also die Säulen der «Herzschutzernährung» zusammen: täglich mehrmals Obst, täglich Salat und Gemüse, das mit genügend Fett zur optimalen Vitamin-E-Versorgung zubereitet und am besten mit Knoblauch gewürzt wird. Dabei überwiegend Öle mit hohem Anteil an einfach ungesättigten Fettsäuren und hohem Netto-Vitamin-E-Gehalt, also an erster Stelle natives Olivenöl extra, verwenden. Dort, wo es paßt, kann man durchaus auch einmal Geflügel- oder Schweinefett oder auch einmal Butter oder Sahne einsetzen. Auf marktübliche Margarinen bzw. andere künstlich gehärtete Pflanzenfette mit hohem trans-Fettsäure-Gehalt sollte man verzichten. Mehrmals pro Woche sollte Seefisch auf der Speisekarte stehen. Täglich ist auch etwas Alkoholisches ratsam, am besten mittags und abends, immer geschmacklich abgestimmt: ein oder zwei Gläschen Weißwein oder Rotwein oder natürlich auch Rosé. Das übrige hat wohl nicht so große Bedeutung, was den Herzschutz betrifft. Als Sättigungsbeilage sind immer reichlich Brot, aber auch Kartoffeln, Reis, Nudeln usw. selbstverständlich. Von Fleisch, Geflügel, Eiern und Hülsenfrüchten mäßig, aber regelmäßig und abwechselnd etwas essen. Das Ganze sollte man langsam, in Ruhe, mit Freude und mit bestem Gewissen genießen. Wenn man satt ist, dann bitte mit Essen und Trinken aufhören, damit man schön schlank bleibt.

Woran erinnert Sie all das, verehrte Leserin, verehrter Leser? Haben Sie schon einmal ein solches Essen irgendwo wie selbstverständlich erlebt? Ja, ja, der Urlaub am Mittelmeer! Dort nennt sich das übrigens «gutes Essen», nicht etwa «gesundes Essen». Dort prüfen die Verbraucher vor allem die Qualität der Produkte und die Kunst des Küchenchefs, genießen es und denken dabei an alles Mögliche, nur nicht an Herzinfarktvorbeugung. Auch Millionen sonnengeröteten Nordländern mundet es während der Ferienwochen, täglich zweimal. Dann fahren sie nach Hause, und alles ist wieder anders.

Sie denken jetzt sicherlich, ich würde die Küche des Mittelmeers als die einzig gesunde propagieren. «Da hängt sich wieder einer an den Zeitgeist!» Schließlich spricht ja jeder und alles zur Zeit vom «Französischen Paradox» und von der «Mittelmeerdiät». Doch Sie täuschen sich: Ich schätze diese Küche zwar persönlich sehr, aber es gibt aus ernährungsmedizinischer Sicht wirklich keinen Grund für eine Hausfrau, einen Hausmann in Bottrop oder in Solothurn, diese als schmackhaft und noch dazu als «gesund» entdeckten Ernährungsprinzipien nicht auch auf ihre heimischen Gewohnheiten und Koch-

künste zu «transplantieren». Auch im Kohlenpott oder in der Agglo-
meration von Zürich gibt es genügend Obst und Gemüse, womit
man sich und seine Familie täglich sättigen kann. Damit es «deutsch»
bzw. «gut schweizerisch» schmeckt, kann man seinen Salat oder sein
Gemüse auch in genügend Sonnenblumen-, Weizenkeim- oder Rapsöl
schwimmen lassen. Seefisch ist auch nach «Müllerin-Art» etwas Wun-
derbares, Kartoffeln haben wir in den deutschsprachigen Ländern
sowieso genug. Beim Brot hapert es etwas. Kein Land der Welt hat so
viele verschiedene köstlich mundende Brotsorten wie Deutschland
oder die Schweiz. Aber es wird immer weniger davon gegessen. Brot
gehört zu jeder Hauptmahlzeit! Dick wird man garantiert nicht *davon*. Wie man die Nordländer an Knoblauch gewöhnen kann, weiß
ich nicht. Notfalls kann man ja eine geruchsfreie Knoblauchkapsel
einwerfen. Was den Wein betrifft, so gibt es gerade in Deutschland,
Österreich und in der Schweiz eine regional so unterschiedliche vari-
antenreiche Auswahl an exzellenten Weinen, die in der Geschmacks-
vielfalt ihresgleichen sucht. Inzwischen werden neben den so berühmten halbtrockenen und lieblichen deutschen Weißweinen auch reichlich trocken ausgebaute hervorragende Rotweine angeboten.

Es war schon ein genialer Marketing-Schachzug der Franzosen,
das «Französische Paradox» ausschließlich mit ihrem heimischen Rotwein in Verbindung zu bringen. Selbst Ärzte, bei denen man eine
gewisse Vorbildung annehmen würde, begegnen mir, die tatsächlich
der Meinung sind, die Gesundheitsvorteile des Weins seien auf die
französischen Rotweine beschränkt. Als ob die Gesundheit im Wein
an der Grenze haltmachte. Also, um das noch einmal klarzustellen,
die gesundheitlich positiv einzuschätzenden Effekte beruhen auf Alkohol und den Polyphenolen. Die sind in deutschen, schweizerischen
und österreichischen Weinen ebenso und auch in ähnlichen Mengen
enthalten wie in französischen. Je nach Rebe, Lage und Ausbaume-
thode werden immer gewisse Unterschiede auftauchen. Sei es drum:
Wählen Sie den Wein, der zu Ihrem Essen am besten paßt! Selbstverständlich kann Weißwein ebenfalls als gesundheitsförderlich gelten.
Da ist der gleiche Alkohol drin und auch die gleichen Polyphenole.
Im Weißwein sind davon zwar mengenmäßig weniger enthalten, dafür sind sie in einigen Bereichen offenbar aktiver und wirksamer.

Darüber hinaus haben wir gesehen, daß Weißwein in einigen anderen gesundheitsrelevanten Bereichen Vorteile gegenüber Rotwein hat. Betrachten Sie einfach Wein als sinnvollen Bestandteil der gesunden Ernährung, und wählen Sie Ihren Wein immer so, daß er in Kombination zu Ihrer Speise genußsteigernd wirkt. Und versuchen Sie nicht, ihn als Pflichtübung innerhalb eines komplizierten Gesundheitsprogramms einzusetzen!

Ich hoffe nun, Sie werden mir zustimmen: Es schmeckt also doch, was gesund ist! Dabei existiert nicht nur *eine* Ernährungsform, es gibt viele, die gesund sind. Denken Sie nur an die verschiedenen asiatischen Küchen. Es müssen wirklich nicht die «Mittelmeerküche» und der französische Wein sein. Im Gegenteil, ich wehre mich sogar gegen den derzeitigen Mittelmeerboom.

Das, was man heute in gewissen Kreisen der Ernährungswissenschaft unter der Bezeichnung «Mittelmeerdiät» in höchsten Tönen feiert, entspricht nämlich keinesfalls der Ernährung, wie sie in diesen Ländern seit geraumer Zeit gepflegt wird. Tatsächlich gibt es 16 verschiedene Mittelmeerländer mit zum Teil sehr unterschiedlichen Ernährungsgewohnheiten. Die heute verwendete Definition ist eine amerikanische Erfindung, geprägt von ideologischen, romantisch verklärten und weltverbesserischen Vorstellungen. Man beschreibt *die* gesunde Mittelmeerernährung als eine Kostform, wie sie bis in die fünfziger und sechziger Jahre am ehesten in Italien und Griechenland, zum Teil auch in Spanien noch verbreitet war – eine ärmliche, überwiegend pflanzliche Kost mit viel Brot und Nudeln, Kartoffeln, weißen Bohnen, grünem Blattgemüse, relativ viel Obst, aber nur wenig Fleisch, Geflügel, Eier und Fisch, kaum Milch, nur ein wenig Käse, fast vegetarisch also. Kerniges, natürliches Leben und einfaches Essen wie in der Zeit, als die Welt noch in Ordnung war und noch das «Gute» herrschte.

Tatsächlich gibt es nicht *die eine*, sondern viele unterschiedliche Küchen am Mittelmeer. Die Franzosen zum Beispiel haben schon immer gerne viel Fleisch und Käse gegessen und relativ wenig Olivenöl zu sich genommen. Die einzige große Übereinstimmung am Mittelmeer liegt darin, daß die Menschen dort nicht nur essen, um satt zu werden. Sie begeistern sich für Geschmack und Qualität, und sie benutzen das Mahl als den sozialen Höhepunkt des Tages, als Basis einer angeregten Kommunikation mit ihren Mitmenschen.

Warum sollten wir eigentlich so essen wie ein armer italienischer Bauer von anno dazumal und nicht etwa so wie seine noch gesünderen französischen Zeitgenossen? Oder so, wie ein italienischer Agraringenieur sich heute ernähren würde? Worauf begründet sich diese rührende italophile Nostalgie? «Um wieder gesünder zu werden», heißt es ernsthaft von seiten gewisser Ernährungsapostel. Diese Argumentation basiert auf der Erkenntnis, daß *damals* die Herz-Kreislauf-Sterblichkeit in Italien, Spanien und Griechenland niedrig, jene von Mittel- und Nordeuropa aber sehr hoch, das heißt bis zu achtmal höher, war. *Damals* war der Obst- und Gemüsekonsum in unseren nördlicheren Regionen tatsächlich besonders niedrig, und pflanzliche Öle wurden selten verwendet; Seefisch gab es vor Erfindung des Tieffrierens vielleicht zweimal im Jahr, Knoblauch war verpönt und guter Wein eine zu teure Angelegenheit. Die Ursache für die *damals* so hohe Herzinfarktrate sucht man weitgehend in der Ernährung der *damaligen* Zeit: zu viel, zu fett, zu süß, zu salzig . . .

Die Propagierung der «Mittelmeerdiät» geht auf Professor Ancel Keys aus Minneapolis, Minnesota (USA), zurück, dem wir mit seiner weltberühmt gewordenen «Seven Countries Study» auch die «Fetthypothese der Koronaren Herzkrankheit» zu verdanken haben. In den fünfziger Jahren führte er als erster die niedrigen Herzinfarktraten auf die Verwendung von Olivenöl bzw. das Meiden der Butter und anderer tierischer Fette zurück. Daß die Olivenöl-Lobby ihm auch heute noch dankbar verbunden ist, hat möglicherweise nichts damit zu tun, daß er seit damals viele Monate im Jahr in seinem wunderschönen Haus am Golf von Sorent südlich von Neapel residiert. Hinter der inzwischen weltweit mit Macht vorangetriebenen Propagierung der Mittelmeerdiät steckt heute, gezielter denn je, die genannte Lobby. Zwar habe ich gegen Olivenöl gar nichts einzuwenden und bevorzuge es selbst auch. Was jedoch damit sonst noch an begleitender Dogmatik mit verbreitet wird, ist haarsträubend. Im Jahre 1994 hatte man als bisherigen Höhepunkt ein großes wissenschaftliches Mittelmeerdiät-Symposium organisiert, zu dem alle praktizierenden Mittelmeerapostel zusammengetrommelt wurden. Herauskam, noch dazu mit der moralischen Unterstützung des europäischen WHO-Hauptquartiers, eine einzigartige Beweihräucherung des Olivenöls: Für den Fettverzehr wird natürlich ausdrücklich nur das Olivenöl empfohlen! Milch dagegen sollen wir gar nicht trinken, lieber etwas Käse essen und Fleisch höchstens einige Male im Monat.

Das Konzil hatte dann wie erwartet festgelegt: Damit wir *heute* in Mittel- und Nordeuropa ähnlich niedrige Herzinfarktraten wie die Südländer erreichen können, haben wir von nun an alle so zu essen, wie es eine italienische Bäuerin *damals* zu Hause bereitet hat! Und alle Gläubigen verneigten sich in demutsvoller Ehrfurcht.

Daß in allen mittel- und nordeuropäischen Ländern aber bereits seit Ende der siebziger Jahre der Herzinfarkt drastisch und kontinuierlich abnimmt, in Deutschland zum Beispiel um 23 % bei den Frauen und um 32 % bei den Männern, trotz zu vielem, zu fettem, zu süßem und zu salzigem Essen, spielte keine Rolle. Auch daß die Italiener, Spanier und Griechen seit den fünfziger Jahren parallel mit dem Anstieg ihres Pro-Kopf-Einkommens kontinuierlich immer mehr «Ungesundes» wie Fleisch, Geflügel, Eier, Milch und Käse essen und daß dabei gleichzeitig die Herz-Kreislauf-Sterblichkeit kontinuierlich, zum Teil sogar noch drastischer als in Deutschland, sinkt und nun niedriger denn jemals zuvor liegt, interessierte die gläubige Schar nicht! Immer schön die Augen verschließen und an dem etablierten, dogmatischen, für viele lukrativen Denken festhalten: Es ist nicht, was nicht sein darf. Die Zeitgeistmedien laufen gewiß hinterher ...

Wie schlecht bekommt den Südeuropäern wohl die Umstellung ihrer Ernährungsgewohnheiten? Bisher sind sie damit ganz nebenbei auch um ein, zwei Köpfe größer geworden – eigentlich nicht gerade ein Hinweis auf die mangelnde Qualität der Ernährung. Nach nunmehr 40 Jahren drastischer «Fehlernährung» müßte sich der «Gesundheitsschaden» eigentlich langsam bemerkbar gemacht haben – doch die Menschen dort werden ständig gesünder. Warum bitte, empfehlen sie uns dann nicht die italienische, französische und spanische Kost von heute? Eine qualitätsbewußte, schmackhafte, abwechslungsreiche Kost mit hohem Anteil an Obst und Gemüse, reichlich Öl und täglich Wein, in der aber auch alle anderen Nahrungsmittel ihren Platz haben, ohne diskreditiert zu sein?

Wer diesen amerikanisch-fundamentalistisch geprägten Ernährungsterror mitmachen will – bitte schön. Ich bin jedoch der Auffassung, daß Empfehlungen zu einem eingeschränkten Verzehr unserer traditionellen Grundnahrungsmittel unterbleiben sollten, solange eine tatsächliche Gesundheitsgefährdung durch sie nicht nachgewiesen ist. Bis dahin sollten alle unsere Grundnahrungsmittel innerhalb einer ausgewogenen Mischkost als wertvoller Beitrag zu einer vollwertigen Ernährung und nicht zuletzt auch als Beitrag zur Lebensfreude betrachtet werden. Dabei müßten nur die drei Grundpfeiler einer «gesunden Ernährung» beachtet werden: Vielfalt, Ausgewogenheit und Mäßigung.

Wer sich dafür interessiert, wie man gemäß diesem Motto mit einer traditionell geprägten Mischkost unter Berücksichtigung der heutigen Erkenntnisse gesund essen und trinken kann, sollte sich die «Ernährungsregel mit der Pyramide» in Kapitel 18 einprägen. Sie ist einfach, sicher, praktikabel und läßt jede Geschmacksvorliebe zu. Bevor Sie jedoch gleich dort weiterlesen, können Sie sich in den nächsten beiden Kapiteln noch darüber informieren, woran es denn sonst noch liegen könnte, daß unsere südlichen Nachbarn so viel weniger Herzprobleme haben als wir.

KAPITEL 16

Heute ruhn – lieber morgen tausend Schritte tun

Die aus den USA mächtig anrollende Fitneßwelle mit der lauten Propagierung von gestylten Muskelpaketen scheint an den südlichen Alpenkämmen etwas zu schwächeln. Nach wie vor meiden die meisten Südeuropäer Fitneßstudios wie die Pest. So richtigen, ganz offensichtlichen Sport treiben Menschen dort eigentlich nur sonntags auf Millionen von Rennrädern. Der hirnlose Körperkult in einbetonierten Studios will dort einfach nicht richtig Fuß fassen.

St-Tropez, Südfrankreich: Junge Boutiquenbesitzer nehmen noch einen letzten Schluck aus ihrem Weinglas, lehnen sich gemütlich in die begehrten Stühle des *Café des Arts* zurück, strecken wohlig ihre Beine von sich, genießen in aller Ruhe die wärmenden Sonnenstrahlen, die ihren Weg durch die Blätter der mächtigen Platanen am Place de Lice gefunden haben, und genehmigen sich noch einen kurzen starken «express» als Abschluß ihres Mittagsmahls. Man sitzt mit Freunden und Kollegen und fügt da und dort noch einen kleinen Plausch an. Andere sind nach Hause gegangen und gönnen sich ein kleines Nickerchen nach üppigem Menü und anstrengendem Vormittagswerk. Vor drei Uhr nachmittags werden sie nicht zurück sein. Was sie sich heute aufgrund der Öffnungszeiten noch leisten können, war früher am ganzen Mittelmeer selbstverständlich: die Siesta. Nach dem Essen hatte man Zeit zu ruhen, zu verdauen, zum Abschalten, zum Kräftesammeln.

La Jolla, Südkalifornien: Schlag 13 Uhr hetzen Hunderte junger Menschen wie auf Kommando in knalligen Laufschuhen und schweißabführenden Minishorts in Richtung Black Beach, Stoppuhr am Handgelenk, um mindestens fünf Meilen abzukurbeln. Danach

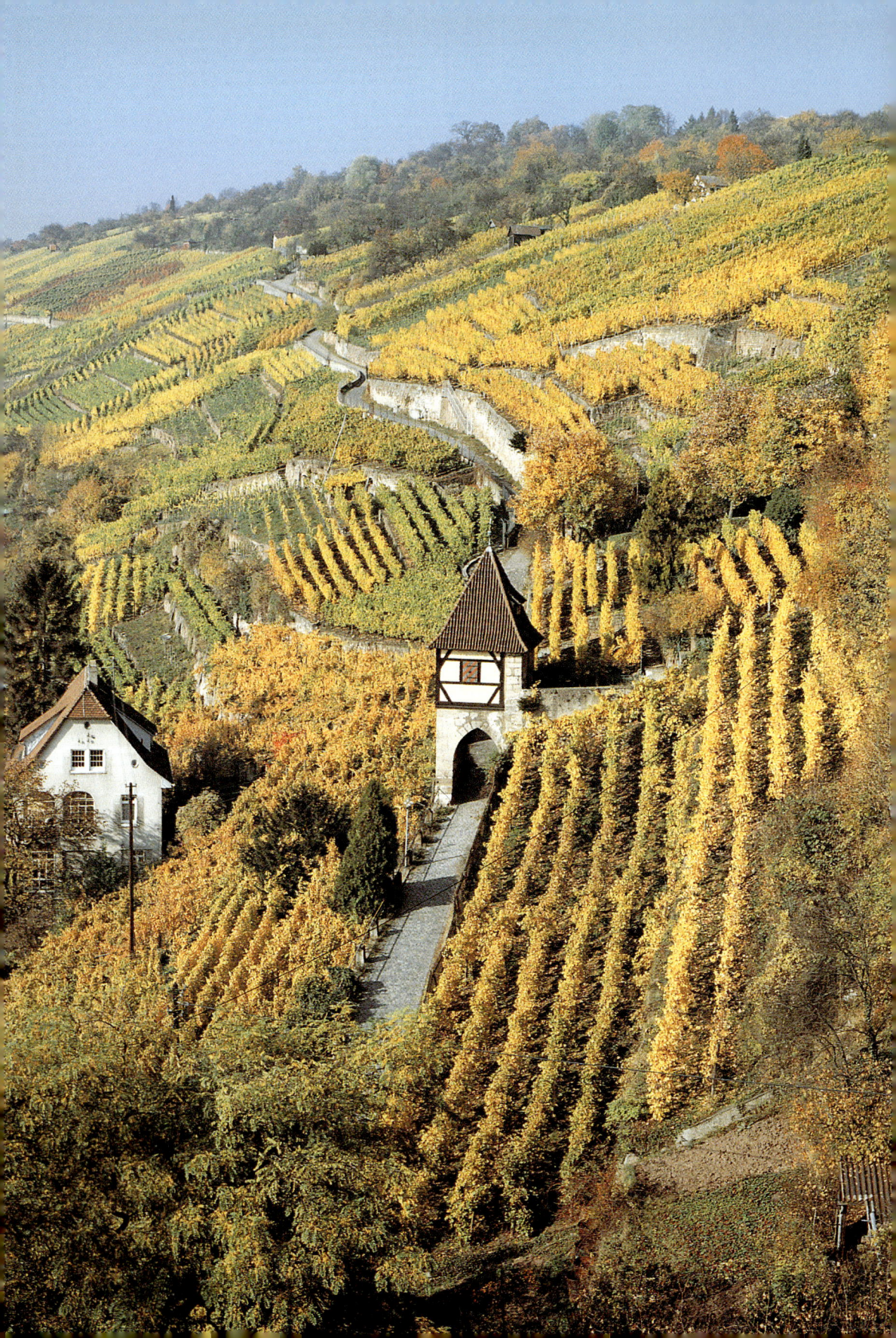

gibt es dann entweder einen garantiert fett- und cholesterinfreien «Designer-Fitness-Lunch», den man nach dem Duschen ganz praktisch in einem Glas Magermilch anrühren kann, oder es geht schnell gegenüber an die Salat- und Juice-Bar, wo man noch im Stehen schnell ein «Jogging Special» hinunterstürzen kann. Dann kann es wieder – topfit – losgehen mit dem Geldverdienen.

Das ist der «American fitness lifestyle», der angeblich «for fun» erfunden wurde. Es gibt verschiedene Auffassungen von Fitneß und es gibt ganz unterschiedliche Ansichten von Lifestyle. Jedem das Seine. Für die einen führen Genuß und Ruhe zum Ziel, die anderen definieren hohe Lebensqualität mit regem Aktionismus. Es muß schon bitter sein für die Leute in den Staaten. Da rennen sie sich täglich die Lunge aus dem Leib, konsumieren nur noch fettfreie Kunstkost mit dem «Garantiert-cholesterinfrei»-Stempel, verbannen Raucher aus dem öffentlichem Leben, konsumieren «Fitneß-Videos» als Abendunterhaltung und sterben trotzdem dreimal häufiger an Herzinfarkt als ausgerechnet die Franzosen, die von alledem garantiert gar nichts halten!

Ich will damit nicht behaupten, daß körperliche Aktivität nicht gesund sei. Im Gegenteil, ich weiß aufgrund zahlreicher wissenschaftlicher Arbeiten, daß mangelnde körperliche Aktivität ein Risikofaktor für Herz-Kreislauf-Krankheiten ist, der in Größe und Ausprägung dem Rauchen und dem Bluthochdruck gleichkommt, also mit an erster Stelle steht.

In der Tat besteht für viele von uns die körperliche Bewegung nur noch darin, zwischen Couch und Kühlschrank zu pendeln. Der per Fernbedienung anzufordernde Snack muß unbedingt noch erfunden werden. Wenn man seine Wohnung verläßt, muß man es nur noch bis zum Lift auf eigenen Beinen schaffen. In der Tiefgarage angekommen, braucht man sich nur noch bis zur Autotür zu schleppen. Das Gleiche vollführt man in umgekehrter Reihenfolge an seiner Arbeitsstelle und abends wieder auf dem Nachhauseweg. Einkaufen kann man im Agip-Shop nach dem Tanken. Einen «Drive-in»-Service bietet

Die Neckarhalde im württembergischen Weinort Esslingen. Weintrinken hilft indirekt auch den Rebbergen als schützenswerten Kulturlandschaften.

die Bank auch seit kurzem an, nicht einmal zum Essen muß man ins Restaurant gehen, der «Home-Service» klingelt auf Wunsch zweimal. Für einen Big Mac mit Pommes muß man ja schon seit Jahren seinen Autositz nicht mehr verlassen.

Sich regelmäßig, genügend intensiv und ausdauernd zu bewegen ist, das zeigen viele Studien, von größerer gesundheitlicher Relevanz und schützt besser als die gesündeste aller gesunden Diäten. Der Körper des Menschen benötigt die tägliche Bewegung als den lebenserhaltenden Reiz, quasi als Eichgröße, mit deren Hilfe er seine Funktionen ständig neu justiert. Sie wissen doch, was mit Ihrem stolzen Bizeps passiert, wenn Sie ihren Arm nur einige Wochen in Gips gelegt haben. Er schrumpft zu einem Nichts zusammen. Menschen, die ihr Leben lang anstrengende körperliche Aktivität meiden, haben ein zwei- bis dreifach erhöhtes Risiko für Herz- und Hirninfarkt. Wer also – Tag ein, Tag aus – überwiegend auf seinem Allerwertesten hockt, muß sich etwas einfallen lassen.

Dazu muß man bestimmt nicht wie ein Irrer morgens um fünf durch den Englischen Garten hetzen oder sich nach Feierabend für viel Geld in einer Folterwerkstatt an einem Laufband (!) oder mit Eisenhanteln quälen. Wenn Sie mit organisiertem Sport nichts zu tun haben wollen, dann sollten Sie so oft wie möglich Ihr Auto in der Garage lassen und dafür mit dem Fahrrad fahren oder regelmäßig zu Fuß gehen, zum Einkaufen, zur Bank, zur Arbeit, und jede Treppe ausnützen. An Wochenenden wandern, schwimmen und radfahren, ausdauernd und in flotterem Tempo, nicht gerade wie eine Schnecke – auch das hilft.

Mindestens dreimal pro Woche sollte man sich so stark körperlich anstrengen, daß für mindestens 20 Minuten der Puls auf einer genügend hohen Frequenz schlägt. Es muß also eine Ausdauerbelastung sein, Kraftsport hilft nicht. Als Faustregel gilt «Puls 180 minus Lebensalter». Damit wird ganz allgemein die Kondition des Körpers verbessert und erreicht, daß der Blutdruck auf einem gesunden Niveau bleibt, der Fettstoffwechsel trainiert, das böse LDL-Cholesterin abgearbeitet und das gute HDL-Cholesterin angehoben wird. Neben einem regelmäßigen Alkoholkonsum ist Ausdauersport die einzige effektive, natürliche Methode, den HDL-Spiegel deutlich anzuheben.

Deswegen sollte man «immer von Bar zu Bar laufen», wie der Herzinfarktforscher Professor David Kritchevsky aus Philadelphia seit zwei Jahrzehnten schon rät!

Sport hilft auch den Insulin- und Zuckerstoffwechsel verbessern und somit das Risiko für Diabetes minimieren. Außerdem wird die Neigung zur Blutgerinnselbildung reduziert, und nicht zuletzt wird der Entwicklung von Übergewicht entgegengesteuert. Auf diese Weise bekämpft Ausdauersport direkt und nachweislich die Entstehung von Herz- und Hirninfarkt. Je mehr andere Risikofaktoren ein Mensch hat, desto segensreicher wirkt sich die regelmäßige Bewegung aus.

Noch ein paar Tips: Bewegen Sie sich möglichst bei Tageslicht und unter freiem Himmel, wenn Sie ansonsten nur in Betonbunkern arbeiten. Der Körper braucht auch das Sonnenlicht. Bewegung und Sonne, beides hebt den Serotoninspiegel im Hirn, den Stoff, der gute Laune macht. Und treiben Sie nur den Sport, der ihnen echte Freude schenkt. Wer sein Fitneßprogramm nur mit größtem Widerwillen vollbringt, der hat etwas falsch verstanden. Zur allgemeinen Gesundheit zählt bekanntlich auch eine hohe Lebensqualität, das heißt Genuß und Freude. Körperliche Bewegung soll Ausgleich und Befriedigung schaffen, nicht Anspannung und Streß. Jede Form von übertriebenem Sport ist nicht nur kontraproduktiv, sondern sogar ein gefährlicher Risikofaktor für die Gesundheit. Anderseits ist die sinnvoll dosierte und freudig betriebene Bewegung die beste Methode, durch Abbau der Streßhormone ungesunden Disstreß zu bekämpfen und durch Produktion von körpereigenem Morphin die Stimmung zu heben. Sport formt den erschlafften Körper und hilft, mit mehr Selbstbewußtsein aufzutreten. Nicht zuletzt können Sie damit in der Gesellschaft leichter den Kontakt zu anderen Menschen knüpfen.

Wer körperlich hart arbeitet, braucht sich um das Thema keine Sorgen zu machen. Er sollte lieber eine andere, ebenso effektive Methode zur Entspannung für sein geistiges und seelisches Wohlbefinden suchen. Ein gesunder Lebensstil beinhaltet immer auch die Vorbeugung oder den bewußten Abbau von Streß. Denn Streß kann töten: Er kann die Herzkranzarterien krampfartig so stark verengen, daß der Blutfluß unterbrochen wird und man tot umfällt. Besonders problematisch ist es, wenn der Berufsstreß zu Hause abgelöst wird vom Freizeitstreß. Mag sein, daß das ein guter Körper, einige Jahre jung, dynamisch und erfolgreich durchhält. Aber zu welchem Preis und wie lange? Dies muß man sich fragen!

Trotzdem scheint der «American Way of Life» für viele ein attraktiver, vielversprechender Lebensstil zu sein. Immer mehr Menschen in allen Gesellschaften auf der Welt kopieren ihn begeistert und setzen sich als Zeichen der Solidarität erst einmal ein Baseball-Käppi auf. Dafür akzeptieren sie dann auch, daß sie um so mehr um ihr Leben joggen, Eiscreme aus Magerjoghurt schlecken, mit dem fettkalorienfreien, kunstfettfritierten Kartoffelchip vorliebnehmen, Appetitzügler einwerfen, aufbauende Vitamin- und Mineraliendrinks schlürfen, hier und da einen ganz kleinen Tranquilizer zur Entspannung und eine milde Schlaftablette für die Nachtruhe einnehmen und einmal in der Woche beim Psychiater auf die Couch liegen müssen.

Der Lebensstil am Mittelmeer war und ist, Gott sei Dank, immer noch geprägt vom *Laisser-faire*. Das Leben ist in Fluß, alles verändert sich, und nichts ist im Berufsleben so wichtig, als daß man sich dafür seine Gesundheit ruinieren sollte. Was heute nicht geht, muß warten. *Mañana* ist auch noch ein Tag. Wichtig ist die Zeit für die Familie, für Freunde, zum gut Essen und gut Trinken, zum Erzählen, Lachen und Genießen. Das *Dolce vita* ist ein italienisches Konzept, das von der halben Welt schon immer beneidet, aber von den wenigsten übernommen wurde. Es hat sich eben nicht so erfolgreich im Sinn eines zeiteffektiven Kapitaleinsatzes zur Gewinnmaximierung erwiesen.

Wenn wir uns überlegen, was wir von den Mittelmeeranwohnern Sinnvolles übernehmen könnten, um gesünder länger zu leben, dann ist gerade auch die «Entspanntheit» an oberer Stelle zu nennen. Das gelingt schon einem Ungeübten besonders gut bei einem köstlichen Mittagsmahl und ein, zwei Gläschen gutem Wein. Nach dem Essen sollte man am besten ruhn. Die Siesta ist ebenfalls ein erwiesenes Mittel gegen Herzinfarkt. Abends könnten wir nach Speis und Trank doch besser tausend Schritte tun. Ein längerer Spaziergang hilft der Verdauung, baut gleichzeitig die letzten verbliebenen Streßhormone ab und fördert damit einen tiefen, erholsamen Schlaf.

KAPITEL 17

«O SOLE MIO»

S ie besingen ihre geliebte Sonne – die Italiener – und tragen sie auch im Herzen. Sie bekommen so reichlich davon und werden ihr trotzdem nie überdrüssig. Ob Spanier, Südfranzosen oder Kalifornier, sie lieben sie und sind süchtig nach ihr. Beim ersten Sonnenstrahl drängeln auch sie sich an den Tischen der Straßencafés und genießen die wohlige Wärme. Was fehlt einem Griechen am meisten, wenn er in München studiert? Sicher nicht die heimischen Restaurants. Im Hinterhof meines geliebten «Kytaro» zum Beispiel läßt es sich genauso genüßlich speisen, trinken, tanzen und feiern wie auf Chalkidike. Was macht beispielsweise einen jungen, dynamischen Ingenieur aus Silicon Valley sauer, wenn er für ein Jahr in die deutsche Filiale nach Hamburg-Harburg versetzt wird? Der ewig graue Himmel mit seinem nicht endenden Nieseln, die grausamen Öffnungszeiten, die immer genau dann für verschlossene Läden sorgen, wenn er nach getaner Arbeit endlich das Einkaufen genießen könnte, und schließlich die Bedienung, die ihn anschnauzt, weil er ihr zehn Minuten vor Geschäftsschluß doch tatsächlich noch zumutet, die teuren Boxershorts auszupacken, damit er sie begutachten kann. Fesche Unterwäsche gibt es nämlich in dem Agip-Shop auf seinem Heimweg noch nicht.

Daß die chronische Unfreundlichkeit des in Betonklötzen eingeschlossenen Servicepersonals möglicherweise ursächlich mit mangelnder Sonnenbestrahlung zu tun hat, beginnt man zu vermuten, wenn man die allzeit gehobene Freundlichkeit des Verkaufspersonals in einem Sonnenland kennenlernen darf. Und man ist selbst auch freundlich, weil man eben in einem Sonnenland in so ungewöhnlich guter Stimmung ist. Sonne macht Lust und gute Laune. Das begreift

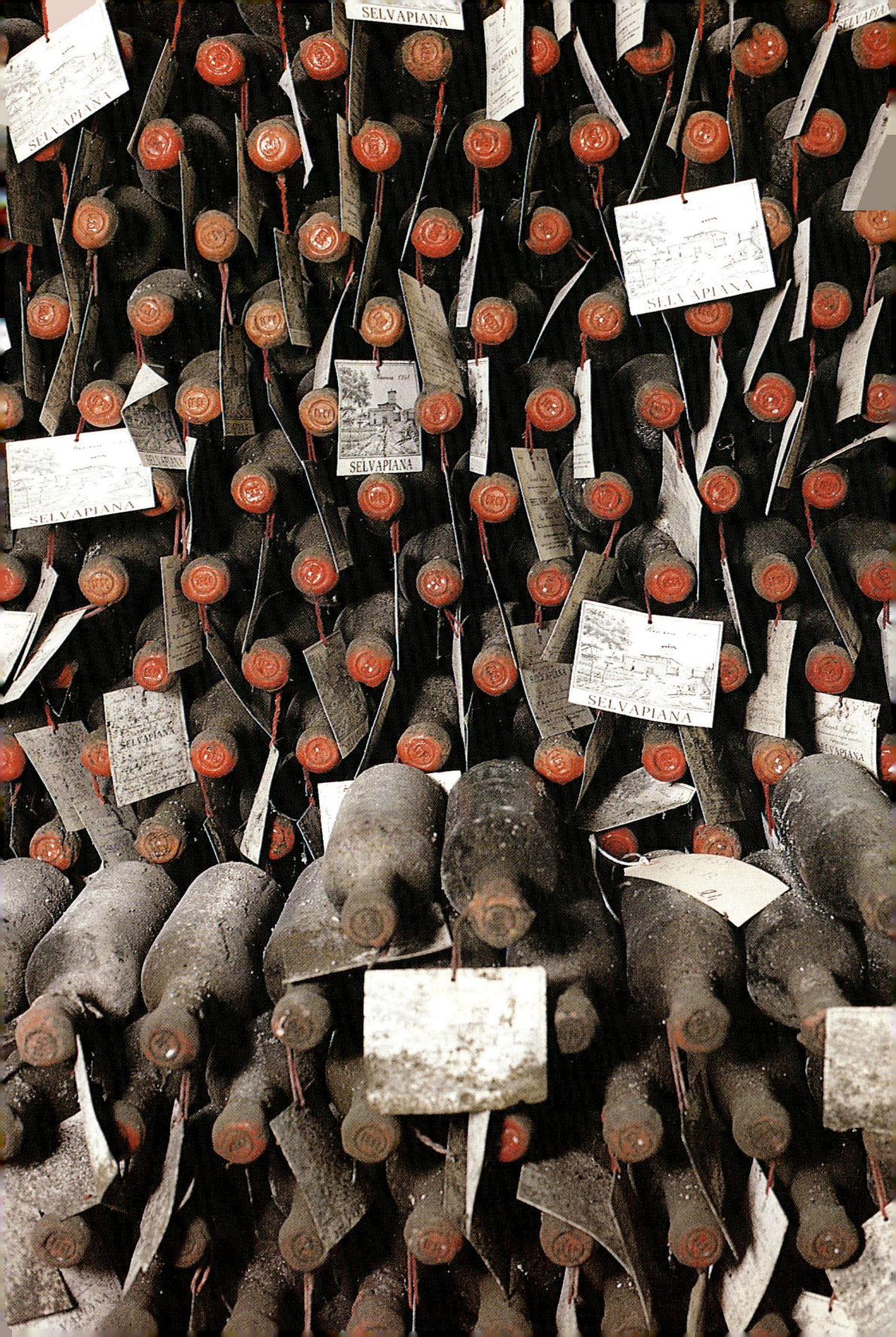

man spätestens dann, wenn man zu einer Konferenz um neun Uhr früh, aber schon zu spät in Nizza einfliegt, ins Taxi hetzt, sich mit Todesverachtung zum Kongreßzentrum chauffieren läßt, die im morgendlichen Sonnenlicht bestrahlte Palmenpromenade unter azurblauem Himmel an sich vorbeifliegen sieht, sich dabei ertappt, wie man schon mit einem Lächeln den vollgestopften Terminplan in merklich entspannterem Zustand überfliegt und schließlich feststellt, daß man die Abendmaschine zurück wohl kaum erwischen wird. *C'est la vie* – keine Spur von Ferien, aber trotzdem diese gehobene, lässig wohlige Laune?

Inzwischen haben kluge Wissenschaftler das alles erforscht und festgestellt, daß die Sonne tatsächlich etwas in uns bewirkt, was man mit Laborinstrumenten im Blut auch einfach nachmessen, das heißt materialisieren und somit auch «beweisen» kann. Das Licht der Sonne läßt mindestens einen Stoff gedeihen, der vom Schöpfer für gute Stimmung erfunden wurde: das Serotonin. Wir haben es beim Thema Alkohol und Nervensystem schon einmal vorgestellt. Es steuert mit am Appetit, an der Impulsivität, an der Stimmung und am Lebensgefühl. Es wird im Gehirn aus einem Eiweißbaustein gebildet. Serotonin ist eigentlich ein sogenannter Neurotransmitter, ein Botenstoff, der Informationen, die guten Nachrichten, von Zelle zu Zelle transportieren kann.

Sinkt die Sonne, so sinkt auch der Serotoninspiegel im Blut. Menschen mit zu wenig Serotonin im Blut haben auch zu wenig Sonne im Herzen, haben häufiger schlechte Laune, leiden gehäuft an regelrechten Depressionen und an Lebensangst. Bei ihnen ist der Cholesterinspiegel niedrig und die Selbstmordrate hoch. Nordländer haben ein halbes Jahr lang nur ein paar wenige Stunden Sonnenlicht, sofern der Himmel überhaupt aufmacht. Damit bei ihnen der Serotoninspiegel nicht gleich wieder absinkt, behelfen sich ihre Bewohner vor allem im Winter gerne mit einem Trick. Sie essen viel Süßes und trinken viel Alkohol. Beides hemmt den Abbau von Serotonin, womit die Stimmung erträglicher gestaltet werden kann.

Ein Blick ins Sortiment des Weingutes Selvapiana im toskanischen Rufina. Hier wird auch feiner Vin Santo angeboten.

Die Sonne ist also tatsächlich eine der Ursachen, warum man im Süden so viele Lebenskünstler findet. Nur nicht hetzen, lieber noch ein Schwätzchen und ein Gläschen Wein. Unter chronischem beruflichem Streß braucht man unter der Sonne nicht zu leiden, es ist ja allein schon zu heiß dafür. Der Risikofaktor Streß fällt weitgehend weg, der Risikofaktor Kälte auch. Die Sonne liefert den Bewohnern südlicher Länder genügend Wärme, lebenserhaltende, gesunde Wärme. Wo keine Sonne ist, muß man die Wärme erfinden. Nicht umsonst haben es die Finnen wohl aus übermäßiger Sehnsucht ersonnen, sich in einen Glutofen einzusperren, bis der Schweiß in Bächen rinnt, der Kreislauf fast zusammenbricht und das Herz mit Stillstand droht. Kurz bevor sie dahinschmelzen, springen sie nackig ins Eiswasser oder rollen sich im Schnee und jubeln begeistert: «Gesund, das ist gesund!» Sie schwören auf ihre Sauna – «das härtet Herz und Kreislauf ab» – und sterben häufiger an einem Infarkt als die meisten anderen Menschen auf dieser Welt. Ob sie da wohl recht haben?

Bedauernswerte Finnen – eine möglichst gleichmäßig warme Außentemperatur von 25 bis 27 °C, Jahr ein, Jahr aus, das wäre, wissenschaftlich nachgewiesen, besonders gesund, vor allem wenn man Herz- und Hirninfarkt vorbeugen will. Da hilft den Finnen und allen anderen sonnenarmen Nordlandbewohnern nur, ihre Häuser und Arbeitsstellen hell und warm zu halten. Denn für die Gesundheit zählt nicht nur die Außen-, sondern auch die Innentemperatur.

Ziehen Sie sich also immer gut an. Die Kälte ist ein Risikofaktor für die Gesundheit. Im Winter sterben generell 10 bis 25 % mehr Menschen als im Sommer, meist an Herz- und Hirninfarkt. Das gilt praktisch für alle Länder auf der Welt, in jedem Jahr und in allen Altersgruppen, unabhängig von den gehäuften grippalen Infekten, einer möglichen Vitaminmangelernährung, verstärkter Umweltverschmutzung oder von anderen erkennbaren Einflußfaktoren. Für jedes Absinken um 3 °C in der Spanne der mittleren Außentemperaturen steigt die Sterblichkeit in Mitteleuropa um ungefähr 1 % an.

Das wird kein Zufall sein. Eine Reihe von körperlichen Veränderungen stellt sich mit den Kältemonaten ein, die biologisch plausible Zusammenhänge aufzeigen: Der Blutdruck steigt, und die Neigung der Blutgefäße zum Zusammenziehen verstärkt sich, jene zur Blutgerinnung wird größer, die Blutfließeigenschaften verschlechtern sich, und die Blutfette steigen an. Kälte ist negativer Streß für den sensiblen Körper. Gleiches gilt auch für extreme Hitze, wobei zusätzlich die Störungen der Atmungsorgane kritisch werden.

Auch die Innentemperaturen sind entscheidend. Im Bereich der mittleren Temperaturen zwischen 14 und 21 °C sinkt die Sterblichkeit jeweils um 1 % pro Grad Temperaturanstieg. Das hat eine Studie in Schweden festgestellt. In Gebieten, die im Sommer sehr warm und im Winter sehr kalt sind und wo das ausreichende Heizen von Wohnungen wenig verbreitet ist, findet man einen besonders starken Anstieg der Sterblichkeit im Winter. Wenn man in einem schlecht geheizten Raum sitzt, steigt der Blutdruck pro 4 °C niedrigerer Temperatur um jeweils 5 mm Hg. Allein damit nimmt das Herz-Kreislauf-Risiko um jeweils 5 % zu. Es ist denkbar, daß das bekannte Phänomen der hohen Herz-Kreislauf-Sterblichkeit innerhalb der Arbeiterschicht in den Industriestaaten zum Teil auf solche Wohnbedingungen zurückzuführen ist.

Der liebe Gott hat es wohl gut gemeint mit den Völkern am Mittelmeer, auch was das Klima betrifft. Woran es liegen könnte, daß die südeuropäischen Mittelmeerländer so Herz-Kreislauf-gesund sind, wird uns immer klarer. Sie führen einen Lebensstil, den in Bereichen zu kopieren wahrscheinlich nicht schaden könnte. Dazu kommt eine Ernährung mit möglichst viel Obst und Gemüse und genügend Wein. Das Essen mit Lust und Laune, mit Zeit und guten Freunden zu genießen, das sind Lebensstilelemente, die man noch relativ einfach übernehmen kann. Bei den anderen entscheidenden Faktoren wird es schon schwieriger. Für die richtige Genetik müßten wir uns mit Ausländern eher vermischen, als sie abzuschieben. Für die entspannte Mentalität und den größeren Spaß am Leben werden wir noch lange üben müssen, wenngleich man mit Sonne etwas nachhelfen kann. Das Klima verändern wir ja schon relativ erfolgreich. Aber die Wohnverhältnisse? Für die gesunde Großfamilie müßten wir erst neue Wohnungen bauen. Gutgehende Heizungen in allen Wohnungen – die muß man notfalls nachrüsten. Wer hätte gedacht, daß es einmal zu den wichtigsten Aufgaben der Präventivmediziner gehören könnte, für eine ausreichende Beheizung aller Wohnungen zu sorgen!

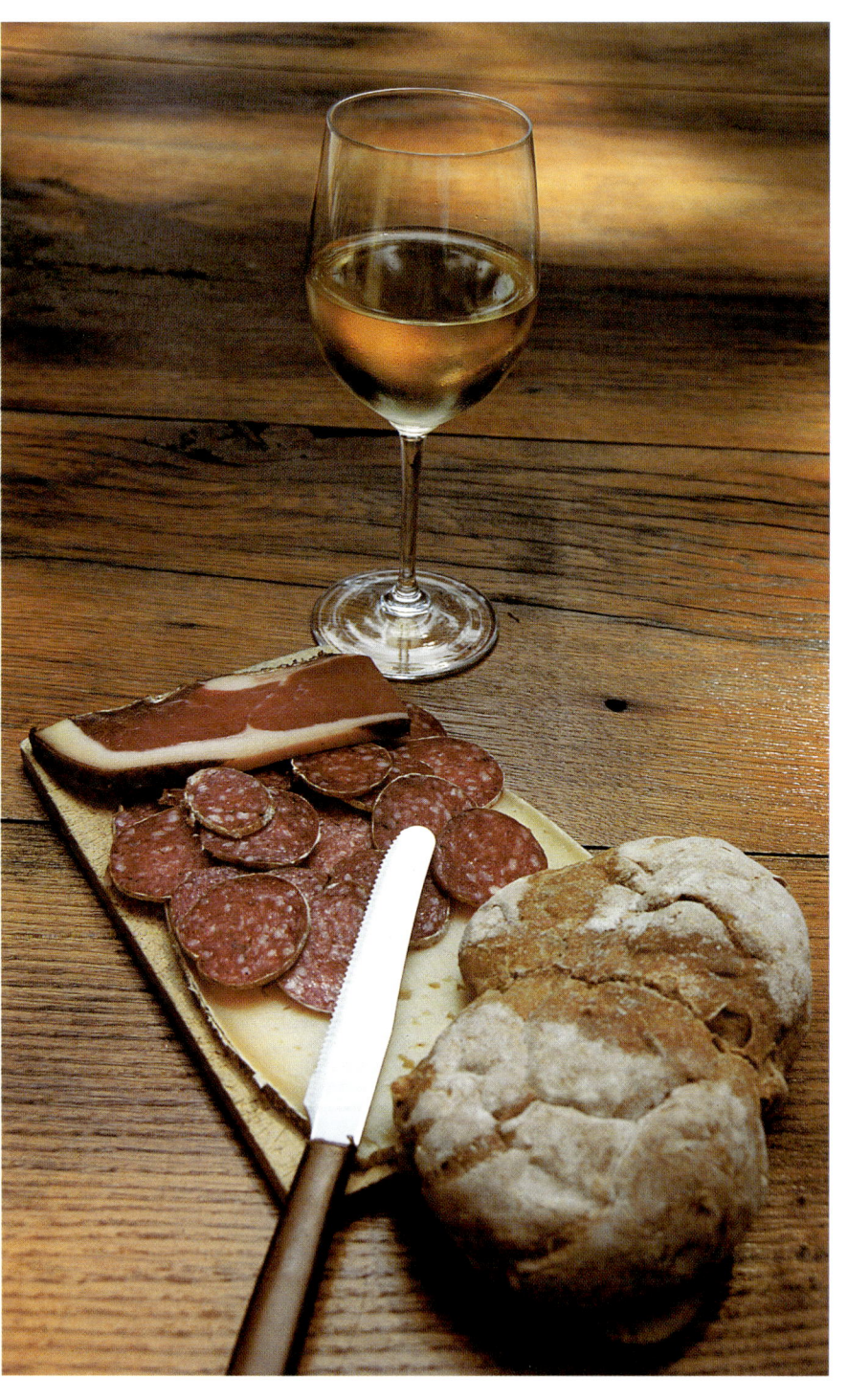

KAPITEL 18

DIE PYRAMIDE –
RICHTIG ESSEN LEICHT GEMACHT

Richtig essen heißt nicht zu viel von einigen wenigen Nahrungsmitteln nehmen. Richtig essen heißt, möglichst viele der verschiedenen Nahrungsmittel abwechselnd auszuwählen, so daß wir auf der einen Seite alle lebenswichtigen Nährstoffe bekommen, anderseits die Eintönigkeit vermeiden und überdies den Geschmack und die Tafelfreuden nicht vernachlässigen, denn das Genießen von Speisen gehört zu den herausragenden Lebensfreuden. Richtig essen heißt schließlich noch, insgesamt nur so viel zu essen, daß man nicht mehr Kalorien zuführt, als der Körper an Energie verbraucht. Dadurch vermeidet man Übergewicht. Das ist heute neben Alkoholmißbrauch das «schwerwiegendste» Gesundheitsrisiko, das über die Nahrung eingehandelt werden kann.

Die Ernährung ist immer dann «gesund», wenn sie uns alle lebenswichtigen Nährstoffe zuführt, ohne gleichzeitig ein Zuviel an Kalorien zu liefern. Kein einziges natürliches Nahrungsmittel enthält alle essentiellen Nährstoffe. Deshalb müssen wir unterschiedliche Nahrungsmittel sinnvoll kombinieren.

Weil wir uns bei unserem heutigen Lebensstil so wenig bewegen und damit so wenig Energie verbrauchen, müssen wir unsere Ernährung darauf einstellen. Bei der Auswahl von Nahrungsmitteln sollte man deshalb darauf achten, daß sie möglichst viele essentielle Nährstoffe bei gleichzeitig niedrigem Kaloriengehalt aufweisen, daß sie also eine *hohe Nährstoffdichte* besitzen. Eine vollwertige, nährstoffdichte Ernährung erreicht man am besten, wenn man Gemüse und

Ein kühles Gläschen Wein läßt einen einfachen Imbiß wie diesen hier doppelt so gut schmecken.

Obst, Getreide, Reis und Kartoffeln, Milch und Milchprodukte sowie Fleisch, Geflügel und Fisch mit Abwechslung und Ausgewogenheit in die Ernährung einbaut.

Bei diesen Grundnahrungsmitteln muß man wegen eines zu hohen Fett- bzw. Kaloriengehaltes nicht besorgt sein. Da sind entweder kaum versteckte Fette enthalten, oder wir sehen es auf einen Blick, zumindest bei den meisten natürlichen Nahrungsmitteln, wie etwa beim Fleisch – Nüsse, Oliven, Avocados und ähnliches sind hier ausgenommen. Versteckte Fette befinden sich viel eher in industriell gefertigten Nahrungsmitteln. Darauf sollte man achten – auch auf die Verpackungsangaben – und nicht zu viel davon verwenden.

Um einen hohen Nährstofferhalt zu garantieren, sollten immer frische Nahrungsmittel ausgesucht und diese sorgfältig behandelt und möglichst schonend zubereitet werden.

Denken Sie stets an die allerwichtigste Ernährungsregel: **Alle Grundnahrungsmittel sind zuträglich – von allem etwas, aber von nichts zu viel!**

Fleisch: Ob Rind, Kalb, Schwein, Lamm, Wild oder Geflügel – Fleisch ist ein besonders wertvoller Lieferant der verschiedenen B-Vitamine sowie von Eisen, Zink und hochwertigem Eiweiß! Empfehlenswert ist vor allem das Muskelfleisch, das heißt fettarme Fleischwaren (Schinken, Roastbeef usw.). Innereien sind reich an Nährstoffen, doch wegen der Umweltschadstoffe sollten man sie nur gelegentlich verzehren.

Fisch: Alle Fischarten liefern hochwertiges Eiweiß. Seefische gehören zu den besten Jodquellen. Viele Fischarten sind außerdem reich an Kalzium, Eisen und verschiedenen B-Vitaminen sowie den Vitaminen A und D. Die fettreichen Fische wie Makrele, Thunfisch, Hering und Lachs liefern zwar mehr Kalorien, versorgen den Körper aber dafür mit den wichtigen n-3-Fettsäuren.

Eier: Das Hühnerei gehört zu den nährstoffreichsten Nahrungsmitteln. Es hat die höchste Eiweißqualität und liefert erhebliche Mengen an Kalzium, Phosphor, Magnesium und Kalium sowie in nennenswertem Ausmaß Aluminium, Eisen, Kupfer, Mangan, Zink, Jod und Fluor. Das Hühnerei enthält außerdem alle B-Vitamine in erheblichen Mengen sowie die Vitamine A, Betakarotin, E und K.

Milch und Milchprodukte: Diese Nahrungsmittel sind mit Abstand die besten Kalziumlieferanten sowie wertvolle Quellen für hochwertiges Eiweiß und für die Vitamine B_2 und B_{12}. Fetthaltige Milchprodukte liefern außerdem erhebliche Mengen von Vitamin A und D.

Obst: Alle Obstsorten sind wertvolle Lieferanten von Vitamin C und verschiedenen B-Vitaminen. Auch das Betakarotin sowie andere Karotine sind häufig in nennenswerter Höhe vertreten. Von den Mineralstoffen sind Kalium, Phosphor und Magnesium im Obst hervorzuheben. Obst gehört auch zu den wichtigen Lieferanten von Pektin und anderen Ballaststoffen sowie von Tausenden von Polyphenolen. Empfehlenswert sind neben erntefrischem auch tiefgefrorenes Obst sowie schonend bereitete Fruchtsäfte.

Gemüse: Die verschiedenen Gemüsesorten sind gute Nährstoffquellen, zeigen jedoch sehr unterschiedliche Schwerpunkte im Nährstoffgehalt. Deshalb sollte man sie vielseitig und abwechslungsreich in den Speiseplan einbauen. Generell ist Gemüse ein hervorragender Lieferant von Vitamin C, den verschiedenen B-Vitaminen und den verschiedensten Mineralstoffen. Außerdem ist es reich an Ballaststoffen und an den verschiedenen Polyphenolen. Hülsenfrüchte sind zudem eiweißreich. Empfehlenswert sind neben erntefrischem auch tiefgefrorenes Gemüse sowie schonend bereitete Gemüsesäfte.

Getreide: Die verschiedenen Getreidearten sind gute Nährstoffquellen mit etwas unterschiedlichen Schwerpunkten im Nährstoffgehalt. Alle liefern neben den komplexen Kohlenhydraten und den Ballaststoffen Eiweiß besonders viele B-Vitamine und reichlich von verschiedensten Mineralstoffen. Allerdings ist die Verarbeitung des Getreides für den Nährstoffgehalt von entscheidender Bedeutung. Empfehlenswert sind alle Getreideprodukte, nicht nur die aus Vollkornmehlen zubereiteten. Eingeschränkt werden sollte gehärtetes Industriefett (trans-Fettsäuren!), damit gebackene und mit Übergüssen und Glasuren überzogene Getreideprodukte sowie Gebäck.

Kartoffeln: Die oft als «Dickmacher» geschmähten Kartoffeln gehören zu den wichtigsten Lieferanten von besonders hochwertigem Eiweiß. Außerdem ist ihr Gehalt an Vitamin C, an verschiedenen B-Vitaminen und an Kalium, Magnesium und Phosphor bemerkenswert. Kartoffeln liefern zudem komplexe Kohlenhydrate und Ballaststoffe. Eingeschränkt werden sollte der Verzehr von fettreich gegarten Kartoffelspeisen wie Pommes frites, Kroketten und Chips, sofern sie mit gehärteten Fetten bereitet wurden.

Speisefette: Alle natürlichen Nahrungsfette liefern hohe Mengen der fettlöslichen Vitamine A, D, E und K. Das herzprotektive Vitamin E erhält man nur über genügend Fett in der Kost, vor allem aus Weizenkeim-, Sonnenblumen- und nativem Olivenöl, nicht aber aus Soya-, Erdnuß-, Sesam- und Leinöl. Außerdem enthalten alle natürlichen Fette essentielle, das heißt lebensnotwendige Fettsäuren. Wegen des hohen Kaloriengehaltes sollten die sichtbaren Speisefette maßvoll verzehrt werden. Margarine enthält übrigens ebensoviel Fett und Kalorien wie Butter. Zu empfehlen sind naturbelassene, schonend hergestellte Speisefette. Bevorzugen sollte man Öle mit einem hohen Anteil einfach ungesättigter Fettsäuren wie das Oliven- und Rapsöl. Kaltgepreßte Öle sollten für fertiges Gargut, raffiniertes für hohe Erhitzung verwendet werden. Sahne, Butter, Butterschmalz, ungehärtete Margarinen, Schweine- oder Geflügelschmalz können mit bestem Gewissen in Maßen eingesetzt werden. Eingeschränkt werden sollte der Verzehr von Lebensmitteln, die sehr viel «versteckte» Fette oder auch trans-Fettsäuren enthalten. Das sind vor allem industriell gefertigte, fettreiche Süßwaren, süße Backwaren mit Creme oder Sahneanteilen sowie die fritierten und gebackenen salzigen Knabbereien.

Wie kann man die Theorie der ausgewogenen, gesunden Ernährung auf ein praxisgerechtes, wohlschmeckendes Essen übertragen? Dazu gibt es eine einfache Ernährungsregel. Wer sie ein Leben lang beachtet, kann ganz ohne komplizierte Berechnung relativ sicher sein, von allen lebenswichtigen Nährstoffen die nötigen Mindestmengen zu bekommen. Der tägliche Speiseplan sollte täglich Anteile folgender fünf Nahrungsgruppen enthalten, wobei man gemäß seinen Vorlieben und Abneigungen seine Kost ohne grundsätzliche Einschränkungen zusammenstellen kann:

Gruppe 1: Speisefette/Öle
Gruppe 2: Fleisch/Geflügel/Fisch/Eier/Hülsenfrüchte/Nüsse
Gruppe 3: Milch/Milchprodukte
Gruppe 4: Getreideprodukte/Kartoffeln/Reis
Gruppe 5: Obst/Gemüse/Säfte

Für die mitteleuropäischen Ernährungsgewohnheiten erreicht man als durchschnittlicher Erwachsener die richtige Nährstoffverteilung, wenn man sich an folgende Tagesverteilung hält:

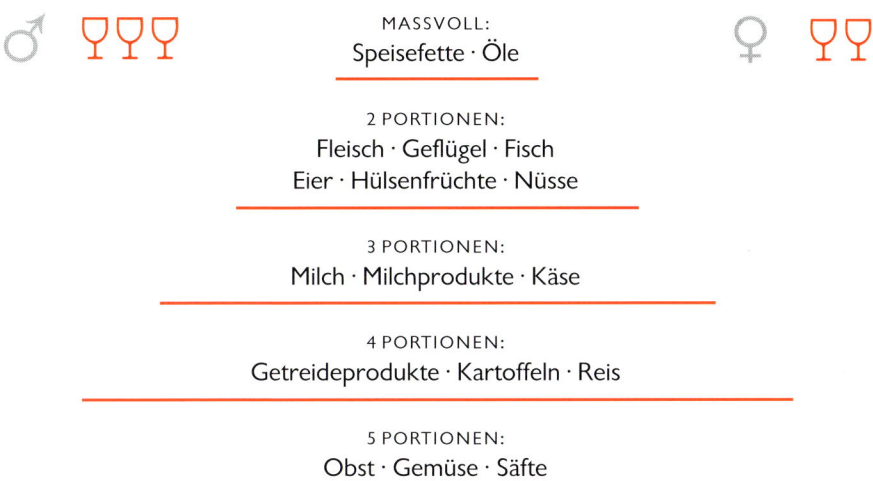

MASSVOLL:
Speisefette · Öle

2 PORTIONEN:
Fleisch · Geflügel · Fisch
Eier · Hülsenfrüchte · Nüsse

3 PORTIONEN:
Milch · Milchprodukte · Käse

4 PORTIONEN:
Getreideprodukte · Kartoffeln · Reis

5 PORTIONEN:
Obst · Gemüse · Säfte

Naturreine Fette und Öle sollte man mit Maß und Bewußtsein zum Garen sowie als geschmackliche Ergänzung einsetzen, um das Volumen bei der Empfehlung von Getreideprodukten, Kartoffeln und Reis (Gruppe 4) zu reduzieren und die Praktikabilität zu erhöhen. Brot sollte man zu jeder Hauptmahlzeit essen.

Erwachsene sollten täglich zu den Speisen Wein trinken – bis zu 0,3 l für Frauen, bis zu 0,4 l für Männer. Insgesamt sollte mindestens 1,5 l Wasser über Getränke zugeführt werden. Um das Volumen bei der Obst- und Gemüseempfehlung zu reduzieren und die Praktikabilität zu erhöhen, können auch täglich naturreine, hochwertige Obst- und Gemüsesäfte getrunken werden.

Unter einer Portion ist im Prinzip die übliche Beilagenmenge einer Haupt- oder Zwischenmahlzeit zu verstehen. Die Größe der Portionen richtet sich allein nach individuellem Kalorienbedarf, Alter und Geschlecht, Körpergröße und Ausmaß der körperlichen Aktivität. Tägliche Bewegung hilft bei Energiekontrolle und Verdauung. Übergewichtige sollten die Portionen entsprechend verkleinern und die körperliche Aktivität steigern. – Auf Ihr Wohl und guten Appetit!

BIBLIOGRAPHIE

206

ALKOHOL UND WEIN

Achord, J. L.: Nutrition, Alcohol and the Liver. Am J Gastroent 1988; 83: 244–8

American Council on Science and Health: Does Moderate Alcohol Consumption Prolong Life? ACSH, New York 1993

Bellizzi, M. C., et al.: Vitamin E and Coronary Heart Disease: The European Paradox. Europ J Clin Nutr 1994; 48: 822–31.

Bergner, K.-G.: Weinkompendium für Apotheker, Ärzte und Naturwissenschaftler. Wissenschaftliche Verlags-Gesellschaft, Stuttgart 1993

Bertelli, A. A. E., et al.: Antiplatelet Activity of Cis-Resveratrol. OIV Feuilett Bleu Nr. 25, Paris 1996

Boffetta, P., Garfinkel, L.: Alcohol Drinking and Mortality Among Men Enrolled in an American Cancer Society Prospective Study. Epidemiol 1990; 1: 342–8.

Bronner, L., et al.: Primary Prevention of Stroke. N Engl J Med 1995; 333: 1392–1400.

Burros, M.: In an About-Face, US Says Alcohol Has Health Benefits. New York Times, Jan. 3rd, 1996

Caldú, P., et al.: White Wine Reduces the Susceptibility of Low-Density Lipoprotein to Oxidation. Am J Clin Nutr 1996; 62: 403 (letter).

Coate, D.: Moderate Drinking and Coronary Heart Disease Mortality: Evidence from NHANES I and NHANES II Follow-Up. Am J Publ Health 1993; 83: 888–90.

Colditz, G. A., et al.: Alcohol Intake in Relation to Diet and Obesity in Women and Men. Am J Clin Nutr 1991; 54: 49–55.

Criqui, M. H., Ringel, B. L.: Does Diet or Alcohol Explain the French Paradox? Lancet 1994; 344: 1719–23.

Curhan, G. C., et al.: Prospective Study of Beverage Use and the Risk of Kidney Stones. Am J Epidemiol 1996; 143: 240–7.

Day, C, Yeaman, S. J.: The Biochemistry of Alcohol-Induced Fatty Liver. Biochimica et Biophysica Acta 1994; 1215: 33–48.

D'Arcy, C., et al.: Meta-Analysis of Alcohol and All-Cause Mortality: A Validation of NHMRC Recommendations. MJA 1996; 164: 141–5.

Demrow, H. S., et al.: Administration of Wine and Grape Juice Inhibits In Vivo
   Platelet Activity and Thrombosis in Stenosed Canine Coronary Arteries.
   Circulation 1995; 91: 1182–8.
Department of Health: Sensible Drinking. London 1995
Doll, R., et al.: Mortality in Relation to Consumption of Alcohol: 13 Years'
   Observation on Male British Doctors. BMJ 1994; 309: 911–8.
Duncan, B. B., et al.: Association of the Waist-to-Hip Ratio Is Different with Wine
   than with Beer or Hard Liquor Consumption. Am J Epidemiol
   1995; 142: 1034–8.

Ellison, R. C.: Cheers! Epidemiol 1990; 1: 337–9.
Elwood, P., et al.: Ischemic Heart Disease and Platelet Aggregation. The Caerphilly
   Collaborative Heart Disease Study. Circulation 1991; 83: 38–44.

Fitzpatrick, D., et al.: Endothelium-Dependent Vasorelaxing Activity of Wine and
   Other Grape Products. Am J Physiol 1993; 265: H774–8.
Frankel, E. N., et al.: Inhibition of Human LDL Oxidation by Resveratrol. Lancet
   1993; 341: 1103–4.
Frankel, E. N., et al.: Inhibition of Oxidation of Human Low-Density Lipoprotein
   by Phenolic Substances in Red Wine. Lancet 1993; 341: 454–7.
Frankel, E. N., et al.: Principal Phenolic Phytochemicals in Selected California
   Wines and Their Antioxidant Activity in Inhibiting Oxidation of Human Low-
   Density Lipoproteins. J Agric Food Chem 1995; 43: 890–4.
Fuchs, Ch. S., et al.: Alcohol Consumption and Mortality Among Women. N Engl
   J Med 1995; 332: 1245–50.
Fuhrmann, B., et al.: Consumption of Red Wine with Meals Reduces the
   Susceptibility of Human Plasma and Low-Density Lipoprotein to Lipid
   Peroxidation. Am J Clin Nutr 1995; 61: 549–54.

Garg, R., et al.: Alcohol Consumption and Risk of Ischemic Heart Disease in
   Women. Arch Intern Med 1993; 153: 1211–6.
Gaziano, M. et al: Moderate Alcohol Intake, Increased Levels of High-Density
   Lipoprotein and its Subfractions, and Decreased Risk of Myocardial Infarction.
   N Engl J Med 1993; 329: 1829–34.
Gaziano, M., Hennekens, Ch.: Royal Colleges' Advice on Alcohol Consumption.
   BMJ 1995; 311: 3–4.
Goldberg, D. M.: Does Wine Work? Clin Chem 1995; 41: 14–56.
Gordon, T. K., et al.: High-Density Lipoprotein as a Protective Factor Against
   Coronary Heart Disease. The Framingham Study. Am J Med 1977; 62: 707–14.
Gordon, T. K., et al.: Drinking and Mortality: The Framingham Study. Am J
   Epidemiol 1984; 120: 97–107.
Groover, J. R.: Alcoholic Live Disease. Emer Med Clin North Am 1990; 8: 887–902.
Grønbæk, M., et al.: Influence of Sex, Age, Body Mass Index, and Smoking on
   Alcohol Intake and Mortality. BMJ 1994; 308: 302–6.
Grønbæk, M., et al.: Mortality Associated with Moderate Intakes of Wine, Beer,
   or Spirits. BMJ 1995; 310: 1165–9.

Grønbæk, M., et al.: Alcohol and Mortality: Explanation of the U-Shaped Risk Function. Ph. D.-Thesis: Institute of Preventive Medicine, University of Copenhagen, 1996

Gruchow, H. W., et al.: Alcohol Consumption, Nutrient Intake and Relative Body Weight among US Adults. Am J Clin Nutr 1985; 42: 289-95.

Heath, D. B.: Alcohol Control Policies and Drinking Patterns: An International Game of Politics Against Science. J Subst Abuse 1988; 1: 109-15.

Hegsted, D. M., et al.: Diet, Alcohol and Coronary Heart Disease in Men. J Nutr 1988; 118: 1184-9.

Hendriks, H. F., et al.: Effect of Moderate Dose of of Alcohol with Evening Meal on Fibrinolysic Factors. BMJ 1994; 308: 1003-6.

Jackson, R., et al.: Alcohol Consumption and Risk of Coronary Heart Disease. BMJ 1991; 303: 211-6.

Jones, F.: The Save Your Heart Wine Guide. Stoddart Publishing Co. Ldt., Toronto, 1995

Jung, K.: Wein – Genuß und Gesundheit. Mainz, Woschek 1994

Kaplan, N.: Alcohol and Hypertention. Lancet 1995; 345: 1588.

Kinsella, J., et al.: Inhibition In Vitro of Oxidation of Human Low-Density Lipoproteins by Phenolic Substances in Wine. Lancet 1993; 342.

Klatsky, A. L., et al.: Alcohol and Mortality: A Ten Year Kaiser Permanent Experience. Ann Intern Med 1981; 95: 139-45.

Klatsky, A. L., et al.: Relations of Alcoholic Beverage Use to Subsequent Coronary Artery Disease Hospitalization. Am J Cardiol 1986; 58: 710-4.

Klatsky, A. L., et al.: Alcohol and Mortality. Ann Intern Med 1992; 117: 646-54.

Klatsky, A. L., Armstrong, M.: Alcoholic Beverage Choice and Risk of Coronary Artery Disease Mortality: Do Red Wine Drinkers Fare Best? Am J Cardiol 1993; 71: 467-9.

Klatsky, A. L.; Friedman, G. D.: Annotation: Alcohol and Longevity. Am J Publ Health 1995; 85: 16-7.

Kono, S., et al.: The Relationship Between Alcohol and Mortality Among Japanese Physicians. Int J Epidemiol 1983; 4: 437-41.

Kreiskott, H.: Die therapeutische Nutzung von Wein in verschiedenen Epochen. Vortragsband «Wein, Gesundheit und Lebensqualität», Deutsche Weinakademie, Mainz 1994

Küpper, C.: Alkoholkonsum und gesundheitliche Folgen. Ernährungs-Umschau 1996; 43: 88-93.

Launer, L. J., et al.: Smoking, Drinking, and Thinking. Am J Epidemiol 1996; 143: 219-27.

La Porte, R. E., et al.: The Relationship of Alcohol Consumption to Atherosclerotic Heart Disease (Review) Prev Med 1980; 9: 22-40.

La Vecchia, C., et al.: Prevalence of Chronic Disease in Alcohol Abstainers. Epidemiology 1995; 6: 436-8.

Lavy, A., et al.: Effect of Dietary Supplementation of Red or White Wine on Human Blood Chemistry, Hematology and Coagulation: Favorable Effect of Red Wine on Plasma High-Density Lipoprotein. Ann Nutr Metab 1994; 38: 287–94.

Lazarus, N. B., et al.: Change in Alcohol Consumption and Risk of Death from All Causes and from Ischaemic Heart Disease. BMJ 1991; 303: 553–6.

Leger, A. S., et al.: Factors Associated with Cardiac Mortality in Developed Countries with Particular Reference to the Consumption of Wine. Lancet 1979; i: 1017–20.

Leibel, R. L., et al.: Alcohol and Calories: A Matter of Balance. Alcohol 1993; 10: 429–34.

Lieber, C. S.: To Drink (Moderately) or Not to Drink? N Engl J Med 1984; 310: 846–8.

Lieber, C. S.: Biochemical and Molecular Basis of Alcohol-Induced Injury to Liver and Other Tissues. N Engl J Med 1988; 319: 1639–50.

Longnecker, M. P.: Alcohol Consumption and Risk of Cancer in Humans: An Overview. Alcohol 1995; 12: 87–96.

Longnecker, M. P., et al.: Risk of Breast Cancer in Relation to Lifetime Alcohol Consumption. J Natl Cancer Inst 1995; 87: 923–9.

MacMarth, T. A.: Alcohol and Gastrointestinal Bleeding. Emer Med Clin North Am 1990; 8: 859–72.

Manson, J., et al.: The Primary Prevention of Myocardial Infarction. N Engl J Med 1992; 326: 1406–16.

Marmot, M., Brunner, E.: Alcohol and Cardiovascular Disease: The Status of the U Shaped Curve. BMJ 1991; 303: 565–8.

Maxwell, S., et al.: Red Wine and Antioxidant Activity in Serum. Lancet 1994; 344: 193–4.

Mayer, E. J., et al.: Alcohol Consumption and Insulin Concentration. Circulation 1993; 88: 2190–97.

Muller, C., Fugelsang, K.: Take Two Glasses of Wine and See Me in the Morning. Lancet 1994; 343: 1428 (letter).

Perdue, R.: The French Paradox and Beyond. Renaissance Publ., Sonoma 1992

Poikolainen, K., et al.: Alcohol and Mortality: A Review. J Clin Epidemiol 1995; 48: 455–65.

Rimm, E. B., et al.: Prospective Study of Alcohol Consumption and Risk of Coronary Heart Disease in Men. Lancet 1991: 338: 464-8.

Rimm, E. B., et al.: Prospective Study of Cigarette Smoking, Alcohol Use, and the Risk of Diabetes in Men. BMJ 1995; 310: 555–9.

Rimm, E. B., Ellison, R. C.: Alcohol in the Mediterranean Diet. Am J Clin Nutr 1995; 61 (suppl): 1378S–82S.

Rimm, E. B., et al.: Review of Moderate Alcohol Consumption and Reduced Risk of Coronary Heart Disease: Is the Effect Due to Beer, Wine, or Spirits? BMJ 1996; 312: 731–6.

Robinson, J.: Das Oxford Weinlexikon, Hallwag, Bern und Stuttgart 1995

Royal College of Physicians, Psychiatrists and General Practitioners Joint Working Group: Alcohol and the Heart in Perspective. 1995

Scholten, P.: Spirits, Wine, and Beer Consumption in Relation to Cirrhosis Mortality in the US. Bull Med Friends of Wine 1988; 30: 1.

Schumsinger, W. H.: Alcohol Protects Against Cholesterol Gallstone Formation. Surgery 1988; 207: 641-7.

Seehofer, H.: Rede vom 8. November 1995 beim Bundesverband der Deutschen Getränkeindustrie e. V. in Bonn.

Seigneur, M., et al.: Effect of Consumption of Alcohol, White Wine, and Red Wine on Platelet Function and Serum Lipids. J Appl Cardiol 1990; 5: 215-22.

Shapiro, L.: To Your Health? Newsweek 1996, Jan 22nd: 52-54.

Sharpe, P. C., et al.: Effect of Red Wine Consumption on Lipoprotein (a) and Other Risk Factors for Atherosclerosis. QJM 1995; 88: 101-8.

Sherlock, S.: Alcoholic Liver Disease. Lancet 1995: 345: 227-9.

Smart, R., et al.: Factors in Recent Reductions in Liver Cirrhosis Deaths. J Stud Alc 1991; 52: 3.

Stampfer, M. J., Rimm, E.: Moderate Alcohol Consumption (letter). Lancet 1991; 337: 1228-9.

Stein-Hammer, C.: Wein als Nährstofflieferant. Deutsche Weinakademie «Info», Nov. 95, Mainz 1995

Steurer, R.: Steurers Weinhandbuch. Wien, Ueberreuter, 1995

Trichopoulou, A., et al.: Diet and Overall Survival in Elderly People. BMJ 1995; 311; 1457-60.

Victor, R. G., Hansen, J.: Alcohol and Blood Pressure - A Drink a Day. New Engl J Med 1995; 332: 1782-3.

Vinson, J. A., Hontz, B. A.: Phenol Antioxidant Index: Comparative Antioxidant Effectiveness of Red and White Wines. J Agric Food Chem 1995; 43: 401-3.

Weisse, M. E. et al: Wine as a Digestive Aid: Comparative Antimicrobial Effects of Bismuth Salicylate and Red and White Wine. BMJ 1995; 311: 1657-60.

Whitehead, T. P., et al.: Effect of Red Wine Ingestion on the Antioxidant Capacity of Serum. Clin Chem 1995; 41: 32-35.

Whitten, D. N, Lipp, M. R.: To your Health: Two Physicians Explore the Health Benefits of Wine. Harper Collins, New York 1994

Woodward, M., Tunstall-Pedoe, H.: Alcohol Consumption, Diet, Coronary Risk Factors, and Prevalent Coronary Heart Diesease in Men and Women in the Scottish Heart Health Study. J Epidemiol Community Health 1995; 49: 354-62.

ERNÄHRUNG, PARADOXES UND KURIOSES

Alfredsson, L., et al.: Increasing Differences in Myocardial Infarction Incidence Between Socio-Economic Groups in Stockholm. Nutr Metab Cardiovasc Dis 1995: 99–104.

Anderson, J. W., et al.: Dietary Fibre, Complex Carbohydrate and Coronary Artery Disease. Can J Cardiol 1995; 11 (suppl): 55G–62G.

Apfelbaum, M.: Quelques données récentes sur le paradoxe français. Cholé-Doc 21, CERIN, Paris 1994

Ascherio, A., et al.: Trans-Fatty Acids Intake and Risk of Myocardial Infarction. Circulation 1994; 89: 94–101.

Ascherio, A., Willett, W.: New Directions in Dietary Studies of Coronary Heart Disease. J Nutr 1995; 125: 647S–655S.

Ascherio, A., et al.: Saturated Fat Intake and Risk of Myocardial Infarction among Men. Am J Epidemiol 1995; 141: S65 (Abstract)

Bellizzi, M. C., et al.: Vitamin E and Coronary Heart Disease: The European Paradox. Europ J Clin Nutr 1994; 48: 822–31.

Bolton-Smith, C., et al.: Dietary and Non-Dietary Predictors of Serum Total and HDL-Cholesterol in Men and Women: Results from the Scottish Heart Health Study. Int. J. Epidem. 1991; 20: 95–104.

Burr, M. L., et al.: Effects of Changes in Fat, Fish and Fiber Intakes on Death and Myocardial Reinfarction: Diet and Reinfarction Trial (DART). Lancet 1989; 344: 1195–6.

Criqui, M. H., Ringel, B. L.: Does Diet or Alcohol Explain the French Paradox? Lancet 1994; 344: 1719–23.

Ducimetière, P., Richard, J.: Dietary Lipids and Coronary Heart Disease: Is there a French Paradox? Nutr Metab Cardiovsc Dis 1992; 2: 195–201.

Ebrahim, S., et al.: Marital Status, Change in Marital Status, and Mortality in Middle Aged British Men. Am J Epidemiol 1995; 142: 834–42.

Esrey, K., et al.: Relationship Between Dietary Intake and Coronary Heart Disease Mortality: Lipid Research Clinics Prevalence Follow-up Study. J Clin Epidemiol 1996; 49: 211–6.

Evans, A. E., et al.: Autres pays, autres cœurs? Dietary Patterns, Risk Factors and Ischaemic Heart Disease in Belfast and Toulouse. QJM 1995; 88: 469–77.

Fehily, A. M., et al.: Diet and Incident Ischaemic Heart Disease: the Study. Br J Nutr 1993; 69: 303–14.

Fischler, C.: Le régime méditerranéen ou les avatars de la morale puritaine. Nutri News, Avril 96, CERIN, Paris 1996

Garber, A. M., et al.: Cholesterol Screening in Asymptomatic Adults, Revisited. Ann Intern Med 1996; 124: 518–31.

Gey, F., et al.: Inverse Correlation Between Plasma Vitamin-E and Mortality from Ischemic Heart Disease in Cross Cultural Epidemiology. Am J Clin Nutr 1991; 53: 326S-34S.

Gey. F.: Ten-Year Retrospective on the Antioxidant Hypothesis of Arteriosclerosis: Threshold Plasma Levels of Antioxidant Micronutrients Related to Minimum Cardiovascular Risk. J Nutr Biochem 1995; 6: 206-36.

Gey, F.: Extra Vitamine E Beyound PUFA-Dependent Vitamin E Requirement is Supplied by Olive Oil and Sunflower Oil but not by Soybean Oil and Other Oils with Insufficient α-Tocopherol/PUFA Ratio. Int J Vitamin Nutr Res 1995-65: 61-4.

Gillman, M. W., et al.: Margarine Intake and Subsequent Coronary Heart Disease. Circulation 1995; 91: 925 (Abstract).

Grover, S. A., et al.: Serum Lipid Screening to Identify High Risk Individuals for Coronary Death: The Results of the Lipid Research Clinics Prevalence Cohort. Arch. Intern Med 1994; 154: 679-84.

Grundy, S. M.: Atherogenic Dyslipidemia: Lipoprotein Abnormalities and Implication for Therapy. Am J Cardiol 1995; 75: 45B-52B.

Gurr, M. Wine and Coronary Heart Disease. Lancet 1992; 340: 313 (letter).

Gurr, M.: Dietary Lipids and Coronary Heart Disease: Old Evidence, New Perspective. Prog Lipid Res 1992; 1: 195-243.

Haq, I. U., et al.: Sheffield Risk and Treatment Table for Cholesterol Lowering for Primary Prevention of Coronary Heart Disease. Lancet 1995; 346: 467-71.

Haq, I. U., et al.: The Effects of Dietary Change on Serum Cholesterol. Proc Nutr Soc 1995; 54: 601-16.

Hayes, K. C.: Designing a Cholesterol-Removed Fat Blend for Frying and Baking. Food Technology 1996; April, 92-97.

Hayes, K. C., et al.: Dietary Fatty Acid Thresholds and Cholesterolemia. FASEB J 1992; 6: 2600-7.

Hopkins, P. N.: Effects of Dietary Cholesterol on Serum Cholesterol: A Meta-Analysis and Review. Am J Clin Nutr 1992; 55: 1060-70.

Hulley, S. B., et al.: Health Policy on Blood Cholesterol. Time to Change Directions. Circulation 1992; 86: 1026-9.

Hulley, S. B., et al.: Should We Be Measuring Cholesterol Levels in Young Adults? JAMA 1993; 69: 1416-9.

Hulley, S. B., Newman T. B.: Cholesterol in the Elderly: Is it Important? JAMA 1994; 272: 1372-3.

Herrera, C. R., et al.: Baldness and Coronary Heart Disease Rates in Men from the Framingham Study. Am J Epidemiol 1995; 142: 828-33.

Hertog, M. G., et al.: Dietary Antioxidant Flavonoids and Risk of Coronary Artery Disease: The Zuphten Elderly Study. Lancet 1993; 342: 1007-11.

Hodis, H., et al.: Serial Coronary Angiographic Evidence That Antioxidant Vitamin Intake Reduces Progression of Coronary Artery Atherosclerosis. JAMA 1995; 273: 1849-54.

Holme, I. : Relation of Coronary Heart Disease Incidence and Total Mortality to Plasma Cholesterol Reduction in Randomised Trials: Use of Meta-Analysis. Br Heart J 1993; 69 (Suppl.): 42-7.

Hunninghake, D., B., et al.: The Efficacy of Intensive Dietary Therapy Alone or Combined With Lovastatin in Outpatients with Hypercholesterolemia. New Engl J Med 1993; 328: 213-9.

Iso, H., et al.: Serum Total Cholesterol and Mortality in a Japanese Population. J Clin Epidemiol 1994; 47: 961-9.

Jacobs, D. R., et al.: Report on the Conference on Low Blood Cholesterol: Mortality Associations. Circulation 1992; 86: 1046-60.

James, W. P. T., et al.: The Mediterranean Diet: Protective or Simply Non-Toxic? Europ J Clin Nutr 1989; 43 (suppl II): 31-41.

James, W. P. T.: Nutrition Science and Policy Research: Implications for Mediterranean Diets. Am J Clin Nutr 1995; 61 (suppl): 1324S-8S.

Jones, P., et al.: Effect of Dietary Fat Selection on Plasma Cholesterol Synthesis in Older, Moderately Hypercholesterolemic Humans. Arterioscler Thromb 1994; 14: 542-8.

Kannel, W. B., et al.: Effect of Weight on Cardiovascular Disease. Am J Clin Nutr 1996; 63 (suppl): 419S-22S.

Katan, M. B., et al.: Effects of Fats and Fatty Acids on Blood Lipids in Humans: An Overview. Am J Clin Nutr 1994; 60 (suppl): 1017S-22S.

Katan, M. B.: Fish and Heart Disease. N Engl J Med 1995; 332: 1025: 1024-5.

Keys, A.: Mediterranean Diet and Public Health: Personal Reflections. Am J Clin Nutr 1995; 61 (suppl): 1321S-3S.

Krumholz, H. M., et al.: Lack of Association between Cholesterol and Coronary Heart Disease Mortality and Morbidity in Persons older than 70 Years. JAMA 1994; 272: 1335-40.

Lorgeril, de M., et al.: Mediterranean Alpha-Linolenic Acid-Rich Diet in Secondary Prevention of Coronary Heart Disease. Lancet 1994; 343: 1454-9.

Louheranta, A., et al.: Linoleic Acid Intake and Susceptibility of Very-Low-Density and Low-Density Lipoproteins to Oxidation in Men. Am J Clin Nutr 1996; 63: 698-703.

Macnair, A.: Lancet 1992; 340: 314 (letter).

Mancini, M., et al.: Antioxidants in the Mediterranean Diet. Can J Cardiol 1995; 11 (suppl): 105G-109G.

Marshall, J. R.: Improving American's Diet – Setting Public Policy with Limited Knowledge. Am J Publ Health 1995; 85: 1609-11.

Michels, K., et al.: Trans Fatty Acids in European Margarines. New. Engl. J. Med. 1995; 332: 541-2.

Neil, A., Silagy, C.: Garlic: Its Cardio-Protective Properties. Curr Op Lipidol 1994; 5: 6-10.

Nestle, M.: Mediterranean Diets: Historical and Research Overview. Am J Clin Nutr 1995; 61 (suppl): 1313S-20S.

Okayama, A., et al.: Changes in Total Serum Cholesterol and Other Risk Factors for Cardiovascular Disease in Japan, 1980-89. Int J Epidemiol 1993; 22: 1038-47.

Perdue, R.: The French Paradox and Beyond. Renaissance Publ., Sonoma 1992

Pollmer, U., et al.: Prost Mahlzeit! Krank durch gesunde Ernährung. Kiepenheuer & Witsch, Köln 1994

Posner, B. M., et al.: Dietary Lipid Predictors of Coronary Heart Disease in Men: The Framingham Study. Arch Int Med 1991; 151: 1181-7.

Posner, B. M., et al.: Diet, Menopause, and Serum Cholesterol Levels in Women: The Framingham Study. Am Heart J 1992; 125: 483-9.

Ravnskov, U.: Cholesterol Lowering Trials in Coronary Heart Disease: Frequency of Citation and Outcome. BMJ 1992; 305: 15-9.

Ravnskov, U.: Quotation Bias in Reviews of the Diet-Heart Idea. J Clin Epidemiol 1995; 48: 713-9.

Regnström, J., et al.: Inverse Relation between the Concentration of Low-Density-Lipoprotein Vitamin E and Severity of Coronary Artery Disease. Am J Clin Nutr 1996; 63: 377-85.

Renaud, S., de Lorgeril, M.: Wine, Alcohol, Platelets, and the French Paradox for Coronary Heart Disease. Lancet 1992; 339: 1523-6.

Riemersma, R. A.: Coronary Heart Disease and Vitamin E. Lancet 1996; 347: 776.

Rimm, E. B., et al.: Vitamin E Consumption and the Risk of Coronary Heart Disease in Men. N Engl J Med 1993; 328: 1450-6.

Rimm, E. B., Ellison, R. C.: Alcohol in the Mediterranean Diet. Am J Clin Nutr 1995; 61 (suppl): 1378S-82S.

Rimm, E. B., et al.: Vegetable, Fruit, and Cereal Fiber Intake and Risk of Coronary Heart Disease Among Men. JAMA 1996; 275: 447-51.

Sachet, P.: Coronary Heart Disease and the French Paradox. The Butter Council, London 1993

Schaefer, E. J., et al.: Efficacy of a National Cholesterol Education Program Step 2 Diet in Normolipidemic and Hypercholesterolemic Middle-Aged and Eldery Men and Woman. Arterioscler Thromb Vasc Biol 1995; 15: 1079-85.

Schaefer, E. J., et al.: Body Weight and Low-Density Lipoprotein Changes After Consumption of a Low Fat Ad Libidum Diet. JAMA 1995; 274: 1450-55.

Schaefer, E. J., et al.: Effects of National Cholesterol Program Step 2 Diets Relatively High or Relatively Low in Fish-Derived Fatty Acids on Plasma Lipoproteins in Middle-Aged and Elderly Subjects. Am J Clin Nutr 1996: 63: 234-41.

Schnohr, P., et al.: Gray Hair, Baldness, and Wrinkles in Relation to Myocardial Infarction: The Copenhagen City Heart Study. Am Heart J 1995; 130: 1003-10.

Seidell, J. C., et al.: Overweight, Underweight and Mortality. Arch Intern Med 1996; 156: 958-63.

Serra-Majem, L., et al.: How Could Changes in Diet Explain Changes in Coronary Heart Disease Mortality in Spain? The Spanish Paradox. Am J Clin Nutr 1995; 61 (suppl): 1351S–9S.
Shaper, A. G., et al.: Milk, Butter, and Heart Disease. BMJ 1991; 302: 785-6 (letter).
Singh, R. B., et al.: Randomised Controlled Trial of Cardioprotective Diet in Patients With Recent Acute Myocardial Infarction: Results of One Year Follow Up. BMJ 1992; 304: 1015-9.
Smith, G. D., et al.: Cholesterol Lowering and Mortality: The Importance of Considering Initial Level of Risk. BMJ 1993; 306: 1367–73.
Stampfer, M. J., et al.: Vitamin E Consumption and the Risk of Coronary Heart Disease in Women. N Engl J Med 1993; 328: 1444–9.
Stephens, N. G., et al.: Randomised Controlled Trial of Vitamin E in Patients with Coronary Disease. Cambridge Heart Antioxidant Study (CHAOS). Lancet 1996; 347: 781-6.
Sundram, K., et al.: Both Dietary 18:2 and 16:0 May be Required to Improve the Serum LDL/HDL Cholesterol Ratio in Normocholesterolemic Men. J Nutr Biochem 1995; 6: 179-87.

The World Health Organization MONICA Project: Ecological Analysis of the Association between Mortality and Major Risk Factors of Cardiovascular Disease. Int J Epidemiol 1994; 23: 505–16.
Tzonou, A., et al.: Diet and Coronary Heart Disease: A Case Control Study in Athens. Epidemiology 1993; 4: 511-6.

Walsh, M. E., Grady, D.: Treatment of Hyperlipidemia in Women. JAMA 1995; 274: 1153-58.
Willett, W. C., et al.: Intake of Trans Fatty Acids and Risk of Coronary Heart Disease among Women. Lancet 1993; 341: 581-5.
Willett, W. C.: Trans Fatty Acids: Are the Effects Only Marginal? Am J Publ Health 1994; 84: 722-4.
Willett, W. C., Ascherio, A.: Trans Fatty Acids and Coronary Disease: The Debate Continues. Am J Publ Health 1995; 85: 412-3 (letter).
Willett, W. C., et al.: Weight, Weight Change, and Coronary Heart Disease in Women. JAMA 1995; 273: 461-5.
Willett, W. C., et al.: Mediterranean Diet Pyramid: A Cultural Model for Healthy Eating. Am J Clin Nutr 1995; 61 (suppl): 1402S-6S.
Worm, N.: Ernährung und Koronare Herzkrankheit: Wie sinnvoll ist Diät? Vers Med 1995; 4: 116-22.

Yarnell, J. W. G., et al.: Trends in Cardiovascular Mortality in Industrialised Countries since 1950: Are There Any Hypotheses to Fit the Data? Card Risk Factors 1993; 3: 344-53.

Bewegung und Klima

Cox, C. M. A.: Interaction Between Diet, Exercise, and Lipids or Lipoproteins. Curr Op Lipidol 1994; 5: 29–35.

Lakka, T. A., et al.: Relation to Leisure-Time Physical Activity and Cardiorespiratory Fitness to the Risk of Acute Myocardial Infarction in Men. N Engl J Med 1994; 330: 1549–54.

Macnair, A.: Exercise – Its Role in the Prevention of Coronary Heart Disease. The Butter Council, London 1995

Pate, R., et al.: Physical Activity and Public Health. A Recommendation From the Centers for Disease Control and Prevention and the American College of Sports Medicine. JAMA 1995; 273: 402–7.

Elwood, P., et al.: Temperature and Risk Factors for Ischaemic Heart Disease in the Caerphilly Prospective Study. Br Heart J 1993; 70: 520–3.
Enquselassie, F., et al.: Seasons, Temperature and Coronary Disease. Int J Epidemiol 1993; 22: 632–6.

Gyllerup, S., et al.: High Coronary Mortality in Cold Regions of Sweden. J Int Med 1991; 230: 479–85.
Gyllerup, S., et al.: Cold Climate is an Important Factor in Explaining Regional Differences in Coronary Mortality even if Serum Cholesterol and Other Established Risk Factors are Taken into Account. Scott Med J 1993; 38: 169–72.

Khaw, K. T.: Temperature and Cardiovascular Mortality, Lancet 1995; 345: 337–8.
Kunst, A. E., et al.: Outdoor Air Temperature and Mortality in the Netherlands: A Time Series Analysis. Am J Epidemiol 1993; 137: 331–41.

Marchant, B., et al.: Circadian and Seasonal Factors in the Pathogenesis of Acute Myocardial Infarction: The Influence of Environmental Temperature. Br Heart J 1993; 69: 385–7.
Marchant, B., et al.: Mechanism of Cold Intolerance in Patients with Angina. J Am Coll Cardiol 1994: 23: 630–6.

Pan, W. H., et al.: Temperature Extremes and Mortality from Coronary Heart Disease and Cerebral Infarction in Elderly Chinese. Lancet 1995; 345: 353–5.

Wilmshurst, P.: Temperature and Cardiovascular Mortality – Excess Death from Heart Disease and Stroke in Northern Europe are Due in Part to the Cold. BMJ 1994; 309: 1029–30.
Woodhouse, P. R., et al.: Seasonal Variation of Plasma Fibrinogen and Factor VII Acitvity in the Elderly: Winter Infections and Death from Cardiovascular Disease. Lancet 1994; 343: 435–9.